Noções de Prótese
Sobre Implante

Nota: Assim como a medicina, a odontologia é uma ciência em constante evolução. À medida que novas pesquisas e a própria experiência clínica ampliam o nosso conhecimento, são necessárias modificações na terapêutica, onde também se insere o uso de medicamentos. Os autores desta obra consultaram as fontes consideradas confiáveis, num esforço para oferecer informações completas e, geralmente, de acordo com os padrões aceitos à época da publicação. Entretanto, tendo em vista a possibilidade de falha humana ou de alterações nas ciências médicas, os leitores devem confirmar estas informações com outras fontes. Por exemplo, e em particular, os leitores são aconselhados a conferir a bula completa de qualquer medicamento que pretendam administrar, para se certificar de que a informação contida neste livro está correta e de que não houve alteração na dose recomendada nem nas precauções e contraindicações para o seu uso. Essa recomendação é particularmente importante em relação a medicamentos introduzidos recentemente no mercado farmacêutico ou raramente utilizados.

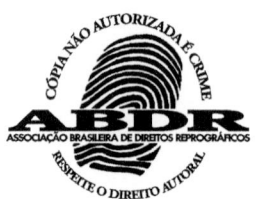

N961   Noções de prótese sobre implante / organizadores, Léo Kriger, Samuel Jorge Moysés, Simone Tetu Moysés ; coordenadora, Maria Celeste Morita ; autor, José Cícero Dinato. – São Paulo : Artes Médicas, 2014.
160 p. : il. color. ; 28 cm. – (ABENO : Odontologia Essencial : parte clínica)

ISBN 978-85-367-0231-5

1. Odontologia. 2. Prótese. 3. Implante. I. Kriger, Léo. II. Moysés, Samuel Jorge. III. Moysés, Simone Tetu. IV. Morita, Maria Celeste. V. Dinato, José Cícero.

CDU 616.314-089.843/-77

Catalogação na publicação: Ana Paula M. Magnus – CRB 10/2052

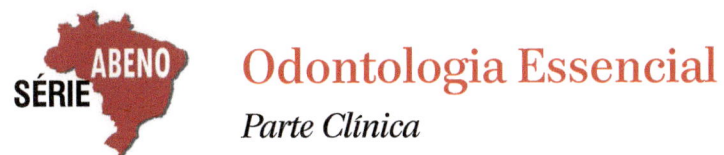

Odontologia Essencial
Parte Clínica

organizadores da série
Léo Kriger
Samuel Jorge Moysés
Simone Tetu Moysés

coordenadora da série
Maria Celeste Morita

Noções de Prótese Sobre Implante

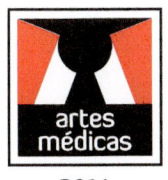

José Cícero Dinato

© Editora Artes Médicas Ltda., 2014

Diretor editorial: *Milton Hecht*
Gerente editorial: *Letícia Bispo de Lima*

Colaboraram nesta edição:
Editora: *Mirian Raquel Fachinetto Cunha*
Assistente editorial: *Adriana Lehmann Haubert*
Capa e projeto gráfico: *Paola Manica*
Processamento pedagógico e preparação de originais: *Juliana Lopes Bernardino*
Leitura final: *Gisélle Razera*
Ilustrações: *Vagner Coelho*
Editoração: *Know-How Editorial*

Reservados todos os direitos de publicação à
EDITORA ARTES MÉDICAS LTDA., uma empresa do GRUPO A EDUCAÇÃO S.A.

Editora Artes Médicas Ltda.
Rua Dr. Cesário Mota Jr., 63 – Vila Buarque
CEP 01221-020 – São Paulo – SP
Tel.: (11) 3221.9033 – Fax: (11) 3223.6635

É proibida a duplicação ou reprodução deste volume, no todo ou em parte, sob quaisquer formas ou por quaisquer meios (eletrônico, mecânico, gravação, fotocópia, distribuição na Web e outros), sem permissão expressa da Editora.

Unidade São Paulo
Av. Embaixador Macedo Soares, 10.735 – Pavilhão 5 – Cond. Espace Center
Vila Anastácio – 05095-035 – São Paulo – SP
Fone: (11) 3665-1100 Fax: (11) 3667-1333

SAC 0800 703-3444 – www.grupoa.com.br

IMPRESSO NO BRASIL
PRINTED IN BRAZIL

Autores

José Cícero Dinato   Cirurgião-dentista. Especialista em prótese dentária e implantodontia pelo Conselho Federal de Odontologia (CFO). Mestre em Prótese Dentária pela Faculdade de Odontologia de São José dos Campos (FOSJC), da Universidade Estadual Paulista Júlio de Mesquita Filho (Unesp). Doutor em Implantodontia pela UFSC.

Adriana Moura Foz   Cirurgiã-dentista. Especialista em Periodontia pela Fundação para o Desenvolvimento Científico e Tecnológico da Odontologia (Funedcto), conveniada à Faculdade de Odontologia da Universidade de São Paulo (FO/USP). Mestre em Periodontia pela FO/USP. Doutoranda em Periodontia da FO/USP.

Andressa Cristina Presotto   Cirurgiã-dentista. Especialista em Radiologia Odontológica e Imaginologia pela São Leopoldo Mandic. Mestre em Radiologia pela Universidade Luterana do Brasil (ULBRA).

Armando R. Lopes Pereira Neto   Cirurgião-dentista. Especialista em Periodontia pela Faculdade de Odontologia de Bauru (FOB)/USP. Mestre e Doutorando em Implantodontia da Universidade Federal de Santa Catarina (UFSC).

Cesar A. M. Benfatti   Cirurgião-dentista. Professor adjunto da UFSC. Mestre e Doutor em Implantodontia pela UFSC.

Cintia Schiochett   Cirurgiã-dentista. Especialista em Periodontia pela UFSC. Mestre e Doutoranda em Implantodontia da UFSC

Fábio Sá Carneiro Sczepanik   Cirurgião-dentista. Mestre em Prótese Dentária pela Pontifícia Universidade Católica do Rio Grande do Sul (PUCRS).

Giuseppe A. Romito   Cirurgião-dentista. Professor titular da Disciplina de Periodontia da FO/USP. Mestre, Doutor e Livre-Docente em Periodontia pela FO/USP.

João Batista César Neto   Cirurgião-dentista. Professor da disciplina de Periodontia da FO/USP. Especialista em Periodontia e Implantodontia pelo CFO. Mestre e Doutor em Periodontia pela Faculdade de Odontologia de Piracicaba da Universidade Estadual de Campinas (FOP/Unicamp).

João Gustavo Oliveira de Souza Cirurgião-dentista. Especialista em Periodontia pela UFSC. Mestre e Doutorando em Implantodontia da UFSC.

Juliana Hintz Germanos Scheidt Cirurgiã-dentista. Professora de Semiologia Odontológica e Radiologia Odontológica e Imaginologia na ULBRA/Cachoeira do Sul. Especialista em Radiologia Odontológica e Imaginologia pela USP. Mestre em Estomatologia Clínica pela PUCRS. Doutoranda em Odontologia da ULBRA/Canoas.

Leandro Soeiro Nunes Cirurgião-dentista. Professor do Curso de Especialização em Implantodontia da Uningá/Santa Maria. Professor do Curso de Atualização em Implantodontia da Associação Brasileira de Odontologia do Rio Grande do Sul (ABO/RS). Especialista em Cirurgia e Traumatologia Bucomaxilofacial pela ULBRA/Canoas. Mestre em Cirurgia e Traumatologia Bucomaxilofacial pela Universidade Sagrado Coração (USC), Bauru. Doutorando em Cirurgia e Traumatologia Bucomaxilofacial da PUCRS.

Luis Artur Zenni Lopes Cirurgião-dentista. Professor do Curso de Odontologia da ULBRA/Canoas. Professor dos cursos de Especialização de Prótese e Implantodontia da ULBRA/Canoas. Especialista em Prótese Dentária pela PUC/RS. Mestre e Doutor em Prótese Dentária pela USP.

Magliane Luiza Freddo Cirurgiã-dentista. Especialista em Prótese Dentária pela ABO/RS.

Marco Antonio Bottino Cirurgião-dentista. Professor titular de Prótese Parcial Fixa da FOSJC/Unesp. Coordenador da Especialidade de Prótese do Programa de Pós-Graduação em Odontologia Restauradora e do Curso de Especialização em Implantes da FOSJC/Unesp. Doutor em Odontologia: Clínica Integrada pela USP. Membro honorário e fundador da Academia Latino-Americana de Osseointegração (ALAO). Membro Honorário da Sociedade Brasileira de Odontologia Estética (SBOE).

Mario Groisman Cirurgião-dentista. Especialista em Periodontia pela Universidade do Estado do Rio de Janeiro (UERJ) e em Implantologia Oral pelo CFO. Mestre em Ciências Dentais pela Universidade de Lund, Suécia.

Renata Faria Cirurgiã-dentista. Professora titular da disciplina de Prótese Dentária da Universidade Paulista (Unip). Co-coordenadora do Curso de Especialização e de Atualização em Implantodontia da Universidade Metropolitana de Santos (Unimes). Especialista em Prótese Dentária pela Unimes. Mestre e Doutora em Prótese Dentária pela FOSJC/Unesp.

Renata Scheeren Brum Graduanda em Odontologia pela UFSC.

Ricardo de Souza Magini Cirurgião-dentista. Professor associado da UFSC. Coordenador do Programa de Pós-Graduação em Odontologia da UFSC. Especialista, Mestre e Doutor em Periodontia pela FOB/USP.

Roberto Bittencourt Sydney Cirurgião-dentista. Especialista em Periodontia pela FOP/Unicamp. Mestre e Doutor em Implantodontia pela USC/Bauru.

Rodrigo Nahas Cirurgião-dentista. Especialista em Periodontia pela Sociedade de Promoção Social do Fissurado Labiopalatal (Profis) da USP/Bauru. Mestre em Periodontia pela FO/USP. Doutorando em Periodontia pela FO/USP.

Ronaldo Brum Cirurgião-dentista. Especialista em Prótese Dental pela USP/Bauru. Mestre em Implantodotia da USC/Bauru.

Thiago Revillion Dinato Cirurgião-dentista. Especialista em Implantodontia pelo Instituto Branemark, Bauru. Mestrando em Prótese Dentária da PUCRS.

Valéria Giannini Cirurgiã-dentista. Professora titular da disciplina de Prótese Dentária da Unip. Coordenadora do Curso de Especialização em Prótese Dentária da Unip. Especialista em Prótese Dentária pela Unip. Mestre e Doutora em Prótese Dentária pela FOSJC/Unesp.

Organizadores da Série Abeno

Léo Kriger Professor de Saúde Coletiva da Pontifícia Universidade Católica do Paraná (PUCPR). Mestre em Odontologia em Saúde Coletiva pela Universidade Federal do Rio Grande do Sul (UFRGS).

Samuel Jorge Moysés Professor titular da Escola de Saúde e Biociências da PUCPR. Professor adjunto do Departamento de Saúde Comunitária da Universidade Federal do Paraná (UFPR). Coordenador do Comitê de Ética em Pesquisa da Secretaria Municipal da Saúde de Curitiba, PR. Doutor em Epidemiologia e Saúde Pública pela University of London.

Simone Tetu Moysés Professora titular da PUCPR. Coordenadora da área de Saúde Coletiva (mestrado e doutorado) do Programa de Pós-Graduação em Odontologia da PUCPR. Doutora em Epidemiologia e Saúde Pública pela University of London.

Coordenadora da Série Abeno

Maria Celeste Morita Presidente da Abeno. Professora associada da Universidade Estadual de Londrina (UEL). Doutora em Saúde Pública pela Université de Paris 6, França.

Conselho editorial da Série Abeno Odontologia Essencial

Maria Celeste Morita, Léo Kriger, Samuel Jorge Moysés, Simone Tetu Moysés, José Ranali, Adair Luiz Stefanello Busato.

Prefácio

Ao prefaciar esta obra, começo por parabenizar a Associação Brasileira de Ensino Odontológico (ABENO) e a Editora Artes Médicas por este belíssimo projeto, que leva aos alunos das Faculdades de Odontologia um valioso conhecimento por meio de um conjunto de obras que abrange todas as áreas da odontologia moderna. Sinto-me honrado pelo convite, assim como todos os colegas que participaram deste livro, e feliz com a oportunidade de apresentar um pouco da minha experiência de 25 anos dedicados à implantodontia.

Nesta obra, buscamos dividir em dez capítulos os principais tópicos que envolvem a especialidade, contemplando os temas básicos deste campo de estudo, bem como agregando os novos assuntos que o desenvolvimento da técnica tornaram necessários, de uma forma didática e de fácil consulta a todos. A implantodontia, desde os seus primórdios, muito avançou em função da pesquisa aplicada e da prática clínica, tanto em termos de materiais, quanto de procedimentos e tecnologia. Essa evolução modificou não só o mercado, mas também a prática e o ensino da implantodontia e da própria odontologia. A osseointegração e, como consequência, os implantes osseointegrados revolucionaram as possibilidades de reabilitações protéticas, ampliando a gama de recursos e soluções disponíveis. Tamanha evolução se traduz, para o cirurgião-dentista, em maior realização profissional e, para o paciente, em resultados muito mais satisfatórios quanto à saúde bucal e ao resgate da auto-estima.

Desejamos que esta obra seja de utilidade e interesse aos estudantes e profissionais de Odontologia, e que desperte, em cada um, um pouco da paixão que temos pela profissão e pela possibilidade de devolver ao paciente sua qualidade de vida.

Ao concluir este livro, agradeço a todos os colaboradores que, direta ou indiretamente, permitiram que esta obra se tornasse realidade. O tempo dedicado pelos diversos autores, a maneira desprendida de compartilhar conhecimento e as experiências clínicas e acadêmicas são dignos de grandes mestres. Obrigado a todos.

Agradeço também aos colegas da Clínica Dinato de Odontologia, que diariamente trabalham com o objetivo de devolver a saúde integral aos pacientes: cirurgiões-dentistas Ana Roberta Serpa, Cristiane Juchem, Daniele Geremia, Fabio Sá Carneiro Sczepanik, Fabricio Finamor, Leandro Nunes, Letícia Gheller, Marcio Menin e Thiago Revillion Dinato. Em especial, agradeço ao grupo do laboratório de prótese dentária, responsáveis pela maioria dos trabalhos apresentados, liderada pela técnica em prótese dentária (TPD) Simone Mello, trabalhando conjuntamente com o TPD Sérgio Sá Carneiro e a TPD Roberta Casarini. Minha gratidão é extensiva a toda a equipe de suporte da Clínica Dinato, composta pelas profissionais Angélica, Carina, Caroline, Diane, Laura e Mariane.

Quando falamos do trabalho em equipe, registro, numa menção especial, os nomes da técnica em enfermagem Janaína Miranda Pereira e de Lourenço Silva Gonçalves, que estão conosco há mais de 20 anos se dedicando ao sucesso das reabilitações orais dos pacientes.

Gostaria de registrar, ainda, meu mais profundo reconhecimento ao Prof. Dr. Edy Ceciliano de Sá Carneiro, o mais completo profissional da odontologia que tive o prazer de conhecer, e cujas sábias lições muito contribuíram em minha trajetória profissional. Além de um ser humano especial e um cirurgião-dentista com vasta cultura geral e conhecimento profissional, Dr. Edy tem sido sempre um exemplo de conduta, seriedade e de respeito aos colegas e aos pacientes.

Para finalizar, quero agradecer a minha família, que sempre foi a razão e inspiração da minha vida. Aos meus pais, Mauro e Célia Dinato, por me ensinaram o verdadeiro significado das palavras dignidade e caráter; a meus irmãos, Mauro, Maria Marta e Paulo, por mostrarem que a união supera qualquer obstáculo; a minha esposa, Monique, que me fez sentir e compreender o que é o amor; e aos meus filhos, Thiago e Daniel, que são o motivo e estímulo da minha vida.

Sou grato a Deus por poder compartilhar e aprender com essas pessoas tão especiais, sentindo-me privilegiado em ser um cirurgião-dentista.

José Cícero Dinato

Sumário

1 | Planejamento multidisciplinar   11
Marco Antonio Bottino
Renata Faria
Valéria Giannini

2 | Distâncias biológicas e a integridade marginal   29
Ricardo de Souza Magini
Armando R. Lopes Pereira Neto
Cesar A. M. Benfatti
Cintia Schiochett
João Gustavo Oliveira de Souza

3 | Diagnóstico por imagem em implantodontia   36
Andressa Cristina Presotto
Juliana Hintz Germanos Scheidt
Thiago Revillion Dinato
José Cícero Dinato

4 | O papel da oclusão na implantodontia   54
Adriana Moura Foz
Rodrigo Nahas
João Batista César Neto
Giuseppe A. Romito

5 | Próteses temporárias   67
Ronaldo Brum
Roberto Bittencourt Sydney
Renata Scheeren Brum
Thiago Revillion Dinato
José Cícero Dinato

6 | Reabilitação unitária anterior e posterior   77
Mario Groisman
José Cícero Dinato
Thiago Revillion Dinato

7 | Reabilitação múltipla anterior e posterior   90
Leandro Soeiro Nunes
Thiago Revillion Dinato
Magliane Luiza Freddo
José Cícero Dinato

8 | Reabilitação total fixa   104
José Cícero Dinato
Leandro Soeiro Nunes
Thiago Revillion Dinato

9 | Sobredentaduras   118
Luis Artur Zenni Lopes
Thiago Revillion Dinato
José Cícero Dinato

10 | Implantodontia virtual   132
José Cícero Dinato
Leandro Soeiro Nunes
Thiago Revillion Dinato
Fábio Sá Carneiro Sczepanik

Referências   149

Recursos pedagógicos que facilitam a leitura e o aprendizado!

OBJETIVOS DE APRENDIZAGEM	Informam a que o estudante deve estar apto após a leitura do capítulo.
Conceito	Define um termo ou expressão constante do texto.
LEMBRETE	Destaca uma curiosidade ou informação importante sobre o assunto tratado.
PARA PENSAR	Propõe uma reflexão a partir de informação destacada do texto.
SAIBA MAIS	Acrescenta informação ou referência ao assunto abordado, levando o estudante a ir além em seus estudos.
ATENÇÃO	Chama a atenção para informações, dicas e precauções que não podem passar despercebidas ao leitor.
RESUMINDO	Sintetiza os últimos assuntos vistos.
🔍	Ícone que ressalta uma informação relevante no texto.
⚡	Ícone que aponta elemento de perigo em conceito ou terapêutica abordada.
PALAVRAS REALÇADAS	Apresentam em destaque situações da prática clínica, tais como prevenção, posologia, tratamento, diagnóstico etc.

1

Planejamento multidisciplinar

MARCO ANTONIO BOTTINO
RENATA FARIA
VALÉRIA GIANNINI

INTRODUÇÃO

As técnicas de reabilitação com implantes estão em constante evolução, e o que era padrão há alguns anos pode não ser válido hoje. Portanto, faz-se necessário atualizar os conhecimentos sobre as técnicas e materiais atuais.

A reabilitação protética, utilizando **implantes osseointegrados**, oferece aos pacientes uma alternativa previsível ao tratamento clássico[1] para o edentulismo parcial ou total. A osseointegração é considerada um procedimento altamente previsível e, portanto, o desenvolvimento de técnicas atuais gera reabilitações que devolvem função, estética e conforto, com técnicas minimamente invasivas.

Per-Ingvar Branemark e colaboradores descobriram o fenômeno da osseointegração na década de 1950, a partir dos estudos em animais e da avaliação da microcirculação em osso vivo. Definiram-no como sendo uma conexão estrutural direta e funcional entre osso vivo ordenado e a superfície de um implante submetido à carga funcional, possibilitando grandes mudanças na prática clínica da odontologia e viabilizando a reabilitação de milhares de pacientes com técnicas cada vez mais avançadas.[2]

A tecnologia alcançada nos implantes atuais, com suas características na macrogeometria e microestrutura de superfície, reduziu, de forma considerável, o tempo necessário para o implante receber carga. Um procedimento previsível, atualmente, é a colocação imediata de implantes após exodontias associada à carga imediata. Em muitos casos, os dentes podem ser extraídos, os implantes colocados imediatamente e as coroas provisórias instaladas no mesmo tempo cirúrgico. Os conceitos de estabilização *cross-arch* e a carga imediata de múltiplos implantes mudaram a maneira de planejar reabilitações extensas com a utilização de implantes. Dependendo das circunstâncias clínicas e da experiência do cirurgião-dentista, essa tecnologia pode ser utilizada para instalar implantes unitários, múltiplos, ou até um arco total de implantes.[3]

OBJETIVOS DE APRENDIZAGEM:

- Conhecer o processo evolutivo das técnicas de reabilitação com implantes.
- Identificar fatores fundamentais para realização de implantes.

Cross-arch

Conexão rígida entre os implantes para garantir a estabilidade inicial.

> **ATENÇÃO**
> O sucesso das restaurações implantossuportadas requer um plano de tratamento detalhado e criterioso e a execução precisa dos procedimentos técnicos.

Em muitas situações, instalar implantes onde há osso se tornou um conceito defasado. A tecnologia atual permite ao cirurgião manipular tecidos moles e realizar procedimentos de aumento de volume ósseo para preparar o local antes da instalação do implante. Salama e colaboradores[4] consideram três fatores de fundamental importância para o sucesso clínico com implantes: tecido ósseo, tecido mole e reabilitação protética.

O planejamento pré-cirúrgico é essencial para a obtenção de função e estética e ainda para oferecer um tratamento seguro com implantes osseointegrados, diminuindo os riscos de fracasso na utilização dessa técnica.

HISTÓRIA MÉDICA E PSICOLÓGICA

Para aumentar a previsibilidade da reabilitação com implantes, os pacientes devem ser submetidos a exames clínicos e radiográficos. A consulta inicia-se com a anamnese e o exame físico, que compreendem exame clínico e história médica pregressa. As informações geradas irão mostrar se há ou não necessidade de solicitar avaliação médica pré-operatória. Essa avaliação determinará a necessidade de suspender ou introduzir medicamentos para a execução do tratamento. Smith e colaboradores[5] sugerem iniciar por uma avaliação da saúde geral, que deve levar em consideração dados atuais e pregressos, bem como a requisição de exames específicos.

Poucas são as contraindicações médicas para utilização de implantes. Porém, é fundamental identificar pacientes que sofram de precário estado geral de saúde ou de alguma enfermidade mais grave, e, para tanto, o cirurgião-dentista deve solicitar o suporte médico.[6] Pacientes fumantes devem ser alertados sobre o índice de fracasso de cirurgias de implantes, pois, segundo Bain e Moy,[7] é 10% maior do que em pacientes que não fazem uso do tabaco. Pacientes diabéticos apresentam alterações vasculares, inflamatórias, de cicatrização (tornando-a lenta e complicada) e uma série de outras complicações sistêmicas. De acordo com Farzad e colaboradores,[8] esses pacientes devem receber tratamento compensatório, previamente à cirurgia com implantes.

> **ATENÇÃO**
> Jovens em fase de crescimento não devem ser submetidos à cirurgia de implante.

Segundo Renouard e Rangert,[9] não devem ser utilizados implantes em pacientes jovens antes da fase final de seu crescimento, que ocorre aproximadamente aos 16 anos para moças e de 17 a 18 anos para rapazes. Contudo, não existe idade máxima para realização do procedimento. A forma mais confiável para definir o final da fase de crescimento são os estudos cefalométricos realizados em série por meio de telerradiografias laterais. Assim, se sobrepõem traçados de cefalometrias tiradas com um período mínimo de tempo de seis meses. Se em um ano não houver alteração no crescimento, pode-se concluir que ele foi finalizado.

Não há um questionário padrão que permita avaliar, de maneira objetiva, a expectativa, o nível de cooperação, a disponibilidade de tempo e os aspectos econômico-financeiros e psicossocioemocionais dos pacientes que serão submetidos a tratamento com implantes. A avaliação psicossocioemocional deve enfocar o nível intelectual de compreensão e expectativas do tratamento por parte do paciente. Deve ser lembrado que os pacientes que serão operados, além das características individuais, apresentam traços comuns: insegurança, medo da dor e receio de procedimentos anestesiológicos. O recomendável é que sejam realizadas mais de uma consulta para que o cirurgião-dentista possa conquistar a confiança do paciente e ajudá-lo a superar seus medos e insegurança.[10]

A expectativa pelo ganho estético torna necessária a correta informação em relação às dificuldades inerentes a cada caso, e é imprescindível o esclarecimento das dificuldades e especificidades do tratamento, para que não sejam criadas falsas expectativas. A disposição de levar adiante o tratamento dentro de condições realistas e a disponibilidade de tempo para as necessárias consultas também são fatores importantes que devem ser considerados e explicitados para o paciente.[11]

LEMBRETE

O paciente deve ser orientado de forma realista acerca das condições necessárias para realização de uma cirurgia de implante.

HISTÓRIA ODONTOLÓGICA

Na anamnese, a queixa principal, os anseios e as expectativas do paciente em relação ao resultado final do tratamento também devem ser anotados em sua ficha. Conhecer sua história dentária e principalmente as causas que levaram à perda dos dentes (etiologia do edentulismo) é de suma importância para o sucesso do tratamento com implantes osseointegrados. O cirurgião-dentista deve identificar inicialmente os problemas orais específicos que o paciente possui.

Se o paciente perdeu os dentes em razão de cáries ou trauma, o risco de insucesso do implante é menor; porém, se a perda dentária estiver relacionada a doença periodontal, seus fatores etiológicos devem ser eliminados antes que se comece o tratamento com implantes. Esses pacientes serão considerados de risco pequeno ou moderado, devendo ser alertados sobre os riscos de mucosite ou peri-implantite. Se o edentulismo estiver associado a dentes naturais fraturados, devido a bruxismo, o paciente deve ser considerado de alto risco.[9]

No momento da instalação do implante, nenhuma condição patológica de tecidos moles ou duros pode estar presente. Toda situação oral, e não somente a área edêntula, deve ser avaliada, e um plano de tratamento total deve ser oferecido ao paciente.

EXAME CLÍNICO: EXTRABUCAL E INTRABUCAL

O exame físico extrabucal envolve a avaliação do aspecto físico e geral do paciente e também a estética facial. Esse exame deve ser realizado já na primeira consulta. Pacientes com linha de sorriso gengival devem ser considerados passíveis a maior risco estético do que aqueles que apresentam um sorriso dental. A ausência de suporte labial e pronunciados sulcos faciais determinam, na maioria das vezes, o tipo de reabilitação protética a ser realizada ou a necessidade de reconstruções ósseas.

No exame físico extrabucal alguns aspectos devem ser considerados:

- simetria facial;
- desvio da linha mediana dentária e facial;
- suporte dos tecidos faciais;
- dimensão vertical;
- linha do sorriso;
- músculos e articulação temporomandibular.

O exame intrabucal visa avaliar qualquer alteração da normalidade da saúde bucal. Nele, aspectos importantes devem ser avaliados para posterior planejamento:

- forma e posição dos dentes remanescentes;
- abertura maxilar;
- condição periodontal e higiene oral;
- tecidos moles;
- presença de lesões, abcessos, cáries, etc;
- avaliação endodôntica;
- avaliação funcional;
- presença de reabsorções ósseas, vertical ou horizontal;
- altura entre crista óssea e antagonista;
- altura entre crista óssea e ponto de contato;
- espaço mesodistal e vestibulolingual da área edêntula.

> **LEMBRETE**
>
> Durante o exame clínico, o cirurgião-dentista deve ser capaz de fazer um prognóstico dente a dente em médio e longo prazos, para desenvolver um planejamento seguro, que garanta estabilidade, função e estética. Para isso, a obtenção de modelos de estudo e a montagem em articulador são fundamentais.

Quanto ao item avaliação funcional, é de fundamental importância o conhecimento da relação oclusal do paciente,[9] que pode ser classificada em oclusão favorável, moderadamente desfavorável e altamente desfavorável. Na **oclusão favorável** ocorre a presença de uma oclusão estável e nenhuma doença das articulações temporomandibulares. Na **oclusão moderadamente desfavorável** há presença de facetas de desgaste oclusais, desenvolvimento de grandes forças mastigatórias, oclusão desfavorável sem parafunção e altura reduzida entre as arcadas. Quanto à **oclusão altamente desfavorável** observa-se: bruxismo, parafunção, colapso de mordida posterior, presença de grandes facetas de desgastes oclusais, história de fissuras ou de fraturas de dentes naturais e história de repetidas fraturas de próteses.

O planejamento protético é que vai determinar a necessidade de enxertos, ósseo ou de tecidos moles, além do posicionamento adequado do implante. O planejamento protético prévio é chamado de planejamento reverso.

FOTOGRAFIAS

> **ATENÇÃO**
>
> Fotografias extrabucais são importantes no planejamento dos tratamentos restauradores protéticos; tanto fotografias de frente quanto de perfil são necessárias para uma correta análise facial.

As fotografias extrabucais permitem avaliações da simetria facial, da forma do sorriso, dos tipos de perfil e da composição facial. Na fotografia frontal podem ser avaliadas assimetrias da face, as quais podem interferir na reabilitação protética. A linha média dos segmentos dentários pode ser analisada com fotografias extrabucais mais aproximadas da face. É importante verificar se as linhas médias dentárias (superior e inferior) são coincidentes entre si e com a linha média facial. Uma linha média corretamente posicionada determina a simetria do arco – como referência, pode-se usar o filtro labial (linha média do filtro labial coincidindo com a linha média dos incisivos superiores), o que contribui para uma composição dentária equilibrada.

Os tipos de sorriso, tão importantes para as reabilitações anteriores, também são avaliados por meio de fotografias:

SORRISO ALTO: mostra a altura total das coroas clínicas dos dentes e uma faixa de tecido gengival.

SORRISO MÉDIO: mostra grande parte das coroas clínicas dos dentes e as papilas interdentais.

SORRISO BAIXO: mostra metade das coroas clínicas dos dentes.

> **Mimetismo**
>
> Tornar o artificial o mais semelhante possível com o natural.

A fotografia, atualmente, é considerada um veículo muito útil para se obter informações quanto à cor, forma e textura do dente, sobretudo para o técnico em prótese dentária. Essas três condições assumem papel relevante na reabilitação, devendo integrar-se aos dentes remanescentes, de forma mimética.

A forma, a textura e o brilho de superfície afetam muito a aparência da restauração final, podendo torná-la não natural, apesar da correta reprodução da cor. A textura é uma sensação visual e/ou táctil; vê-la ou senti-la implica a utilização das três dimensões espaciais, e a fotografia só oferece duas. Com isso, a percepção visual da textura fica sujeita a critérios subjetivos. A nitidez na fotografia de um dente é importante no registro da cor. A fotografia de um dente fora de foco poderá ter seu valor alterado, modificando a cor final. Imagens em tamanho real (proporção 1:1) oferecem melhor percepção de forma e, principalmente, de textura de superfície, porque o cérebro "entende" melhor tudo aquilo que é visto em seu tamanho real. Embora imagens 1:2 (metade do tamanho real) possam ser ampliadas nas telas dos computadores, há uma perda razoavelmente grande de detalhes da textura de superfície.[12]

Considerando todos os cuidados técnicos na aquisição da imagem e seu envio ao técnico em prótese dentária, pode-se concluir que a fotografia representa, na atualidade, um excelente meio de informação para a recuperação estética dos elementos dentários perdidos. As imagens podem ser enviadas por correio eletrônico em arquivos JPEG ou TIFF, aceitos pela maioria dos programas e visualizadores.[12]

Na Figura 1.1 é apresentado um planejamento estético-funcional reverso para reabilitação com implantes por meio de avaliação clínica e fotográfica.

> **ATENÇÃO**
>
> A documentação com modelos de estudo, fotografias e radiografias e/ou tomografias antes e depois do tratamento é fundamental para o acompanhamento longitudinal das reabilitações.

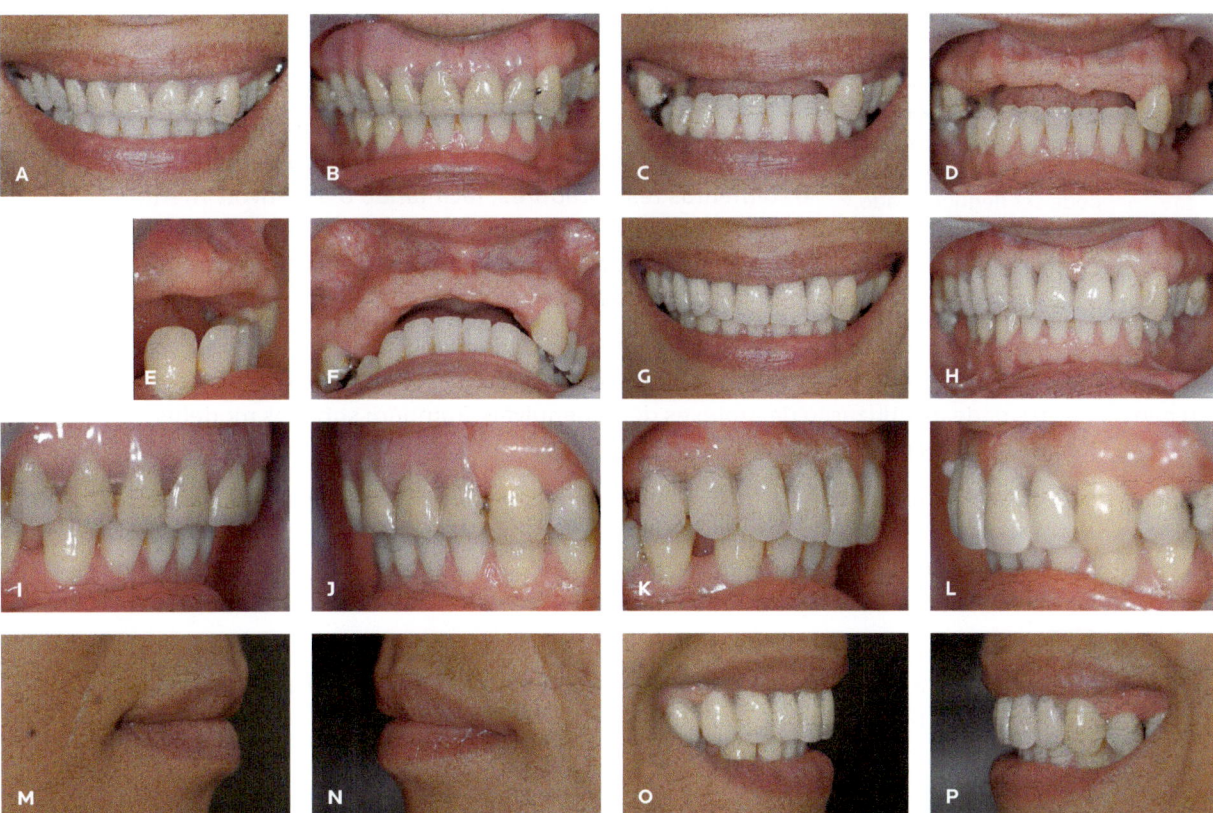

Figura 1.1 – (A) Paciente parcialmente edêntula, com problemas estéticos, principalmente em área anterior. Indicação de planejamento de prótese sobre implantes osseointegrados para substituir a prótese parcial removível. (B) Observar grande volume da sela para o posicionamento dos dentes anteriores, ausentes. (C) Vista frontal do sorriso, observa-se que não há muito comprometimento estético da linha do sorriso (sorriso médio). Esta observação é de grande valia para o planejamento da prótese final, com a decisão de colocar ou não gengiva artificial na prótese. (D) Observar volume do rebordo anterior e a posição de máxima intercuspidação da paciente. (E-F) Vistas lateral e oclusal. (G a J) Para se executar um planejamento reverso para a instalação dos implantes, foi realizada uma prótese parcial provisória sem a sela na porção vestibular do rebordo superior. Observa-se, na figura G, o adequado aspecto estético sem a necessidade de gengiva artificial e, na figura H, o bom posicionamento dos dentes em relação ao rebordo. (I-L) Pode-se comparar a situação atual (I-J) e a desejada (K-L). Como sequência do estudo, a paciente deverá realizar os exames tomográficos utilizando a prótese para que seja feito um planejamento virtual da correta posição dos implantes a serem instalados e também a possibilidade de se gerar uma guia multifuncional bastante precisa. (M-P) Em um exame extraoral, é possível observar o perfil da paciente com adequado volume e postura labial, confirmando, assim, o planejamento executado para o caso.

MODELOS DE ESTUDO, MONTAGEM NO ARTICULADOR E ENCERAMENTO DIAGNÓSTICO

Articulador

É um instrumento mecânico que representa a articulação temporomandibular (ATM), no qual os modelos superior e inferior devem ser fixados para simular alguns ou todos os movimentos mandibulares.

LEMBRETE

A montagem dos modelos é um passo clínico importante e não pode ser negligenciado.[13]

Após a moldagem das arcadas e montagem dos modelos de estudo em articulador semiajustável (ASA), alguns fatores podem ser visualizados e avaliados de uma maneira diferenciada. Os modelos de estudo são obtidos a partir da condição inicial do paciente. O modelo superior será montado, no articulador semiajustável, por meio do auxílio do arco facial, e posteriormente será realizada a montagem do modelo inferior. Para o modelo inferior, duas posições podem ser utilizadas: relação central (RC) ou máxima intercuspidação (MI).

Os articuladores são utilizados para a realização do diagnóstico, permitindo ao dentista observar a simulação de diversas relações oclusais. Eles também podem ser usados para a execução de tratamentos restauradores, facilitando o desenvolvimento da oclusão e da estética. A efetividade dos articuladores está subordinada à capacidade de reproduzir os movimentos mandibulares do paciente.

Com isso, são possíveis a elaboração do enceramento de diagnóstico, a realização de desgastes, o alinhamento dentário, as correções do plano oclusal, o aumento da dimensão vertical, além da definição ou não da necessidade da utilização de próteses dentogengivais. Também sobre os modelos de estudo, confeccionam-se os guias multifuncionais.

O enceramento diagnóstico irá definir, de forma tridimensional, posição, inclinação e diâmetro dos dentes a serem reabilitados. A visualização da forma e contorno dos dentes, antes da cirurgia, permite que se defina a melhor posição dos implantes. Ele não só facilita a confecção da prótese e reproduz o melhor resultado estético, como também permite melhor direcionamento axial das forças transmitidas aos implantes.

Na Figura 1.2, mostra-se a importância dos modelos montados em articulador semiajustável para a realização de um correto planejamento reabilitador.

DIAGNÓSTICO POR IMAGEM E PLANEJAMENTO VIRTUAL

A evolução da tecnologia beneficiou muito o diagnóstico por imagem.

Na odontologia, os exames radiográficos podem ser divididos em intra e extrabucais. As tomadas radiográficas intrabucais mais utilizadas são as radiografias periapicais. As radiografias extrabucais mais rotineiras são: panorâmica, telerradiografia lateral (perfil) e a tomografia computadorizada (TC).

A radiografia panorâmica é um exame muito utilizado para um planejamento pré-operatório, porém, é necessária uma grande margem de segurança para compensar a magnificação da imagem.[14] Assim, tem-se como mais confiável a utilização da TC, que possibilita uma visualização em terceira dimensão (3D), evidenciando as relações estruturais em profundidade e mostrando imagens em "cortes", o que não

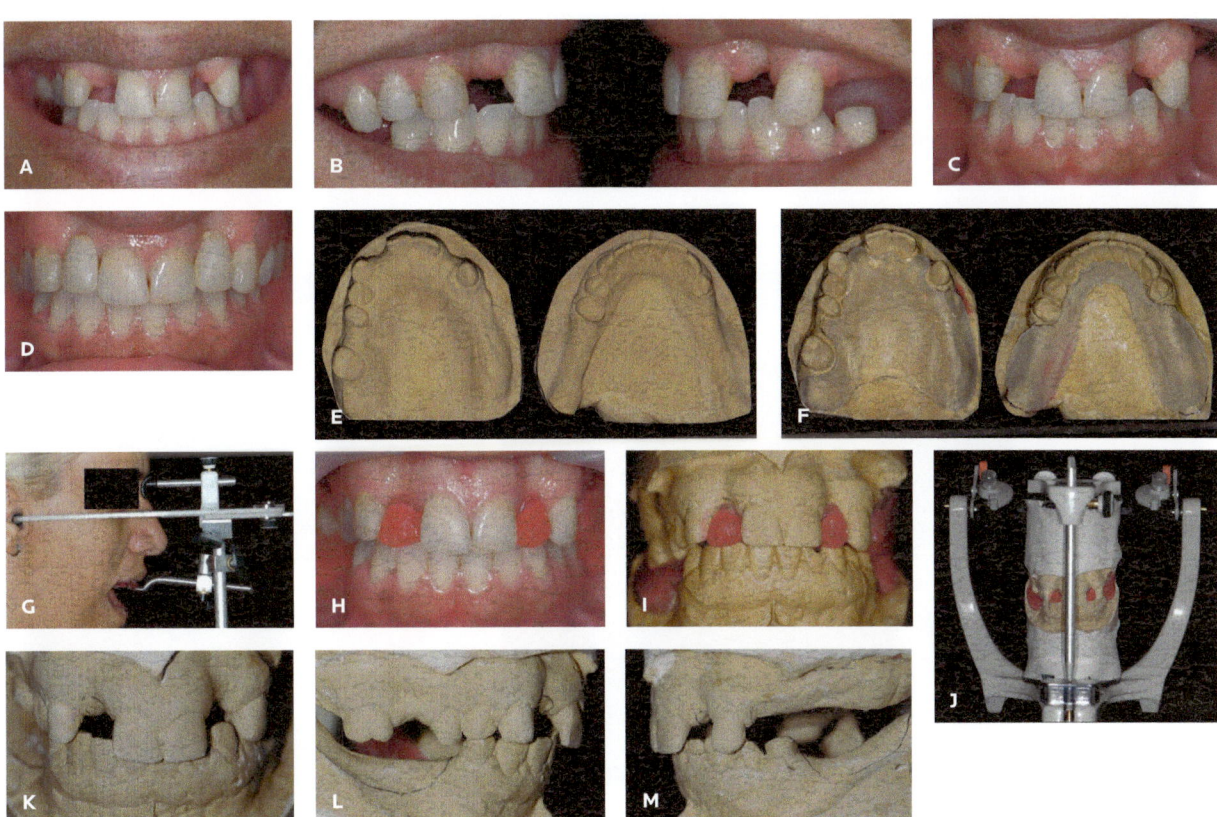

Figura 1.2 – (A) Paciente parcialmente edêntula, com problemas estéticos e funcionais. Indicação de planejamento de prótese sobre implantes osseointegrados. (B) Vistas laterais, observar extrusão de pré-molares invadindo espaço antagônico. (C) Vista frontal, observar defeito ósseo e gengival na área de incisivos laterais. (D) Prótese utilizada pela paciente, com grande prejuízo estético. (E) Modelos de estudo superior e inferior. (F) Bases de prova confeccionadas para a obtenção do registro de mordida em cera. (G) Tomada do arco facial para posicionar o modelo superior no articulador semi-ajustável (ASA) e posterior montagem do modelo inferior. (H) Paciente ocluindo em máxima intercuspidação com os roletes de cera posicionados, o que gera uma correta montagem no ASA. (I) Modelos posicionados com as bases de prova e cera, máxima intercuspidação. (J) Modelos montados no ASA na correta posição para o planejamento dos implantes e prótese. (K-M) Vista frontal e lateral dos modelos montados no ASA.

ocorre em outros tipos de exames. Além de consistir em uma excelente ferramenta para diagnóstico, a TC também permite a execução de um planejamento virtual, possibilitando a determinação da posição dos implantes de acordo com a necessidade protética.

A TC é muito requisitada na área médica e bastante utilizada na odontologia, mas as indicações da tomografia computadorizada de feixe cônico (CBCT) estão cada vez mais abrangentes, principalmente nas áreas de implantodontia, diagnóstico bucal, cirurgia e ortodontia.

Isso pode ser creditado ao baixo custo do exame, baixo nível da radiação, melhor qualidade da imagem, maior disponibilidade de aparelhos e principalmente pelo desenvolvimento de novos *softwares* específicos para as mais diversas especialidades.

Uma das grandes vantagens da CBCT é que os programas que executam a reconstrução das imagens podem ser instalados em computadores pessoais, diferente da tomografia convencional, apesar de ambas serem armazenadas na linguagem DICOM (do inglês, *digital imaging and communication in medicine*). Dessa maneira, se o profissional possuir o *software* específico instalado em seu computador pessoal, ficará apto a manipular as imagens tridimensionais, conforme sua conveniência, assim como mostrá-la em tempo real aos pacientes. As imagens de maior interesse ainda podem ser impressas e guardadas no prontuário, como parte da documentação.[17]

SAIBA MAIS

Existem dois tipos principais de tomografia computadorizada: a tradicional, criada na década de 1970; e a de feixe cônico (*cone-beam computed tomography – CBTC*), desenvolvida no final da década de 1990.

LEMBRETE

É preciso fazer uma avaliação correta do paciente antes da colocação de implantes.[15,16]

Características como altura, espessura e inclinação do rebordo alveolar, assim como a proximidade de estruturas anatômicas, podem ser facilmente visualizadas na Figura 1.3.[18]

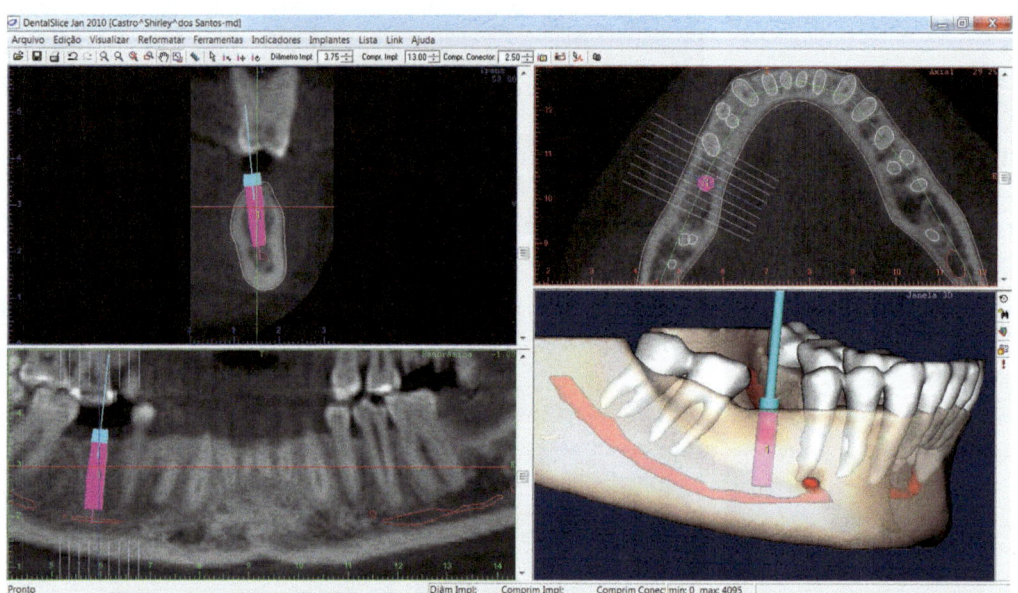

Figura 1.3 – Planejamento virtual com o programa Dental Slice em que se pode verificar a disponibilidade óssea e a possibilidade de instalar um implante na região do 36 em posição favorável para a realização da futura prótese. Observa-se que o programa permite a visualização de todas as estruturas importantes ao redor da área a ser reabilitada, como espessura óssea, canal mandibular, forame mentoal e posição dos dentes adjacentes.

GUIA RADIOGRÁFICO OU TOMOGRÁFICO

O guia cirúrgico auxiliará no posicionamento dos implantes (previamente definidos) no momento da cirurgia. Utilizam-se várias técnicas na confecção do guia cirúrgico, embora, na maioria das vezes, os próprios guias radiográfico ou tomográfico sejam adaptados, perfurados e utilizados nas cirurgias.[19]

Após a execução dos exames de diagnóstico por imagem, com o guia em posição e a definição do local a serem colocados os implantes, confecciona-se o guia cirúrgico.

Na Figura 1.4 apresenta-se uma reabilitação com implantes em que foi executado um guia para exames tomográficos para planejamento em 3D, com auxílio do programa Nobel Guide System®.

PLANO DE TRATAMENTO E PROCEDIMENTOS CLÍNICOS E LABORATORIAIS

Com o mesmo intuito de realizar a correta avaliação do paciente, acredita-se ser imprescindível um planejamento com enfoque multidisciplinar, que considere e esgote todos os possíveis planos de tratamento odontológico, avaliando suas vantagens e desvantagens. Para a definição de um diagnóstico preciso no tratamento com implantes osseointegrados, sugere-se a avaliação de algumas etapas fundamentais, apresentadas a seguir.

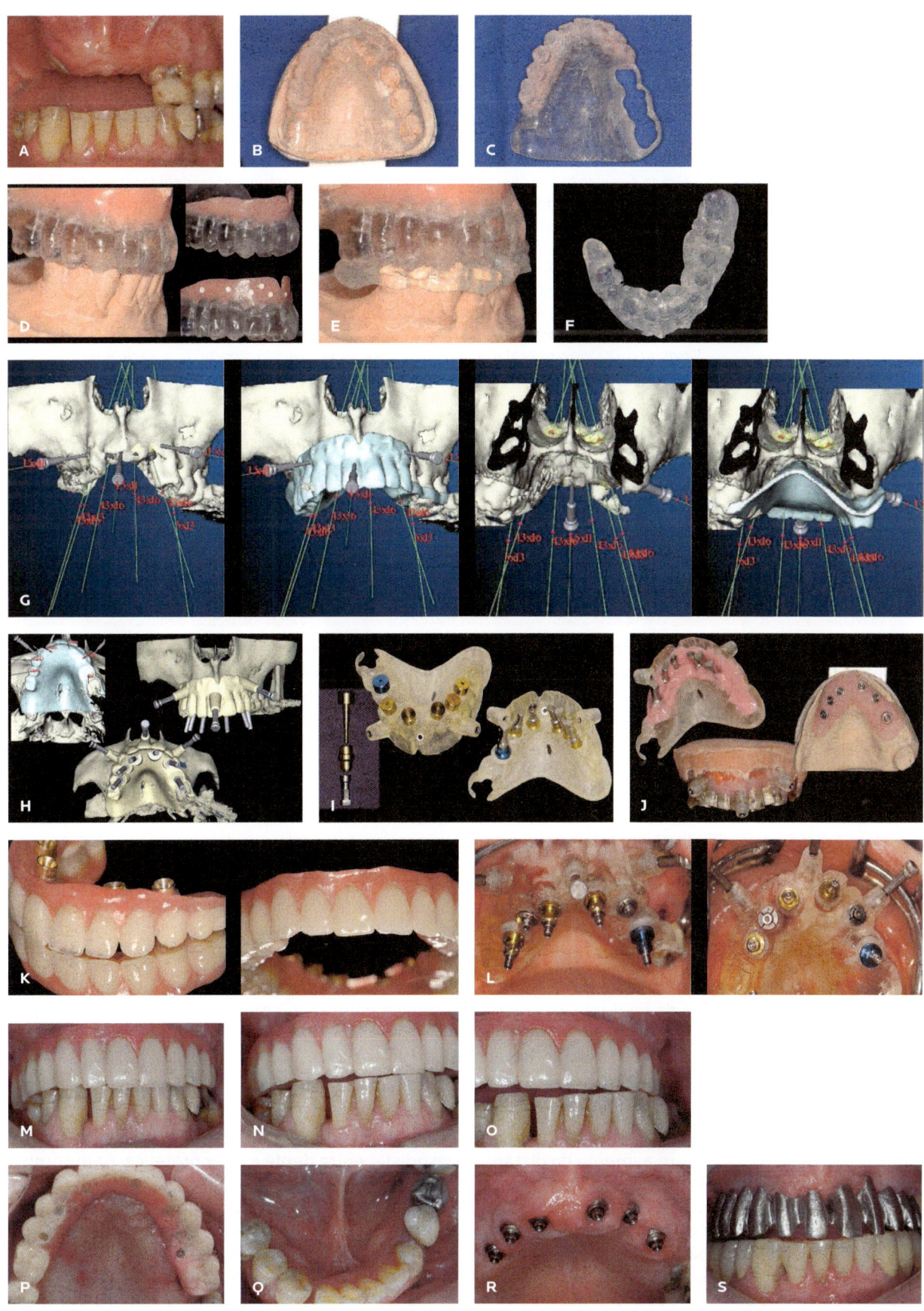

Figura 1.4 – (continua)

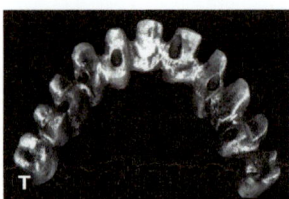 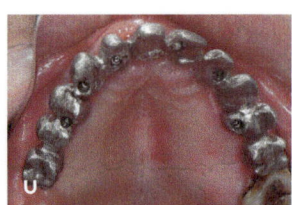 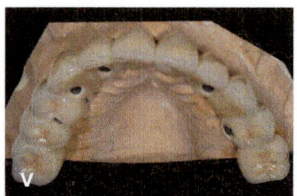 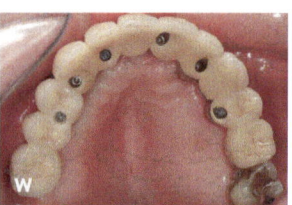
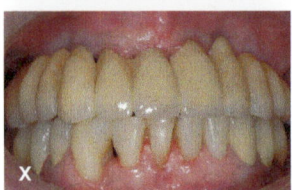

Figura 1.4 – (continuação) *(A) Paciente parcialmente dentado, com problemas periodontais e funcionais. Indicação de extrações dos dentes remanescentes e planejamento de protocolo superior. (B e C) Modelos e confecção de guia para exames tomográficos para planejamento em 3D, com auxílio do programa Nobel Guide System®. (D) Guia articulado e duas vistas laterais. (E e F) Guia articulado a partir de relação oclusal com silicone, para orientar o exame tomográfico. (G) Imagens obtidas e tratadas no programa 3D Nobel Guide System®. (H) Imagens em 3D do guia cirúrgico e a correta indicação do local de colocação dos implantes. (I) Guia cirúrgico com réplicas em posição. (J) Guia cirúrgico dando origem ao modelo de trabalho. (K) Vista frontal e lateral da prótese confeccionada a partir do guia cirúrgico, antes da colocação dos implantes. (L) Vista frontal e oclusal do guia cirúrgico e os implantes colocados. (M a Q) Caso finalizado após a cirurgia e a prótese provisória colocada com carga imediata. (M) Vista frontal; (N) lateralidade direita; (O) lateralidade esquerda; (P) oclusal superior; (Q) oclusal inferior. (R) Vista oclusal após 6 meses, para iniciar a prótese final. Notar a permanência do dente 27 para manter a dimensão vertical e a propriocepção. (S-U) Vista frontal e oclusal da estrutura metálica para receber cerâmica. (V-W) Vista oclusal da prótese fixa terminada no modelo (V) e na boca (W). (X) Vista frontal da prótese terminada, pode-se avaliar o bom resultado. O tratamento foi concluído, inclusive feita a extração do dente 27.*

CASOS UNITÁRIOS

A posição da instalação do implante deve ser criteriosa quando se trata de repor apenas um dente, na maxila, e principalmente na região anterior. O mau posicionamento do implante pode prejudicar o resultado estético esperado.[20,21] Para que a posição espacial do implante dentro do tecido ósseo seja ideal, faz-se necessário o planejamento prévio, considerando os três planos espaciais: plano mesodistal, plano vestibulolingual e plano coronoapical.[22] A inclinação anteroposterior, mesodistal e o posicionamento apical da plataforma do implante, em relação aos dentes vizinhos, são de extrema importância para o resultado estético.[23,24]

AVALIAÇÃO MESODISTAL

O espaço mesodistal consiste em um importante aspecto a ser observado, devendo equivaler ao espaço do dente homólogo. Alguns recursos e procedimentos podem ser utilizados, previamente à colocação do implante, para a correção da deficiência nesses espaços, como movimentações ortodônticas, ameloplastias e confecção de restaurações nos dentes adjacentes.

 Para preservação da crista óssea e manutenção das papilas são preconizados 2 mm, no mínimo, entre a plataforma do implante e as raízes dos dentes naturais e 3 mm entre as plataformas de implantes contíguos. Com uma menor distância ocorrerá perda óssea, aumentando a distância entre a crista óssea e o ponto de contato, o que dificulta a obtenção das papilas.[25,26] Outro fator importante é a colocação do implante paralelo ao longo eixo dos dentes naturais para evitar qualquer dano às raízes vizinhas.

O conceito "Mudança de Plataforma" ou *Platform Swiching* consiste em um aspecto bastante importante e atual, no qual se consegue um aumento da distância mesodistal entre dente e pilar protético, bem como entre pilares de implantes adjacentes. Esse conceito foi introduzido na implantodontia com base na observação da diminuição da perda óssea ao redor dos implantes, sugerindo que a plataforma do implantes seja maior que a plataforma do pilar, o que está implícito nas conexões cônicas tipo Cone Morse e sendo utilizado para os demais tipos de conexões protéticas. Em uma recente revisão da literatura, foi relatado que muitos autores concordam que a utilização desse conceito melhora a preservação óssea ao redor dos implantes e conduz a reposição do espaço biológico, obtendo, assim, excelentes condições estéticas.[27]

Além do conceito biológico, a configuração de mudança de plataforma apresenta vantagens mecânicas, mantendo a concentração de forças distante da interface osso implante na região cervical.[28] Por outro lado, possui a desvantagem de aumentar o estresse no pilar e seu respectivo parafuso[29] dependendo do tipo de conexão utilizada.

AVALIAÇÃO VESTIBULOLINGUAL

A posição ideal do implante no sentido vestibulolingual depende do sistema de restauração que será executado: parafusado ou cimentado. Nas próteses cimentadas, o ideal é que o longo eixo do implante coincida com o longo eixo do dente.[30] Para as próteses parafusadas, o longo eixo do implante deve coincidir com um plano entre a borda incisal e o cíngulo. Como prevenção de uma possível angulação para vestibular do implante, recomenda-se uma orientação de colocação de 5° para palatino, situando implante mais próximo da cortical palatina.[23,31] Essa angulação previne e limita uma possível reabsorção da cortical vestibular, que se encontra bem fina na maioria das situações.

Neves[32] relata que dois imperativos devem ser considerados: o implante deve ser rodeado (para ser ideal) de 1 mm de osso sobre todo o seu perímetro e estar no centro da crista, por razões biomecânicas. O implante deve estar de acordo com a futura coroa protética, mas a morfologia particular da crista óssea pode obrigar a um maior controle (concavidade óssea vestibular muito acentuada). Neste caso, o eixo do implante deve se situar em uma região de compatibilidade, pois do contrário, um novo arranjo cirúrgico dos tecidos duros pode ser necessário para satisfazer esta exigência. A plataforma do implante excessivamente vestibularizada pode levar a um perfil de emergência protético alterado, situado a um nível mais apical que os dentes adjacentes, bem como gerar uma recessão gengival secundária por falta de suporte ósseo (sobretudo se o biotipo periodontal for fino). A plataforma do implante excessivamente lingualizada leva a uma restauração protética em sobrecontorno vestibular, tornando a higienização e a manutenção difíceis. Essa posição pode levar a riscos de desparafusamento e de dissolução do cimento, e nesses dois casos extremos a distribuição de forças oclusais é desfavorável.

AVALIAÇÃO CORONOAPICAL

A instalação do implante deve ter como referência a altura vestibular da margem gengival da futura coroa protética.[33] A plataforma do implante deve ser posicionada apicalmente de 2 a 3 mm da junção cemento-esmalte do dente adjacente que estiver posicionado corretamente; caso contrário, a plataforma pode ser posicionada de 1 a 1,5 mm infraósseo.

Três fatores devem ser considerados:

- junção do pilar-implante situada no espaço de transição e que é o início do espaço do perfil de emergência subgengival;
- junção pilar-coroa que corresponde por analogia ao limite cervical de uma restauração em próteses convencional dentossuportada;
- junção amelocementária dos dentes adjacentes, referência cirúrgica para a avaliação da posição apicocoronal da plataforma do implante[34] (Fig. 1.5).

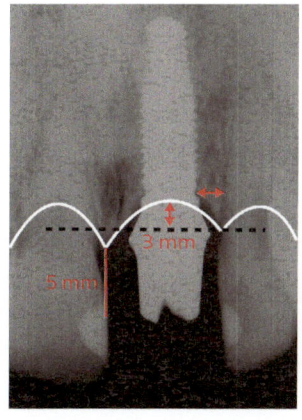
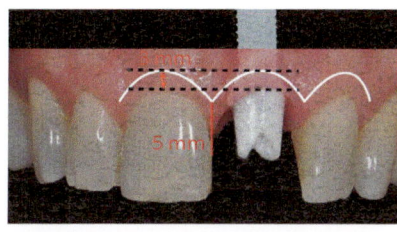
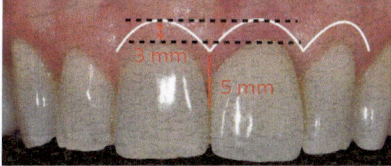

Figura 1.5 – Nessas imagens pode-se observar e comparar o aspecto radiográfico e clínico constatando o adequado posicionamento do implante, com as medidas necessárias para a obtenção de um resultado esteticamente favorável.

TECIDOS MOLES

Para um resultado estético desejável, a presença de gengiva ceratinizada é um pré-requisito. A manipulação gradual do tecido mole deve ser realizada com a colocação de um pilar e subsequente direcionamento gengival com a prótese provisória, até que se encontrem contornos adequados, para posterior transferência da posição do implante e confecção da coroa permanente. A manipulação gengival permite que o espaço para a restauração seja aumentado progressivamente abaixo do tecido mole, para a obtenção do adequado perfil de emergência, contornos estéticos e facilidade nos procedimentos de higiene.[34-36]

Na Figura 1.6 apresenta-se um exemplo desse procedimento.

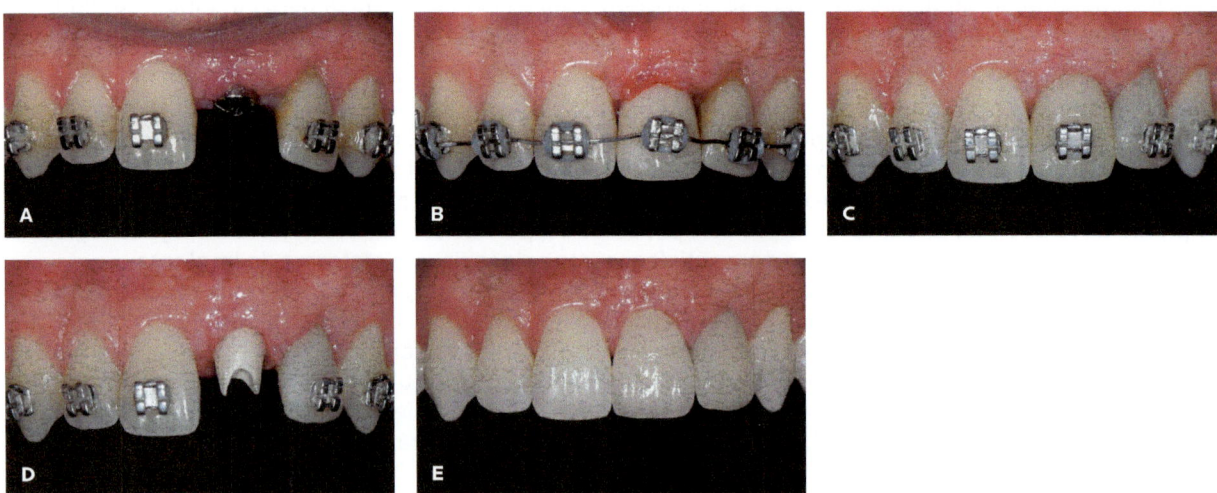

Figura 1.6 – (A) Vista frontal em que se verifica a região do dente 21 com um componente cicatrizador que foi instalado na sessão de reabertura após 4 meses da instalação do implante. (B) Um pilar foi instalado e uma restauração provisória cimentada comprimindo o tecido mole, previamente preparado, para o condicionamento tecidual. (C) Aspecto após 15 dias em que se pode observar melhor condição gengival conseguida por meio da restauração provisória. (D) Pilar cerâmico personalizado em posição preservando o perfil de emergência e o arco côncavo gengival. Observar espaço criado pela presença da restauração provisória formando perfil de emergência e papilas. (E) Caso finalizado. Uma coroa ceramo-cerâmica foi cimentada sobre o pilar conectado ao implante na região do 21 e no 22 foi realizada uma faceta laminada cerâmica. O caso foi concluído de acordo com o planejamento e o tratamento protético reabilitador cumpre as suas finalidades funcionais e estéticas.

ESTÉTICA COM PILARES CERÂMICOS

Reabilitações com implantes em regiões estéticas são de difícil e complexa resolução. Em uma reabilitação unitária, a necessidade de se obter cor, forma e simetria gengival semelhantes ao dente adjacente levou ao desenvolvimento de pilares mais estéticos, comparados aos tradicionais metálicos. Componentes cerâmicos têm sido introduzidos por muitos fabricantes, proporcionando pilares cerâmicos com excelentes propriedades mecânicas. A introdução dos pilares totalmente cerâmicos proporcionou a obtenção da estética semelhante à do dente natural, bem como a personalização que permite a realização do desenho do perfil de emergência.[16]

Na Figura 1.7, mostra-se que, a partir de um planejamento interdisciplinar, obtiveram-se os resultados desejados.

CASOS PARCIAIS

A utilização de implantes osseointegrados na odontologia foi originalmente introduzida para o tratamento de pacientes edêntulos totais, mas essa técnica tem sido utilizada em situações de edentulismo parcial, com a obtenção de resultados similares.

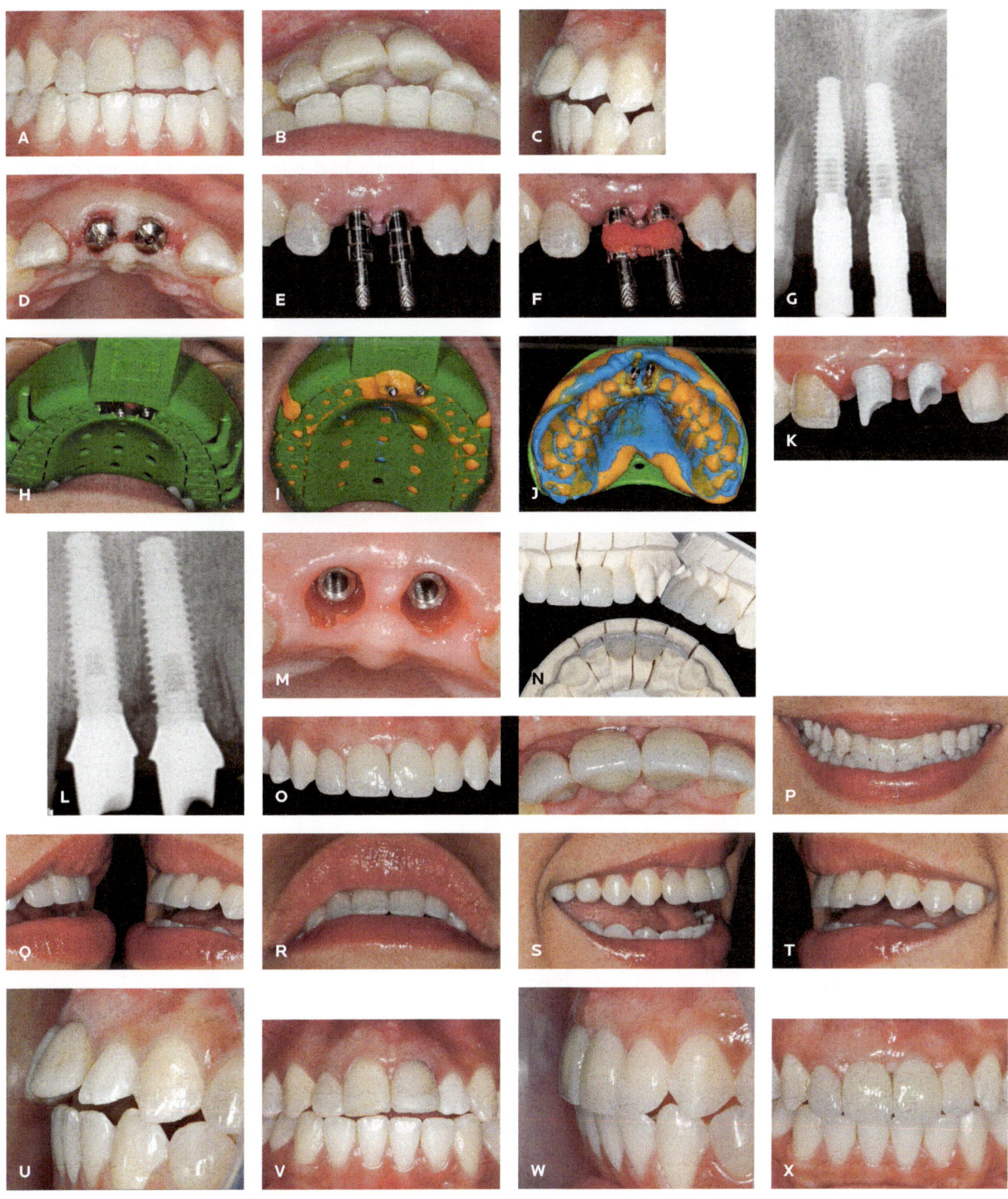

Figura 1.7 – (A-C) Observam-se nas imagens as vistas: (A) frontal; (B) oclusal e (C) lateral esquerda, mostrando aspecto estético do setor anterior inadequado. Os dentes 11 e 21 apresentavam-se com reabsorção radicular e anquilose causadas por trauma. (D) Imediatamente após a extração dos dentes 11 e 21, implantes foram instalados. A imagem mostra vista oclusal dos componentes cicatrizadores instalados nos implantes após período de osseointegração de 6 meses. (E-J) Observam-se nessas imagens, os procedimentos de instalação de transfers de impressão ferulizados nos implantes, sua imagem radiográfica e passos da realização de moldagem de transferência. (K-M) Pilares cerâmicos personalizados pelo sistema CAD/CAM, para compor a estética. Foram indicadas facetas cerâmicas para os dentes 12 e 22. Observam-se na imagem (K) os pilares instalados e em (L) os preparos para facetas. (M) Vista oclusal da plataforma dos implantes. (N) Observam-se no modelo de trabalho em vistas frontal, lateral esquerda e oclusal, as coroas e facetas cerâmicas finalizadas. (O) Caso finalizado após cimentação de todas as peças protéticas. Vistas frontal e oclusal. (P-T) Sorriso da paciente em diferentes ângulos mostrando a obtenção de um resultado estético bastante favorável. (U-X) Nessas imagens, é possível comparar os aspectos: (U-V) inicial e (W-X) final do caso clínico.

As restaurações protéticas sobre implantes em casos parciais são mais suscetíveis à sobrecarga biomecânica quando comparadas às restaurações de arcos totais, pois apresentam, em alguns casos, uma distribuição mais linear na posição dos implantes.[37]

Para o planejamento dos casos parciais, devem ser avaliados: número de dentes a serem repostos, grau de reabsorção residual da crista óssea, espaço disponível, aspectos oclusais, demanda estética, entre outros. Deve-se considerar número, tamanho, localização e distribuição dos implantes, de acordo com a qualidade e quantidade óssea das regiões a receberem os implantes.[38]

O capítulo 7 abordará o planejamento para reabilitação protética de diversas situações de perdas parciais dos dentes utilizando implantes osseointegrados.

Na Figura 1.8 é apresentado um exemplo de implantes osseointegrados em situação de edentulismo parcial.

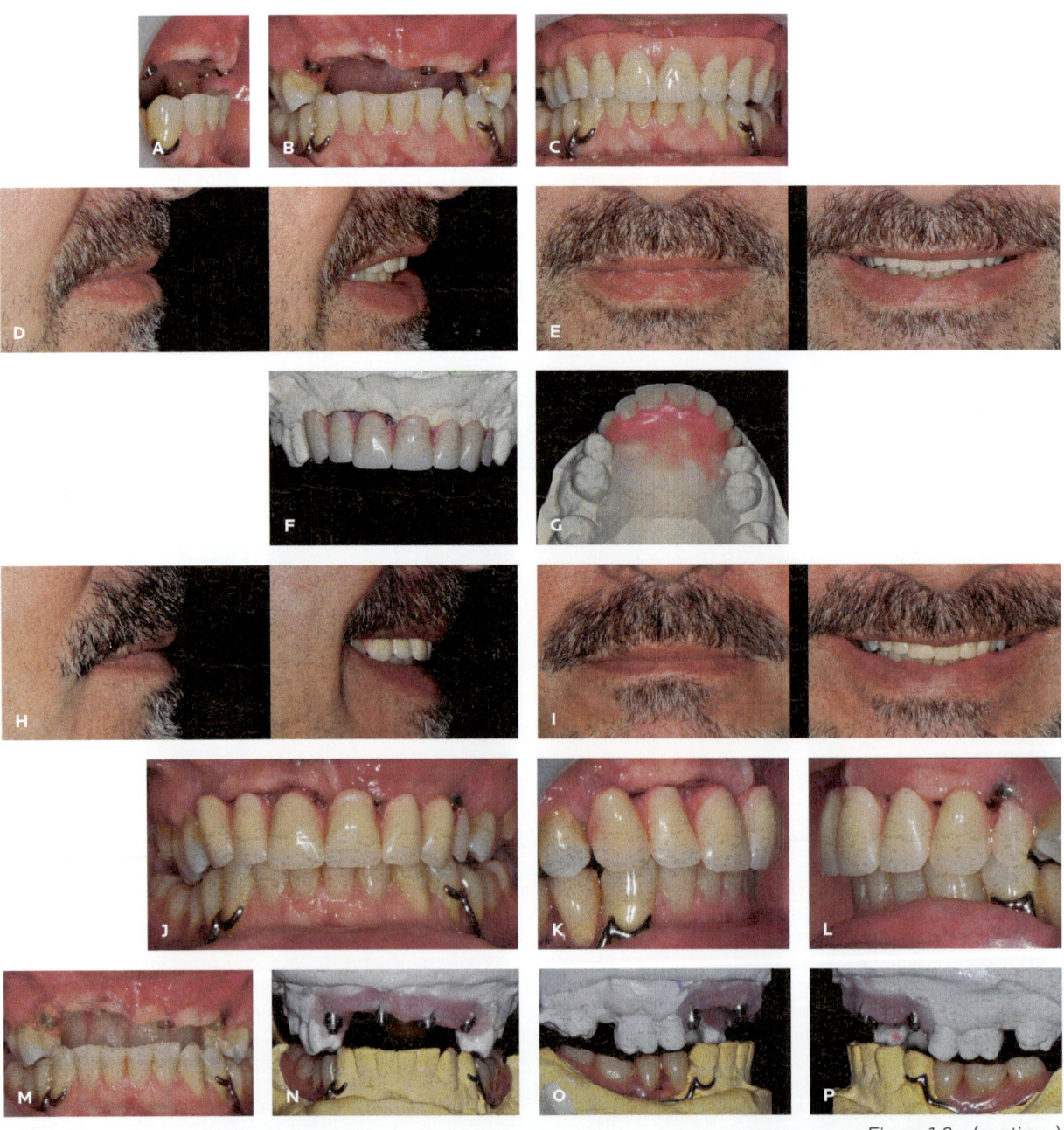

Figura 1.8 – (continua)

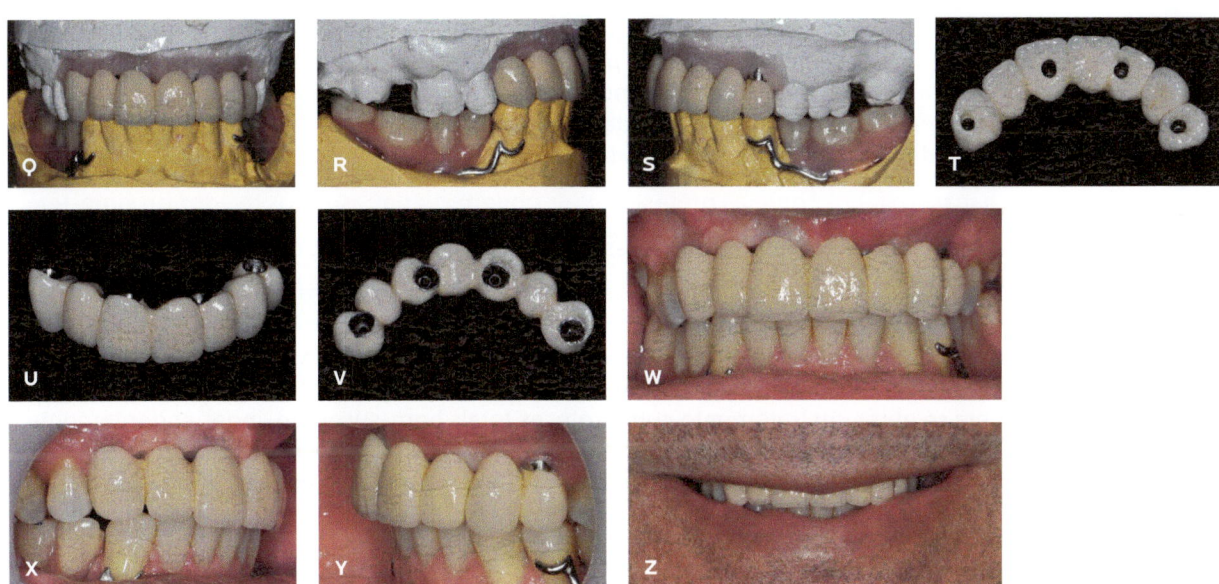

Figura 1.8 – (continuação) (A-B) Vistas frontal e lateral em que se observa a presença de quatro implantes no setor anterior. (C) Vista frontal mostrando a prótese parcial removível provisória utilizada durante período de osseointegração. (D-E) Vistas frontais e laterais do paciente com a prótese provisória. Um exame extrabucal é feito para se avaliar o volume labial e realizar o planejamento da futura prótese sobre implantes. (F-G) Para avaliar a possibilidade de se realizar uma prótese parcial fixa sem gengiva artificial foi realizada uma montagem de dentes sobre uma base de prova parcial sem o envolvimento da vertente vestibular do rebordo superior. Observam-se na imagem as vistas frontal e oclusal do aparato de planejamento no modelo de gesso. (H-I) Vistas frontais e laterais do paciente com o aparato de planejamento sem gengiva artificial. Observa-se um aspecto estético adequado, portanto, o exame extraoral mostra a possibilidade de se abrir mão da utilização de gengiva artificial para suporte labial. (J-L) As vistas frontal e laterais mostram em um exame intraoral a possibilidade da confecção de próteses implantossuportada sem gengiva artificial. (M) Pode-se observar, por meio de simulação de imagem, dando transparência aos dentes artificiais permitindo a visualização do seu perfil de emergência em relação aos implantes, que a posição está adequada nas regiões 13, 11 e 23, e, inadequada no 21 em que o implante se localiza em região de ameia. Nesse caso, a linha do sorriso pode ser um fator determinante no planejamento final. (N-P) Vistas frontal e laterais dos modelos de trabalho montados em articulador. Foi realizada moldagem de transferência dos implantes superiores, transferência da prótese parcial removível inferior do paciente e registro intermaxilar buscando um aumento da dimensão vertical de oclusão. Observar o dente 16 extruído em que foi indicado seu nivelamento por desgaste. Para a arcada inferior foi indicada a substituição do dentes artificias da PPR. (Q-S) Vistas frontal e laterais dos modelos mostrando o trabalho finalizado com a prótese parcial fixa metalocerâmica sobre implantes superiores e a PPR acrilizada. (T-V) Vistas oclusal (T), frontal (U) e interna (V) da prótese parcial fixa finalizada. (W-Y) Prótese parcial fixa implantorretida instalada na boca. Vistas frontal e laterais. (Z) Caso finalizado. Vista frontal mostrando linha de sorriso baixa, característica favorável para a presente situação clínica.

REABILITAÇÕES TOTAIS

Os conceitos básicos da osseointegração, desenvolvidos na Suécia desde 1952, evoluíram a partir de várias pesquisas experimentais e clínicas. Desde então, no início dos anos de 1960, foi constatada a possibilidade de se estabelecer uma real integração do titânio com o tecido ósseo. Assim, o primeiro paciente totalmente edêntulo foi tratado com implantes de titânio em 1965, de acordo com os princípios da osseointegração.

A reabilitação total de um paciente edêntulo representa sempre um grande desafio, considerando que devem ser restabelecidos não apenas os dentes perdidos, mas também a harmonia estética, a fonética, as condições favoráveis à higiene, bem como a função mastigatória.

As propostas terapêuticas atuais para o paciente edêntulo são a prótese total removível mucossuportada (dentaduras), a prótese total removível dento ou implantorretida (sobredentaduras) e a prótese

LEMBRETE

Com relação à eficiência mastigatória, é inegável a superioridade das próteses fixas sobre implantes quando comparadas com as próteses totais convencionais (dentaduras) que, na maiorias dos casos, apresentam problemas de retenção e estabilidade, dificultando, assim, a trituração adequada dos alimentos.

total fixa implantossuportada. Importante salientar que os conceitos e procedimentos reabilitadores são praticamente os mesmos para os diferentes tipos de próteses totais. Além disso, o resultado estético desejado pode ser perfeitamente alcançado, independentemente do tipo de suporte, o que está relacionado ao fato de, geralmente, existir a necessidade da utilização de gengiva artificial devido à perda óssea que ocorre e progride com o tempo, após as extrações dentárias.

 Os esforços mastigatórios sobre as próteses totais podem ser danosos aos tecidos de suporte.

As reabilitações totais fixas sobre implantes têm apresentado altos índices de sucesso, com excelente previsibilidade e longevidade.

 Não se pode negligenciar e desconhecer as reais finalidades de uma prótese total: restaurar a função mastigatória; restaurar as medidas e contornos da face segundo a estética; corrigir os defeitos da fonética devido à perda dos dentes; restaurar sem produzir lesões ao paciente. Portanto, para se obter um tratamento com próteses totais bem-sucedido, independentemente do tipo de suporte, devem-se utilizar os conhecimentos, materiais e técnicas disponíveis, para proporcionar eficiência mastigatória e restabelecer a estética e a fonação, proporcionando, assim, conforto físico e mental ao paciente.

A reabilitação total da maxila é um procedimento complexo e depende de um planejamento protético prévio, por meio do enceramento diagnóstico para determinar se o paciente receberá uma prótese fixa implantossuportada ou sobredentadura removível. Após a extração dentária na região anterior da maxila, a reabsorção óssea é, em espessura, aproximadamente duas vezes mais pronunciada do que a perda vertical, e em pacientes com severa reabsorção alveolar a distância vertical entre a crista alveolar e a base do seio nasal é um fator limitante para o planejamento de implantes. Nesses casos, a cirurgia de enxerto ósseo no seio maxilar tem sido uma ótima alternativa.[39]

A reabilitação total da mandíbula pode ser realizada através de uma sobredentadura, retida por apenas dois implantes. Esse desenho se torna viável pelo fato de que a qualidade e a quantidade óssea na região anteroinferior permitem a colocação de implantes longos e paralelamente posicionados, a prótese fica retida pelos implantes, mas sustentada predominantemente pela mucosa. Quando é possível a colocação de no mínimo 3 ou 4 implantes com comprimentos satisfatórios, a estrutura protética pode ser implantossuportada. A maioria dos pacientes prefere uma solução fixa, e quer se desfazer de suas próteses removíveis.

 Uma mudança no protocolo clássico de Branemark possibilitou diminuir o tempo de espera para a confecção da prótese sobre os implantes e, com a realização de procedimento cirúrgico único, surgiu a proposta de utilização da técnica de carga imediata. Nessa técnica, a aplicação da carga funcional sobre os implantes pode variar no número de horas.[40] Muitos fatores são considerados necessários para que esse tipo de protocolo seja bem-sucedido: boa quantidade e qualidade óssea para assegurar uma boa estabilidade inicial dos implantes; fixação rígida de todos os implantes com próteses temporária reforçada com metal, com passividade e oclusão equilibrada.

GUIA MULTIFUNCIONAL PARA REABILITAÇÕES TOTAIS SOBRE IMPLANTES

Durante o planejamento para reabilitações totais sobre implantes, executam-se os procedimentos convencionais para uma prótese total mucossuportada, como moldagens, planos de orientação para se determinar volume labial, inclinações do plano oclusal, registro das relações intermaxilares e montagem em articulador. Com isso, obtêm-se os dentes montados para realizar as provas estéticas e funcionais e dar sequência à confecção da futura prótese sobre implantes. A partir disso, pode-se gerar uma guia em resina acrílica com a finalidade de orientar os procedimentos cirúrgicos no correto posicionamento dos implantes, moldagem de transferência dos pilares protéticos e relações intermaxilares. Por apresentar todas essas funções, essa guia recebe a denominação de **Guia Multifuncional**.

Uma outra maneira de se obter a Guia Multifuncional consiste na duplicação da prótese total utilizada pelo paciente, contanto que esta apresente boa adaptação, volume adequado e esteja de acordo com a dimensão vertical de oclusão (DVO) e relação central (RC) (Fig. 1.9).

Na Figura 1.10 apresenta-se um exemplo em que foram realizadas prótese total mucossuportada superior e prótese total fixa tipo protocolo no rebordo inferior.

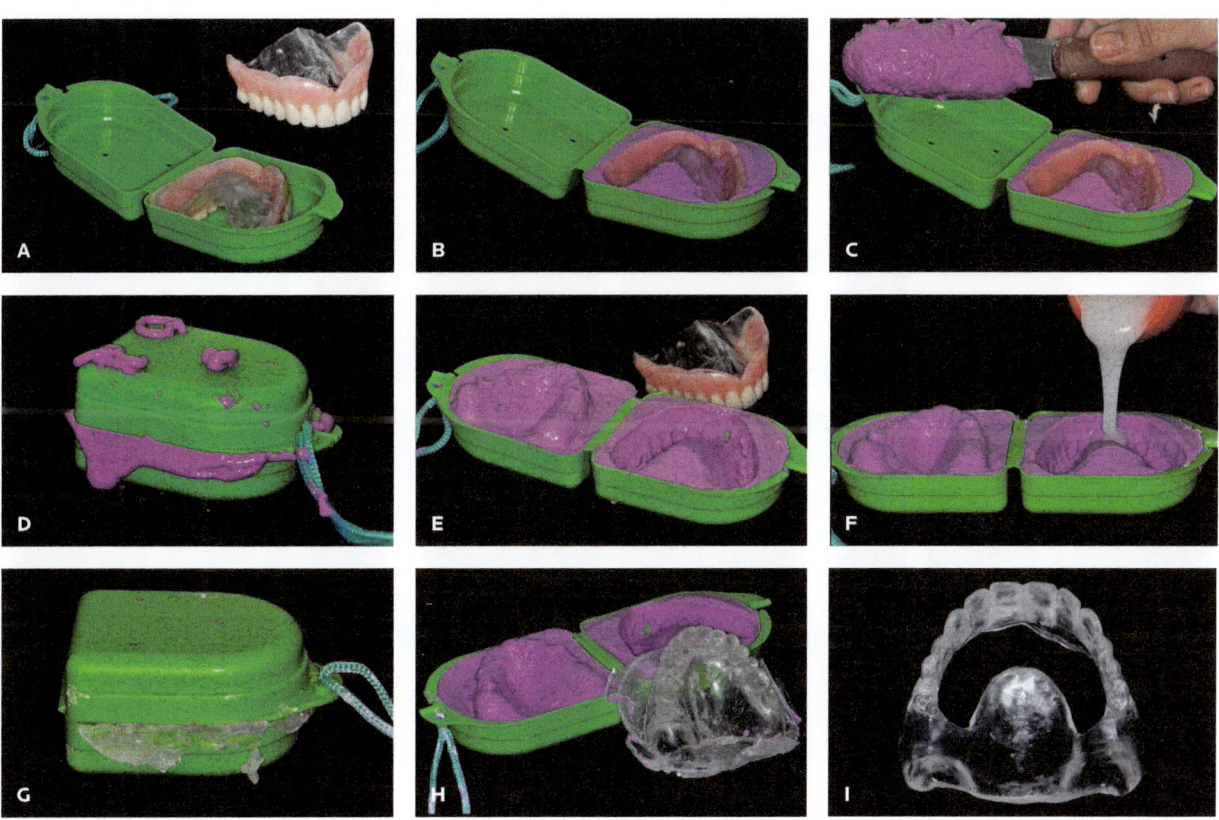

Figura 1.9 – (A) Prótese total superior que será duplicada, posicionada dentro de uma caixa, a qual é normalmente utilizada para acondicionamento de aparelhos ortodônticos ou placas interoclusais. Nesse momento, verifica-se se o espaço interno está adequado para conter a prótese com a caixa fechada. (B) Colocou-se alginato em uma das partes da caixa, e a prótese total profundada até que toda a parte oclusal, incluindo o limite da borda vestibular e posterior, fosse englobada pelo material. (C) Nova porção de alginato é colocada na parte oposta da caixa, para posterior fechamento sobre a prótese total. (D) Caixa fechada na qual se observa o escoamento do alginato pelos orifícios superiores e pelas bordas de união entre as partes superior e inferior. (E) Após a geleificação do alginato a caixa a foi aberta e a prótese total removida. (F) Resina acrílica ativada quimicamente (RAAQ), incolor, é vertida no interior da impressão após a remoção da prótese total. (G) A caixa é fechada para que o material escoe, se adapte e polimerize. É importante nessa fase, durante a polimerização, manter o conjunto pressionado para que não haja alterações nas dimensões da futura guia. (H) Após a completa polimerização da resina, a caixa é aberta e a guia e removida da caixa. (I) Guia multifuncional finalizada, após acabamento e polimento.

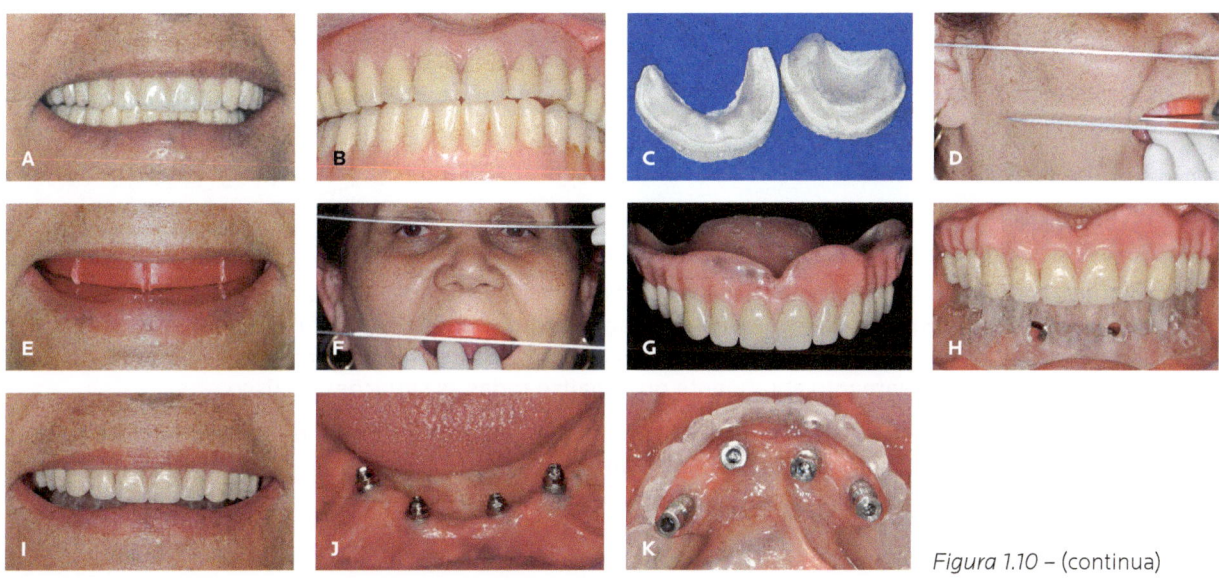

Figura 1.10 – (continua)

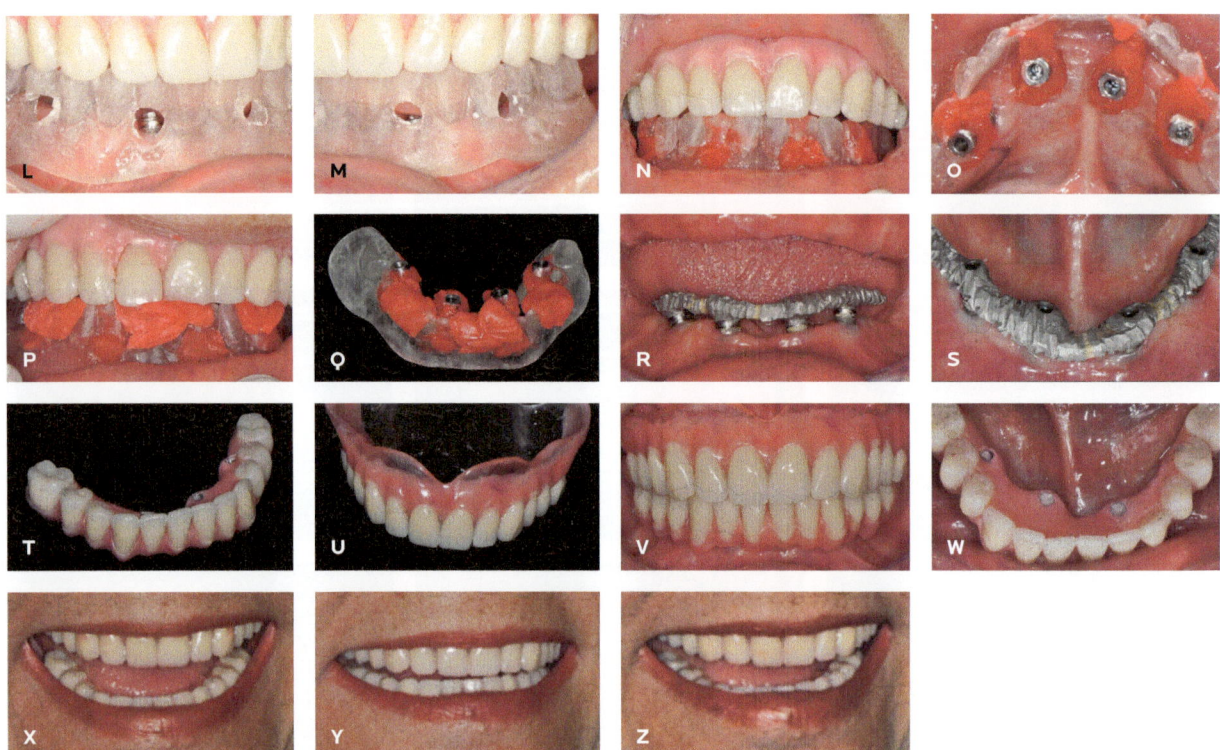

Figura 1.10 – (A-B) Início do caso clínico em que se pode observar a paciente com próteses totais mucossupotadas com aspectos estético e funcional inadequados. O tratamento proposto foi a instalação de 4 implantes na arcada inferior para uma prótese fixa tipo protocolo e uma nova prótese total mucossuportada superior. (C-F) Observam-se: (C) modelos superior e inferior com suas respectivas bases de prova; (D-E) plano de orientação superior (base de prova + rolete de cera) sendo ajustado na boca de acordo com as corretas inclinações anteroposterior e laterolateral, e; (F) vista frontal dos planos de orientação superior e inferior na boca, ajustados de acordo com a DVO, RC e as linhas de referência para a escolha dos dentes artificiais, marcadas nos roletes de cera. (G-I) Prova dos dentes superiores montados em cera e da guia multifuncional inferior, a qual foi gerada a partir da montagem de dentes inferiores. (J-M) Pilares tipo microunit (Conexão Sistemas de Prótese, Brasil) foram instalados sobre os implantes (J). Observam-se nas imagens as vistas oclusal (K) com os tranfers de impressão instalados, e laterais (L-M) da guia posicionada na arcada inferior, que é, nesse momento, bastante importante para a seleção e verificação da correta posição e inclinação necessária dos pilares da futura prótese. Observam-se também, os orifícios feitos na parte vestibular, na direção dos transfers para permitir suas uniões com a guia multifuncional. (N-O) Vistas frontal e oclusal dos transfers de impressão fixados com resina acrílica autopolimerizável (Pattern resin, GC) à guia multifuncional. (P) Vista frontal após o registro intermaxilar feito com resina Pattern em três pontos da guia, um anterior e dois posteriores bilaterais. (Q) Aspecto da guia logo após sua remoção da boca. (R-S) Aspecto da barra metálica inferior, infraestrutura da prótese tipo Protocolo. (T-U) Prótese total superior e prótese tipo protocolo finalizadas. (V) Vista frontal mostrando caso finalizado com as próteses instaladas na boca. (W) Vista oclusal e prótese tipo protocolo instalada na boca. (X-Z) Caso finalizado. Observa-se o sorriso e satisfação da paciente.

CONSIDERAÇÕES FINAIS

A reconstrução protética com implantes osseointegrados não é garantia de sucesso. Falhas podem ocorrer, e apenas conhecimento da técnica de colocação de implantes não é suficiente para eliminar as possíveis complicações. O cirurgião-dentista deve estar apto para avaliar a complexidade da situação clínica e executar um planejamento abrangente que analise todas as situações de risco.

Um planejamento minucioso e detalhado torna o protocolo de tratamento bem mais simples e, portanto, diminui os riscos inerentes ao tratamento com implantes osseointegrados.

Distâncias biológicas e a integridade marginal

RICARDO DE SOUZA MAGINI
ARMANDO R. LOPES PEREIRA NETO
CESAR A. M. BENFATTI
CINTIA SCHIOCHETT
JOÃO GUSTAVO OLIVEIRA DE SOUZA

As doenças periodontais e peri-implantares são manifestações da resposta do hospedeiro às alterações bacterianas do biofilme na interface dente/gengiva e implante/mucosa. Resumidamente, nos indivíduos suscetíveis, as periodontites e peri-implantites são consequência da perturbação da homeostasia entre o biofilme intrassulcular e as defesas do hospedeiro. Nesse contexto, as diferenciações estruturais do periodonto de proteção (gengiva) e mucosa peri-implantar são responsáveis pelo vedamento marginal ao redor de dentes e implantes. [1-4]

OBJETIVOS DE APRENDIZAGEM:

- Estudar a importância das distâncias biológicas na saúde.
- Analisar os aspectos funcional e estético dos tecidos periodontais e peri-implantares.

TECIDOS PERIODONTAIS VERSUS TECIDOS PERI-IMPLANTARES

O tecido mole ao redor dos dentes é denominado de tecido gengival (periodonto de proteção) e possui fibras colágenas inseridas no cemento radicular. Nos implantes osseointegrados, esse tecido é denominado de mucosa peri-implantar, por estar em íntimo contato com os componentes transmucosos e com o implante, sem se inserir neles.[5]

O tecido gengival funciona como uma **barreira**, uma vez que protege o periodonto de sustentação (cemento radicular, ligamento periodontal e osso alveolar) de lesões provenientes do meio externo.

O mecanismo de proteção inclui componentes estruturais, como a mucosa ceratinizada, os epitélios sulcular e juncional e seus constituintes, o plexo vascular, as fibras colágenas e outros elementos do tecido conjuntivo (Fig. 2.1).[6] Em alguns casos, essa barreira contra a doença periodontal é efetiva ao longo da vida. Entretanto, em outros, o mecanismo de proteção parece inadequado e, então, o biofilme subgengival é formado, iniciando-se um processo de destruição dos tecidos periodontais, durante o qual a falta de uma manutenção adequada resulta na perda do dente.[5]

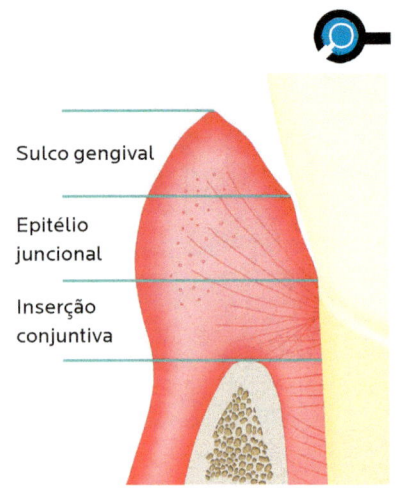

Figura 2.1 – Esquema representativo das distâncias biológicas periodontais.

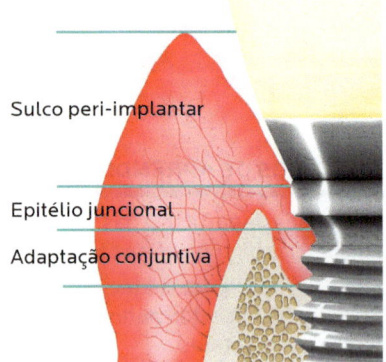

Figura 2.2 – Esquema representativo das distâncias biológicas peri-implantares em conexões hexagonais. Observa-se a perda óssea marginal e a localização do epitélio juncional apical ao gap.

Sulco peri-implantar

É uma vitrine do meio externo; deve possuir a menor dimensão possível apresentar um epitélio não ceratinizado e ter de 5 a 15 camadas de células. Possui extensão variável de 0,5 mm a 1,0 mm de altura, diferentemente do sulco gengival, cuja medida é de 0,69 mm.[6]

Para um funcionamento pleno do periodonto de proteção é necessária uma junção fisiológica dentogengival, composta do sulco gengival, do epitélio juncional e da inserção conjuntiva, denominados de distâncias biológicas. A dimensão e a sequência dessa distância são constantes[4-6] e, quando não respeitadas, fenômenos inflamatórios podem aparecer.

Como os tecidos moles periodontais, os tecidos moles peri-implantares são constituídos de um epitélio oral, ceratinizado ou não, que atinge a crista da gengiva marginal livre e se prolonga em um epitélio sulcular e um juncional, sendo essas três estruturas epiteliais sustentadas por um tecido conjuntivo em contato com o implante.[4-6]

Os tecidos periodontais e os peri-implantares possuem grande semelhança no que diz respeito à presença das distâncias biológicas, porém não são idênticos, visto que os peri-implantares não apresentam fibras colágenas inseridas diretamente no implante, as quais correm em um curso predominantemente paralelo à sua superfície.

A obtenção das distâncias biológicas peri-implantares se faz, em vários casos, por meio da reabsorção óssea para acomodar a inserção do tecido mole, o que tem o propósito de:

- proteger a zona de osseointegração de contaminantes do meio externo;
- manter o íntimo contato do epitélio com a superfície do implante;
- neutralizar e transmitir o estresse funcional;
- impedir a migração para apical do epitélio juncional (Fig. 2.2).[7]

CLINICAMENTE: poucas diferenças entre esses tecidos moles podem ser vistas quando na presença de homeostasia marginal. Aspectos como coloração, textura firme, ausência de sangramento e de secreção são observados em ambos os tecidos.

HISTOLOGICAMENTE: o complexo peri-implantar, assim como o gengival, apresenta na sua face externa (epitélio oral) um tecido epitelial ceratinizado escamoso estratificado, bem desenvolvido e com cristas epiteliais, sendo adaptado para resistir ao estresse mecânico, que é relativamente impermeável para células bacterianas e suas toxinas.[5]

Na sua face interna, esse epitélio se transforma em um epitélio sulcular, que é composto de um estroma colagenoso coberto por epitélio escamoso estratificado não ceratinizado quando entra em contato com o implante, delimitando a superfície lateral do **sulco peri-implantar**, cuja espessura epitelial tende a diminuir em direção à apical. Coronalmente, o sulco é limitado pela crista da margem gengival livre e, apicalmente, por células do epitélio juncional.

A próxima estrutura em direção ao tecido ósseo é o epitélio juncional, que, assim como na dentição natural, funciona como uma barreira biológica entre os meios externo e interno.[6]

O epitélio juncional ao redor do dente em condição normal não está somente em contato íntimo com o **esmalte**, mas ligado fisicamente a ele por **hemidesmossomos**.[6] Ele é mais largo na parte coronária (aproximadamente 15 a 20 camadas celulares) e torna-se mais estreito próximo à junção amelocementária. Como o epitélio sulcular, o epitélio juncional é constantemente renovado a partir das divisões celulares da camada basal e organizado em uma única camada basal e em várias suprabasais, dispostas no sentido paralelo à superfície do dente. A membrana celular das células do epitélio juncional apresenta hemidesmossomos em direção ao esmalte. Assim, a interface entre ele e o esmalte é similar à interface entre o tecido epitelial e o tecido conjuntivo subjacente.

Na região dentogengival, a presença de cemento radicular apical na junção cemento-esmalte (JCE) explica o motivo pelo qual, em condições normais, o epitélio juncional termina em cima ou perto da JCE.

O epitélio juncional peri-implantar é arranjado como um colar e constituído por células escamosas não ceratinizadas e achatadas, com ausência de crista epitelial, permeável. Diferentemente do dente natural, tem menos hemidesmossomos e maior espaço intercelular. O epitélio sulcular é renovado constantemente a partir das divisões celulares da camada basal, onde as células migram para a base do sulco e descamam.

As células do epitélio juncional peri-implantar têm morfologia semelhante às observadas ao redor dos dentes naturais e produzem uma série de estruturas de ligação biológica, como a formação de uma estrutura colagenosa na **lâmina basal**, predominantemente de colágeno do tipo IV.

Os hemidesmossomos também são desenvolvidos e atuam como placas de conexão que prendem as células epiteliais na lâmina basal. Além disso, produzem uma enzima chamada laminina, que é um agente de união entre células epiteliais e as camadas da lâmina basal (formada por uma lâmina lúcida, perto da membrana plasmática da célula epitelial, uma lâmina densa e uma estrutura de glicosaminoglicana, chamada de corpo linear em contato íntimo com o implante).

Pode-se ter um epitélio juncional ao redor do dente com, em média, 0,97 mm de altura, contra 1,0 mm a 2,0 mm do correspondente peri-implantar.[6]

 O alto conteúdo de glicosaminoglicana (mucopolissacarídeos) do corpo linear que reveste o implante proporciona viscosidade ou aderência suficiente para formar um selado biológico ativo, servindo como uma barreira eficaz do meio externo ao tecido ósseo.[4,6]

No caso dos implantes, o epitélio juncional está ao redor do componente e do implante. Alguns estudos demonstram que o epitélio juncional se forma apicalmente às células do sulco peri-implantar e se localiza entre 1,0 a 1,5 mm da crista alveolar, em média. A razão pela qual o epitélio não chega à crista óssea no local do implante não é bem conhecida, mas sugere-se que, durante a fase de cicatrização, após a colocação do componente, há uma adesão entre o tecido conjuntivo e o implante, o que ajuda a prevenir a migração epitelial, bem como a formar uma barreira que assegura o sucesso do implante.

LEMBRETE

A lâmina basal é formada por uma lâmina lúcida, perto da membrana plasmática da célula epitelial, uma lâmina densa e uma estrutura de glicosaminoglicana, chamada de corpo linear, que fica em contato íntimo com o implante.

SAIBA MAIS

A composição do tecido conjuntivo ao redor do dente é de: fibras colágenas (60% do volume tecidual), fibroblastos (5%) e vasos intercalados em uma matriz extracelular (35% aproximadamente). As fibras gengivais estão inseridas perpendicularmente no cemento supra-alveolar por meio das fibras de Sharpey e dirigem-se para a papila, a gengiva inserida, o cemento do dente adjacente e o periósteo.

Imediatamente após o epitélio juncional peri-implantar, e em contato com ele através de hemidesmossomos e da camada basal, encontrou-se uma faixa de tecido conjuntivo separando o tecido ósseo do epitelial. Com espessura similar, a inserção conjuntiva periodontal difere-se da peri-implantar por esta não possuir inserção de fibras conjuntivas no implante, ou seja, essas fibras estavam orientadas paralelamente aos implantes, sem qualquer tipo de inserção.

Essas fibras colágenas e fibrilas foram vistas várias vezes aproximando-se dos implantes, sem atravessar a camada de 20 nm de espessura de proteoglicana que separa o tecido conjuntivo da superfície do implante. Interpretaram-se esses achados como sinal de que o tecido conjuntivo aceitou bem os implantes, ao invés de encapsulá-los como corpos estranhos. Sugeriu-se que os implantes que se tornam rapidamente rodeados/suportados por um tecido conjuntivo e por células epiteliais com posterior formação de inserção por hemidesmossomos não possuem tendência de migração apical do epitélio, o que resultaria na separação de seus tecidos de ancoragem. Concluiu-se também que essas fibras do tecido conjuntivo ao redor do implante, apesar de não se inserirem neste, formam um colar bem justo e rígido em torno do componente.

A manutenção da estabilidade, da função do implante e da reabilitação protética depende, entre outros fatores, do bom funcionamento da barreira funcional estabelecida pela passagem do implante no tecido mole, formando um selamento biológico similar ao existente ao redor do dente natural, através do epitélio sulcular, do epitélio juncional e do tecido conjuntivo.[8]

A maior **diferença entre os dois selamentos biológicos** refere-se à disposição e à orientação das fibras colágenas que compõem a faixa do tecido conjuntivo.

NA DENTIÇÃO NATURAL: existe a presença do cemento radicular, que possibilita a inserção das fibras colágenas com orientação biofuncional, permitindo a neutralização e a transmissão dos estresses funcionais, por ser uma barreira efetiva contra agressões externas e por impedir a migração apical do epitélio juncional.

NOS IMPLANTES DENTAIS: a orientação e a disposição das fibras colágenas dependem da topografia superficial dos implantes.[8] Essas fibras encontram-se, na maioria das vezes, com orientação paralela ao implante (com fibras circulares, oblíquas e verticais),[9] e não possuem, na visão de muitos autores, tanta efetividade quanto a mesma faixa ao redor dos dentes naturais.[9-11]

Por meio de **exame da resistência à sondagem** oferecida pelo tecido gengival e pela mucosa peri-implantar clinicamente saudáveis, relatou-se que a penetração de sondagem foi mais avançada nos implantes do que nos dentes (2,0 mm e 0,7 mm respectivamente).

 Muitas vezes, essa sondagem com sangramento poder ser erroneamente interpretada como sinal clínico de inflamação.[1] Também não se pode esquecer de que o aumento da profundidade de sondagem pode ser motivado pelo excesso de tecido mole local. A análise radiográfica é fundamental para indicar se há uma alteração peri-implantar e verificar se existe perda óssea patológica.

> **SAIBA MAIS**
>
> Estudos mostram que o sulco peri-implantar é similar ao sulco periodontal: quanto menor sua dimensão, menor é a incursão de bactérias para o seu interior; leucócitos polimorfonucleares e linfócitos são frequentemente vistos, e largos espaços intercelulares são observados.[3,13]

Devido às suas características constitucionais, possui uma menor renovação celular, sendo menos efetivo ante um processo de agressão por placa bacteriana. Como existem poucos vasos, tornam-se menos visíveis os processos inflamatórios clínicos, sendo a propagação do infiltrado inflamatório para apical mais rápida do que ao redor dos dentes naturais, o que pode levar a uma **destruição óssea precoce e mais extensa**.

Há, além disso, relato da presença de um feixe de tecido conjuntivo denso ao redor dos implantes, com fibras colágenas verticais e circulares semelhantes às fibras gengivais do grupo circular dentogengival.[12]

Em estudos experimentais realizados em cães e humanos,[14,15] dividiu-se o tecido conjuntivo, segundo suas características, ao redor do implante em duas partes:

a) parte superior subjacente ao epitélio juncional, com ausência de vasos sanguíneos, rica em fibroblastos interpostos entre finas fibras de colágeno do tipo III, orientados com seu longo eixo paralelo a essas fibras e à superfície do implante – as fibras se estendem do periósteo da crista óssea em direção vertical ao epitélio da mucosa peri-implantar; fibras perpendiculares não foram encontradas;
b) parte mais apical do tecido conjuntivo supracristal, com poucos fibroblastos e maior quantidade de fibras colágenas, com estruturas vasculares presentes e com fibras orientadas obliquamente.[5,8,9]

O posicionamento do tecido conjuntivo peri-implantar é similar a um punho de camisa, e, como não há inserção direta na superfície do implante, há uma menor justaposição de margem, sulco com maior amplitude e menor ação de neutralização de estresse funcional em comparação com o dente natural, sendo sua principal barreira protetora oferecida pela sua colagenização.

Pode-se ter uma inserção conjutiva ao redor do dente de 1,07 mm e um tecido conjuntivo ao redor do implante de 1,0 mm.[17] Em uma comparação global com o tecido conjuntivo ao redor do dente, o tecido peri-implantar é mais rico em colágeno (60% contra 85%) e mais pobre em fibroblasto (5% a 10% contra 1% a 3%) e menos vascularizado.[8]

Em estudos sobre a topografia vascular do periodonto e do tecido mole peri-implantar, observou-se que a gengiva é irrigada por vasos sanguíneos supraperiostais laterais ao processo alveolar e por vasos do ligamento periodontal.[17] A mucosa peri-implantar era irrigada por feixes terminais de largos vasos sanguíneos supraperiostais. Em ambas as situações, os vasos sanguíneos formaram um plexo crevicular lateral ao epitélio juncional. No dente, a porção do tecido conjuntivo supracristal demonstrou uma rica vascularização, enquanto em seu correspondente no local do implante poucos vasos foram observados. Essa observação sustenta a ideia de que a mucosa peri-implantar deve ter a capacidade de defesa prejudicada contra **irritantes exógenos**.[16]

ERUPÇÃO PASSIVA ALTERADA

ERUPÇÃO ATIVA: é o movimento do dente em direção ao plano oclusal.

ERUPÇÃO PASSIVA: é o atraso ou o retardamento na migração apical do epitélio juncional em direção à superfície radicular na junção cemento-esmalte (JCE).

Na **erupção atrasada** um espaço biológico normal é estabelecido. Já na **erupção retardada** há uma formação anormal do espaço biológico com uma mínima inserção conjuntiva e epitélio juncional localizado em esmalte. Nesses tipos de erupção alterada, a crista óssea alveolar (COA) pode estar localizada próxima à JCE e, em algumas circunstâncias patológicas, aparecer coronal à JCE – fato que resulta no deslocamento coronal do sulco gengival e, consequentemente, na migração da margem gengival para coronal mascarando a coroa anatômica. Tal condição está associada, geralmente, à exposição excessiva de tecido gengival durante o sorriso.

Diversas técnicas cirúrgicas são empregadas para correção dessas alterações. Contudo, o princípio básico que rege os tipos de procedimentos resume-se à localização da JCE e COA, em relação à margem gengival. Se existir uma distância de 2,5 mm ou mais entre essas estruturas – JCE e COA – técnicas de gengivoplastia podem ser empregadas para remover o tecido gengival localizado em esmalte. Nesse caso, existe pouca ou nenhuma chance de recidiva, já que haverá uma distância suficiente para formação do espaço biológico. Quando existe uma distância menor que 2,5 mm entre a JCE e a COA, é indicada a associação de procedimentos de **osteotomia/osteoplastia** (Figs. 2.3).

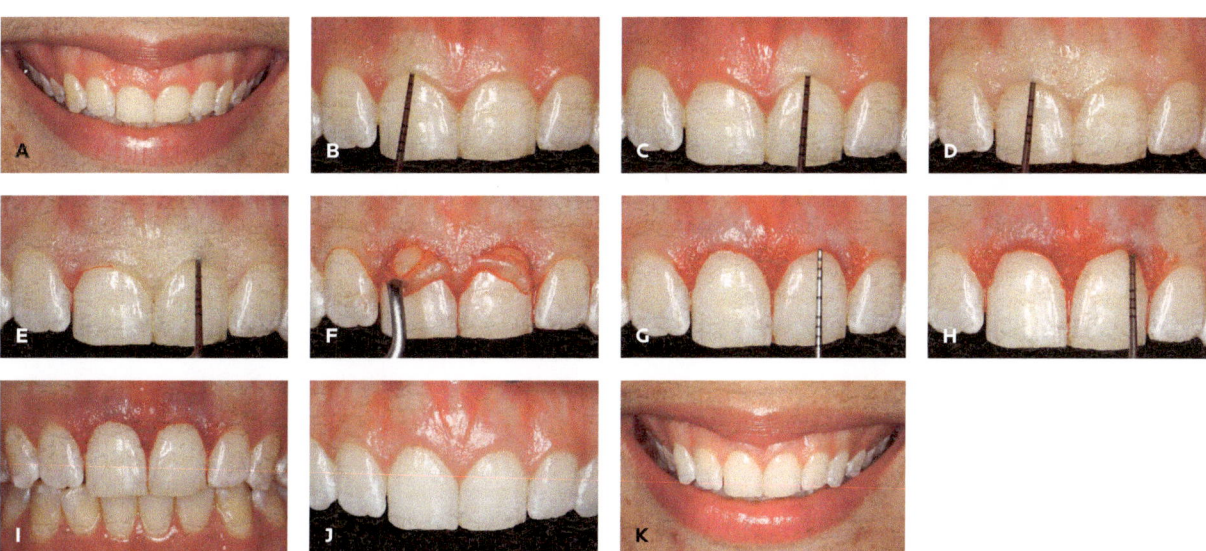

Figura 2.3 – (A) Sorriso gengival da paciente com os incisivos centrais mais curtos. Após o diagnóstico de excesso vertical de maxila associado à erupção passiva alterada, especialmente nos incisivos centrais e hipermobilidade labial superior, optou-se pelo aumento de coroa clínica dos incisivos centrais, utilizando a técnica de osteotomia sem retalho associada à gengivoplastia. (B) Sondagem da face vestibular antes da anestesia do elemento 11. (C) Sondagem da face vestibular antes da anestesia do elemento 21. (D) Sondagem até a crista óssea alveolar, após a anestesia, da face vestibular do elemento 11. (E) Sondagem até a crista óssea alveolar, após a anestesia, da face vestibular do elemento 21. (F) Remoção da porção de tecido incisado nos elementos 11 e 21, previamente demarcado. (G) Ponta da sonda milimetrada demonstrando uma distância inferior a 1 mm entre a margem gengival e a COA. (H) Executadas a gengivoplastia e a osteotomia sem retalho. Observe a distância aproximada de 3 mm entre a margem gengival e a COA. (I) Pós-operatório imediato. (J) Arquitetura de tecido gengival 18 meses após a associação da osteotomia sem retalho com a gengivoplastia. (K) Sorriso e estabilidade do tecido gengival após 18 meses. (Os procedimentos deste caso clínico foram realizados pelos Drs. João Gustavo Oliveira de Souza e José Moisés de Souza Júnior).

A IMPORTÂNCIA DO FENÓTIPO TECIDUAL

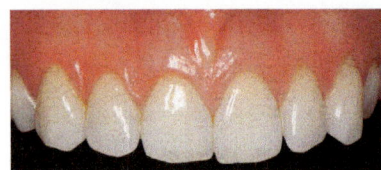

Figura 2.4 – Fenótipo periodontal fino. É possível notar a presença de recessões marginais.

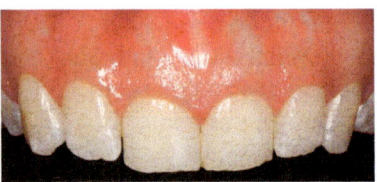

Figura 2.5 – Fenótipo periodontal espesso. Observam-se a quantidade (altura) e a qualidade (espessura) da mucosa ceratinizada e também ausência de recessões marginais.

As distâncias biológicas podem estar associadas à estrutura dos tecidos periodontais. É interessante analisar a influência de um fenótipo fino ou espesso, relacionado a dentes triangulares ou quadrados, nas espessuras do tecido conjuntivo gengival/parede óssea vestibular e na distância na JCE. Assim, pode-se observar que um perfil periodontal fino (festonado) (Fig. 2.4) apresenta maior probabilidade de recessão marginal se comparado ao fenótipo periodontal espesso (Fig. 2.5).[18]

Sugeriu-se uma **classificação para os fenótipos periodontais** baseada na distância da JCE à crista óssea:

a) crista normal, distância de aproximadamente 3 mm (85% da população);
b) crista alta, distância menor que 3 mm;
c) crista baixa, distância maior que 3 mm.[19]

Essa correlação é fundamental, pois indivíduos considerados com "crista alta" que necessitem de preparo cervical com término sub-gengival ficam mais suscetíveis à invasão da unidade dentogengival. Já nos possuidores de "crista baixa", a odontologia restauradora pode predispor a recessão marginal.[19]

Outro fator importante para a determinação das distâncias biológicas é a quantidade (altura) e a qualidade (espessura) da mucosa ceratinizada. Essas influenciam diretamente a espessura da crista óssea e a distância da mesma à JCE. O perfil festonado está associado a uma faixa estreita e fina de MC, porém, no espesso observa-se quantidade e qualidade abundantes.[13]

A qualidade e a quantidade de mucosa ceratinizada e a espessura da parede vestibular são determinantes para o aparecimento de recessão marginal peri-implantar. Fenótipo peri-implantar fino predispõe à recessão. Contudo, no espesso a recessão marginal pode inexistir apesar das perdas ósseas inerentes às conexões hexagonais.

> **ATENÇÃO**
>
> O diagnóstico do fenótipo periodontal e a determinação da distância entre a JCE e a crista óssea alveolar influenciam no plano de tratamento de inúmeros procedimentos estéticos. A avaliação desse fenótipo é uma ferramenta inestimável para a previsibilidade terapêutica.

ESTABELECIMENTO CORONAL DAS DISTÂNCIAS BIOLÓGICAS PERI-IMPLANTARES

Antagonicamente, a conexão cônica (*cone morse*) apresenta um *microgap* virtualmente inexistente. Logo, a adaptação do epitélio juncional é coronal ao mesmo. Recorda-se que os implantes tipo Cone Morse são posicionados aproximadamente 2 mm apicais à crista óssea. Adicionalmente, o intermediário protético não possui micro movimentações e apresenta-se como "corpo único" (implante de um estágio).[20]

Nesse cenário, o resultado é o estabelecimento coronal das distâncias biológicas e a manutenção da integridade marginal. As **vantagens estéticas** do Cone Morse são incontestáveis (Figs. 2.6).

A estética exige, além da estabilidade marginal, um posicionamento tridimensional correto do implante. Torna-se imperioso um volume tecidual adequado. Infelizmente, após a exodontia ocorre uma dinâmica alteração dimensional do rebordo remanescente.[21-23]

> **LEMBRETE**
>
> O desafio maior da reabilitação protética é mimetizar o natural, para que o implante se confunda com dentes e tecidos adjacentes, tornando-se "imperceptível".[24]

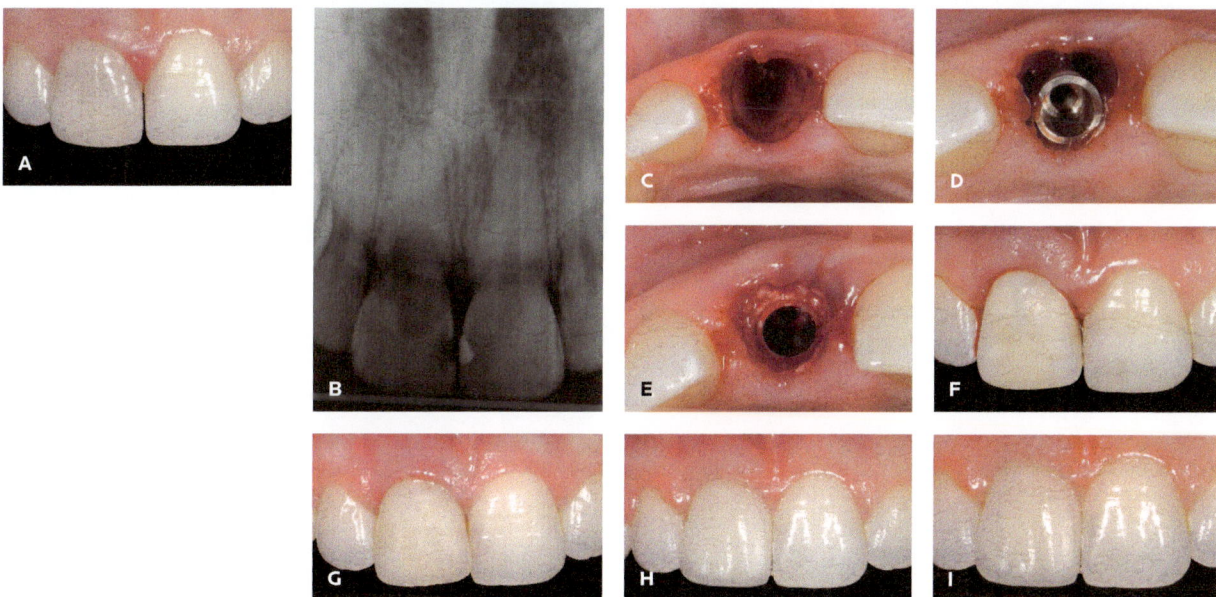

Figura 2.6 – (A e B) Aspecto clínico inicial. Nota-se inflamação marginal do elemento 21 ocasionada por quebra da homeostasia marginal. (C) Alvéolo pós-exodontia minimamente traumática visando à preservação dos tecidos adjacentes. (D) Posicionamento ligeiramente palatinizado e presença desejável do gap entre implante e parede vestibular. (E) Preenchimento do gap com osso xenógeno inorgânico. (F) Pós-operatório imediato. Observa-se o nível marginal mantido em um primeiro momento. (G) Pós-operatório de 30 dias. (H) Pós-operatório de 6 meses já com coroa definitiva. (I) Controle de 5 anos pós-operatório. Nota-se a preservação da integridade marginal (inexistência de recessão e/ou perda papilar).

Os procedimentos estéticos para uma prótese dentossuportada mimética limitam-se, geralmente, à coroa clínica dos dentes (**estética branca**). Nos implantes osseointegrados, frequentemente o clínico necessita reconstruir as **estéticas branca e rosa**.

Na procura pelo mimetismo, procura-se uma adaptação conjuntiva semelhante à inserção conjuntiva. Avaliações recentes de implantes imediatos com conexões protéticas cônicas evidenciaram fibras colágenas oblíquas ao componente protético.

As conexões protéticas cônicas possibilitam a formação das distâncias biológicas coronais, a interface conexão/implante (em algumas situações coronais ao osso preexistente), sem reabsorções ósseas vertical e horizontal, para fornecer espaço para o epitélio juncional e adaptação conjuntiva, ocorrência inerente às conexões protéticas hexagonais.[25]

Em alguns casos, nota-se nas conexões cônicas uma migração coronal da margem da mucosa peri-implantar, após a colocação de implantes imediatos sem retalho. Tal movimentação marginal, similar ao *creeping attachment*, sugere um mimetismo das distâncias biológicas peri-implantares com as dentais.

Xenógeno
Tipo de enxerto realizado com fragmento(s) ósseo(s) de doador de espécie diferente da do receptor.

CONSIDERAÇÕES FINAIS

A integridade marginal (inexistência de recessão e/ou perda papilar) é de extrema importância para a obtenção do sucesso em tratamentos reabilitadores, sejam estes envolvendo dentes ou implantes. O conhecimento da biologia das estruturas marginais associada ao emprego de materiais que auxiliam na obtenção da estética rosa é determinante para que o clínico solucione seus casos com êxito.

3

Diagnóstico por imagem em implantodontia

ANDRESSA CRISTINA PRESOTTO
JULIANA HINTZ GERMANOS SCHEIDT
THIAGO REVILLION DINATO
JOSÉ CÍCERO DINATO

INTRODUÇÃO

OBJETIVOS DE APRENDIZAGEM:

- Estudar as técnicas de exame por imagem mais utilizadas na implantodontia
- Conhecer os parâmetros para a avaliação desses exames
- Entender a finalidade do guia tomográfico
- Saber como empregar os exames de imagem no acompanhamento pós-operatório

O diagnóstico por imagem representa uma das etapas mais importantes na **avaliação pré e pós-operatória** na implantodontia. O objetivo do exame por imagem inicial é permitir a avaliação do estado geral da dentição remanescente do paciente, identificar e caracterizar a localização e a natureza das regiões edêntulas, bem como detectar anomalias anatômicas regionais e patologias.[1]

Técnicas radiográficas como a **radiografia panorâmica** e a **radiografia periapical** não permitem a avaliação da dimensão vestibulolingual ou palatina, dimensões estas de extrema importância para o planejamento reabilitador com implantes osseointegrados. Em função dessas limitações, a **tomografia computadorizada de feixe cônico** ou *cone beam* (TCFC) vem ganhando espaço nesta especialidade e sendo cada vez mais incorporada ao dia a dia dos cirurgiões-dentistas, que já dispõem da tecnologia em praticamente todos os centros radiológicos.

ATENÇÃO

A avaliação da extensão do seio maxilar, incluindo os locais de septos, é importante para determinar o volume ósseo disponível para colocação de implantes ou para definir a necessidade de enxerto com elevação da membrana do seio maxilar e aumento do volume ósseo.

Cada região anatômica dos maxilares tem suas particularidades. Devem-se observar, na **região anterior** da maxila, a morfologia e o posicionamento do assoalho da fossa nasal, do canal nasopalatino e do forame incisivo (Fig. 3.1). O volume anatômico desse canal pode dificultar ou inviabilizar a colocação de implantes na região dos incisivos centrais. Outro aspecto a ser avaliado para o correto posicionamento do implante é a inclinação anteroposterior do osso alveolar na maxila, principalmente na região dos incisivos e caninos.

Na **região posterior** da maxila, deve-se observar a presença marcante do seio maxilar, que limita as áreas anatômicas disponíveis para colocação de implantes, além das regiões de pilares caninos, processos zigomáticos e tuberosidades (processo pterigoide do esfenoide), que podem ser alternativas para fixação de implantes em maxilas atróficas.[2,3]

O motivo principal para a utilização de implantes dentários na tuberosidade ou no processo zigomático é evitar a elevação da mucosa do seio maxilar para a colocação de enxertos ósseos, bem como reduzir o tempo de tratamento (Fig. 3.2).[4]

A região anterior da mandíbula caracteriza-se por ser a localidade anatômica de menor complexidade, entretanto, não deve ser subestimada, devido à presença de estruturas neurovasculares, como forame lingual, alça para anterior do canal mandibular e forame mental. Já a região posterior da mandíbula apresenta maior complexidade de estruturas anatômicas, tais como forame mental, canal mandibular e concavidade lingual (fóvea submandibular).

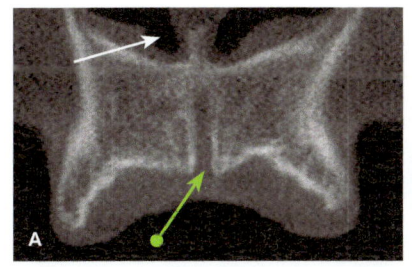

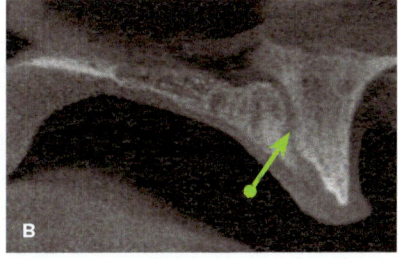

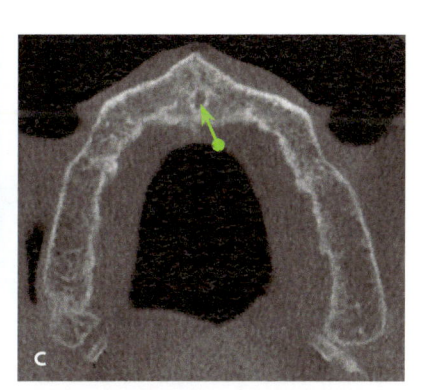

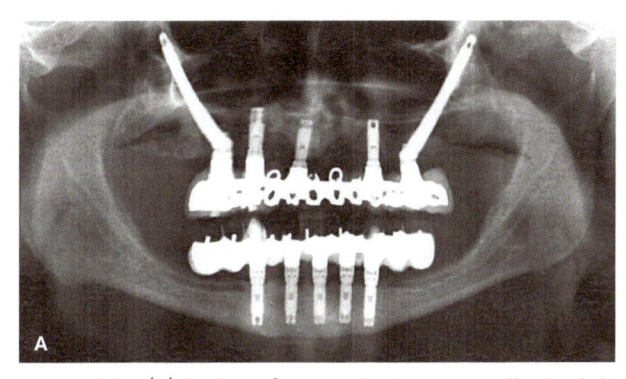

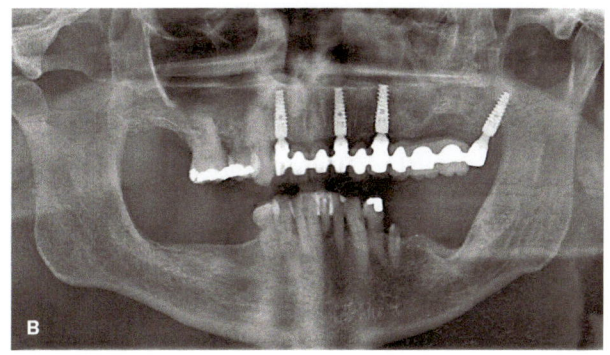

Figura 3.1 – (A) Vista do canal nasopalatino (seta verde) e assoalho da fossa nasal (seta branca) no corte coronal. (B) Vista do canal nasopalatino no corte sagital indicado por seta. (C) Vista do forame nasopalatino no corte axial.

Figura 3.2 – (A) Radiografia panorâmica para avaliação de implante em região de tuberosidade do lado esquerdo. (B) Radiografia panorâmica para avaliação dos implantes em região de zigomático.

REQUISITOS NECESSÁRIOS NO EXAME POR IMAGEM EM IMPLANTODONTIA

Exames de imagem são necessários para o planejamento das reabilitações com implantes dentários. Contudo, não existe nenhum exame de imagem que, por si só, seja suficiente para o planejamento das reabilitações implantossuportadas;[1] cada método tem suas indicações, vantagens e desvantagens. Por esse motivo, indicam-se dois exames que possam gerar coberturas complementares, entre eles tomografias computadorizadas, radiografias periapicais, panorâmicas, telerradiografia lateral e interproximais.

Alguns **requisitos** devem ser considerados para determinar a escolha do método de imagem. É importante observar se o exame:

- auxilia na avaliação da saúde geral dos dentes, tecidos moles e osso;
- permite a visualização e mensuração tridimensional das áreas edêntulas;
- registra, de forma precisa, os acidentes anatômicos que possam ser lesionados e gerar qualquer tipo de sequela;
- mostra com detalhes a arquitetura óssea na região a ser reabilitada.

PARA PENSAR

Mais importante que colocar um implante para substituir uma raiz, é resgatar a saúde e a qualidade de vida do paciente.

O paciente deve ser avaliado de uma forma sistêmica, para que o tratamento a ser realizado inclua todos os objetivos possíveis para a recuperação da sua saúde bucal. A investigação não deve se limitar apenas a uma determinada região ou arcada; outros fatores devem ser incluídos na avaliação por imagem, como condição periodontal, altura das cristas ósseas, espessura da tábua óssea vestibular, presença de cálculo dental, cáries e outras patologias, considerando-se a condição bucal de cada indivíduo de forma abrangente.

Dentre todas as técnicas de diagnóstico por imagem disponíveis atualmente, nenhuma é considerada por si só ideal e completa. Porém, a TCFC é a que melhor cumpre tais requisitos.[5]

Assim, para obter informações suficientes para um bom diagnóstico e plano de tratamento, frequentemente devem-se requisitar uma tomografia computadorizada e um segundo tipo de exame por imagem.

TÉCNICAS POR IMAGEM APLICADAS À IMPLANTODONTIA

RADIOGRAFIA PERIAPICAL

A radiografia periapical é uma técnica que pode ser indicada na avaliação pré e pós-operatória para implantes.

Com base nas informações obtidas após a tomada radiográfica periapical, como altura do rebordo alveolar, espaço mesiodistal e padrão do trabeculado ósseo, somadas ao exame clínico e à anamnese, o cirurgião-dentista solicitará exames complementares para o planejamento.

A radiografia periapical deve ser preferencialmente executada pela técnica do paralelismo (Fig. 3.3), pois proporciona melhor qualidade de imagem, menor distorção e menor dose de radiação comparada à técnica da bissetriz.

Na técnica do paralelismo, o raio central deve incidir perpendicularmente ao rebordo alveolar, evitando, assim, distorções do sentido mesiodistal que podem mascarar problemas no posicionamento do implante. Esse cuidado permite avaliar a distância entre os dentes naturais para a colocação do implante, o que é bastante importante, considerando-se que, quanto maior a proximidade dos implantes com os dentes, maior será a perda óssea na região. Nos casos de implantes unitários, essa regra tem especial importância, pois, geralmente, as dimensões horizontais são reduzidas, e uma técnica mal executada pode subestimar as dimensões ósseas, proporcionando um planejamento inadequado.[6]

Figura 3.3 – (A) Radiografia periapical executada pela técnica do paralelismo. Observam-se o elemento 21 endodonticamente tratado com lesão apical e perda óssea alveolar no terço cervical radicular bilateral. (B) Radiografia periapical executada pela técnica do paralelismo, após a instalação do implante na região do elemento 21. Esta imagem permite a visualização das roscas do implante, possibilitando avaliar a osseointegração. Pode-se observar, ainda, a neoformação da crista óssea alveolar no terço cervical do implante.

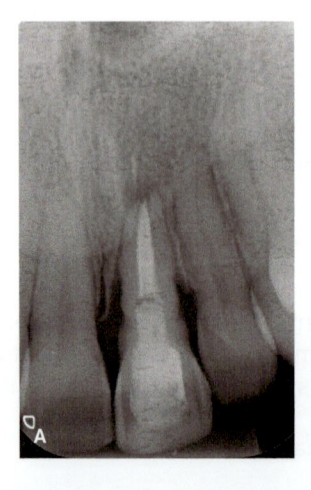

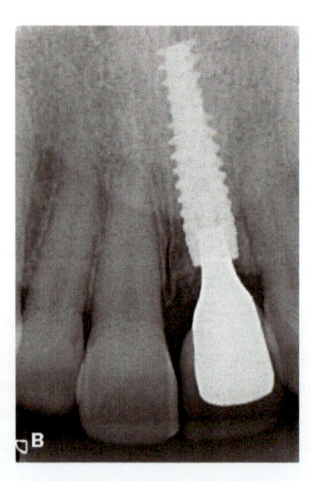

⚡ Mensurações verticais não devem ser realizadas nas radiografias periapicais devido à variação na angulação vertical, que pode projetar de diferentes maneiras as estruturas anatômicas, interferindo no planejamento da colocação do implante e levando o profissional a sub ou superestimar a altura óssea.

O **levantamento periapical completo** está indicado em pacientes que apresentam um grande número de restaurações, próteses fixas, tratamentos endodônticos, doença periodontal e patologias que possam interferir no sucesso do tratamento com implantes osseointegrados.

RADIOGRAFIA PANORÂMICA

A radiografia panorâmica é um exame útil para avaliação do osso alveolar, presença de patologias ósseas, análise preliminar da altura da crista óssea, densidade óssea e limites corticais das estruturas anatômicas importantes.

Uma grande **limitação** da radiografia panorâmica é a sobreposição de estruturas, pois se trata de um **exame bidimensional** de uma **estrutura tridimensional**. Consequentemente, não é possível obter uma avaliação da dimensão vestibulolingual da região, nem tampouco uma estimativa da largura óssea.

> **LEMBRETE**
>
> A radiografia panorâmica permite uma observação ampla do complexo maxilofacial e a comparação das estruturas adjacentes.[7]

Além disso, este exame apresenta uma ampliação variável de 10 a 30%.[8] Outro aspecto da radiografia panorâmica é que nela pode estar presente a sobreposição de sombras das vias aéreas, sombras de tecidos moles e produção de artefatos, fatores que podem interferir na qualidade de imagem final e, como resultado, na interpretação radiográfica.[9]

A radiografia panorâmica é um exame rápido, bastante acessível e utilizado. Apesar de sua popularidade, é insuficiente como único meio de avaliação para colocação de implantes devido às suas limitações. Porém, para uma avaliação mais adequada da área receptora, pode ser usado juntamente com outros métodos de imagem, como as tomografias periapicais (Fig. 3.4).[8,10,11]

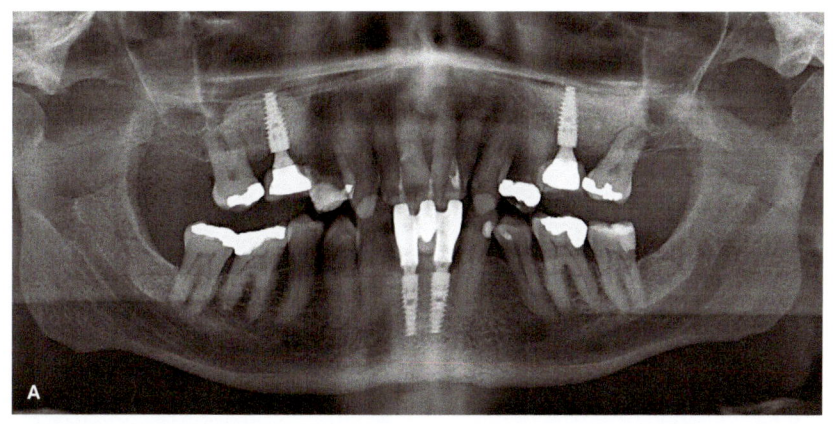

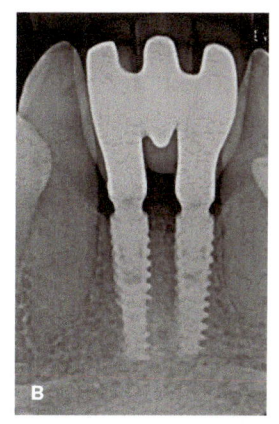

Figura 3.4 – (A) Radiografia panorâmica para avaliação de implantes em região anterior de mandíbula. Porém a região anterior tem o diagnóstico comprometido em radiografias panorâmicas pela sobreposição da coluna vertebral, sendo necessária a complementação com radiografia periapical. (B) Radiografia periapical executada pela técnica do paralelismo do implante em região do elemento 12, na qual é possível ver que a imagem radiolúcida observada à mesial do implante na radiografia panorâmica não existe.

TOMOGRAFIA COMPUTADORIZADA DE FEIXE CÔNICO

Um exame que está em crescente utilização na implantodontia é a tomografia computadorizada de feixe cônico (TCFC), e isto se deve à **riqueza de informações** que ela proporciona.

SAIBA MAIS

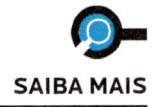

A TCFC caracteriza-se por ser um **exame tridimensional**, o que permite uma visualização e um estudo precisos da área a ser reabilitada, proporcionando um **planejamento seguro e com mensurações que correspondem a uma medida real**.[12]

Estruturas anatômicas relevantes (como canal mandibular, forame mentual, assoalho do seio maxilar, fossa nasal, canal nasopalatino, concavidade submandibular, entre outras) podem ser visualizadas a partir da TCFC, que fornece, ainda, medidas em tamanho real da altura, largura e espessura óssea.

Além disso, a TCFC ajuda a definir as áreas doadoras de enxerto autógeno, auxilia no planejamento de levantamento de seio maxilar, associado ou não à reconstrução total de maxilas atróficas, e facilita o estudo para indicação ou não de implante zigomático, entre outras possibilidades.

A TCFC possibilita, ainda, uma análise detalhada das variações anatômicas relacionadas à neurovascularização mandibular, e esses dados são de extrema importância, pois podem acarretar o insucesso da terapia com implantes dentários. Dentre as variações anatômicas que podem ser observadas, estão a alça que se projeta para a região anterior do canal mandibular, do canal mandibular bífido e dos forames mentuais adicionais, bem como a densidade de corticalização do canal mandibular (Fig. 3.5). Naitoh e colaboradores[14] e Kuribayshi e colaboradores[13] observaram, através de TCFC, a existência de canal mandibular bífido em 15,6 e 65% dos pacientes examinados, respectivamente.

ATENÇÃO

A TCFC apresenta-se superior à radiografia panorâmica na detecção de variações anatômicas relacionadas à neurovascularização mandibular, o que contribui para minimizar os riscos de lesão ao nervo mandibular e aos vasos sanguíneos.

Quando essas variações anatômicas existem e não são visualizadas nos exames de imagem pré-operatórios, o feixe neurovascular fica vulnerável à ocorrência de danos durante o procedimento cirúrgico em região mandibular.

Um dado importante para o implantodontista na avaliação prévia à colocação de implantes dentários é a análise da qualidade óssea.

A densidade óssea do local onde o implante será colocado tem sido referida como um dos principais fatores para a **estabilidade primária do implante**, a qual tem uma correlação muito forte com a **osseointegração** dos implantes dentários, bem como com a sua **longevidade**. Um implante que tem uma boa estabilidade primária tem maior chance de osseointegração.[15]

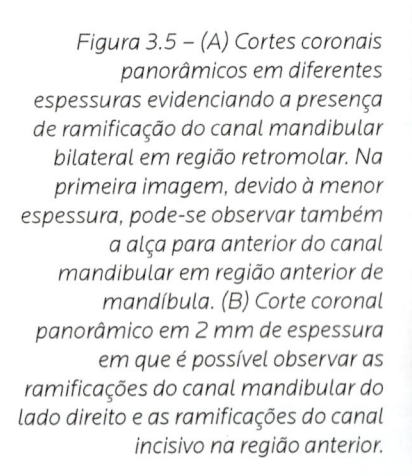

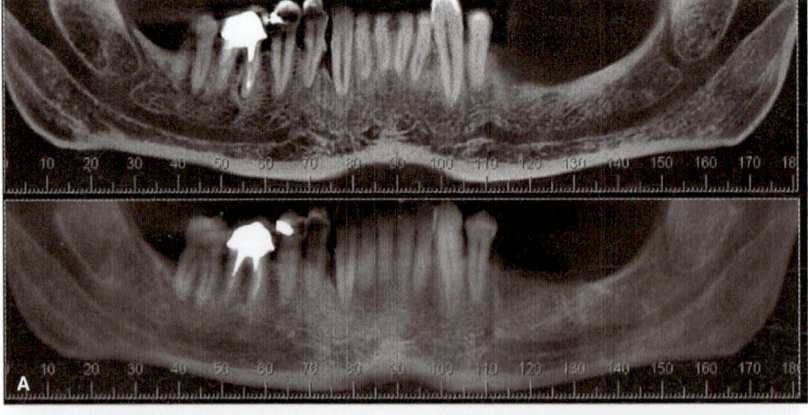

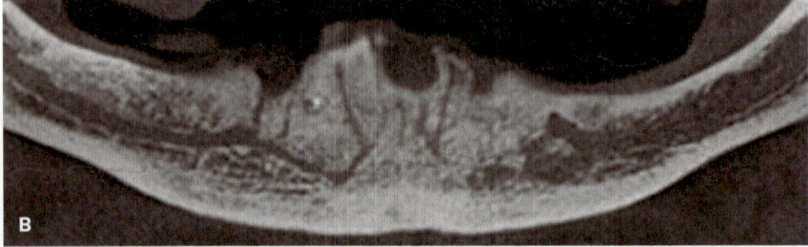

Figura 3.5 – (A) Cortes coronais panorâmicos em diferentes espessuras evidenciando a presença de ramificação do canal mandibular bilateral em região retromolar. Na primeira imagem, devido à menor espessura, pode-se observar também a alça para anterior do canal mandibular em região anterior de mandíbula. (B) Corte coronal panorâmico em 2 mm de espessura em que é possível observar as ramificações do canal mandibular do lado direito e as ramificações do canal incisivo na região anterior.

Os implantes dentários são submetidos a diferentes esforços mastigatórios e o seu desempenho está diretamente relacionado à transmissão de carga na interface implante-osso – e a qualidade óssea é, por sua vez, um dos fatores que influencia na transferência de carga oclusal.

> A análise do osso na região onde o implante será colocado é de fundamental importância, e desconsiderar esse diagnóstico pode levar ao fracasso da terapia.[16]

Várias classificações foram elaboradas para avaliar a qualidade óssea. A classificação mais utilizada foi feita por Lekholm e Zarb, citados por Fanuscu e Chang,[15] em 1985, na qual a qualidade óssea (da maxila e da mandíbula) foi classificada em tipos de densidade e de volume ósseo, com base na relação do **osso cortical** versus o **osso trabecular**, obtidos por meio do exame radiográfico.

A classificação de Lekholm e Zarb é composta de **cinco classes de quantidade óssea** (Fig. 3.6) e **quatro tipos de qualidade óssea**. Baseia-se na macroestrutura óssea, na qual a morfologia e a distribuição dos ossos cortical e trabecular irão determinar a qualidade óssea.[15]

Os autores classificam a qualidade óssea em:

- Tipo 1: osso residual formado por osso cortical homogêneo;
- Tipo 2: osso residual formado por uma camada espessa de osso cortical circundando osso esponjoso denso;
- Tipo 3: osso residual formado por uma camada fina de osso cortical circundando osso esponjoso denso;
- Tipo 4: osso residual formado por uma fina camada de osso cortical circundando osso esponjoso de baixa densidade (Fig. 3.7).

Quanto à quantidade óssea:

A – Maior parte do rebordo está presente;
B – Moderada reabsorção do rebordo residual;
C – Reabsorção do rebordo residual avançada e resta apenas osso basal;
D – Começou reabsorção do osso basal;
E – Extrema reabsorção do osso basal.[17]

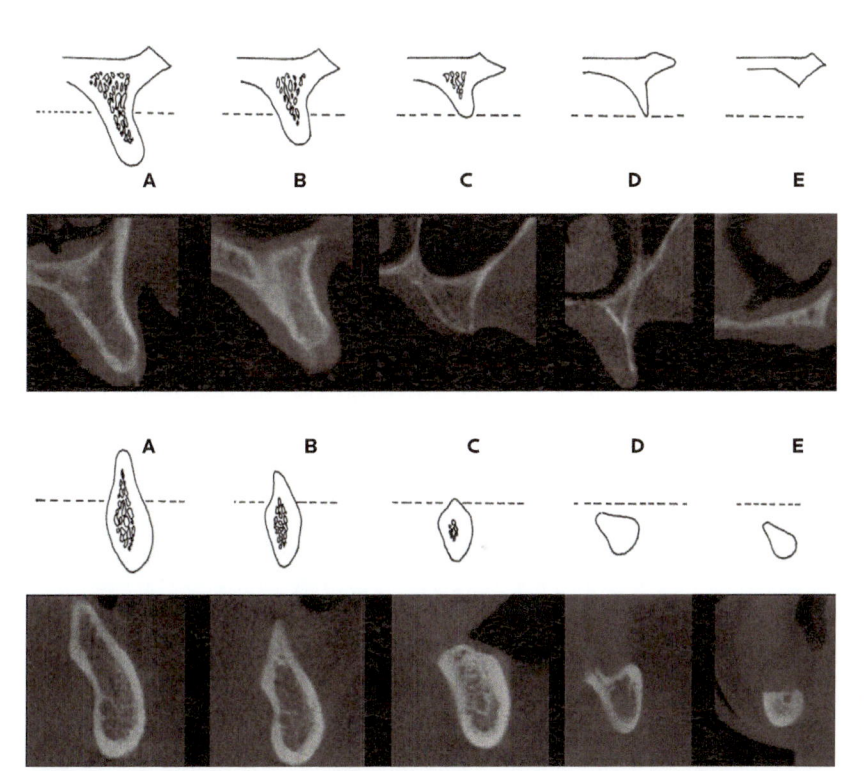

Figura 3.6 – Imagens tomográficas exemplificando as cinco classes de atrofia óssea.

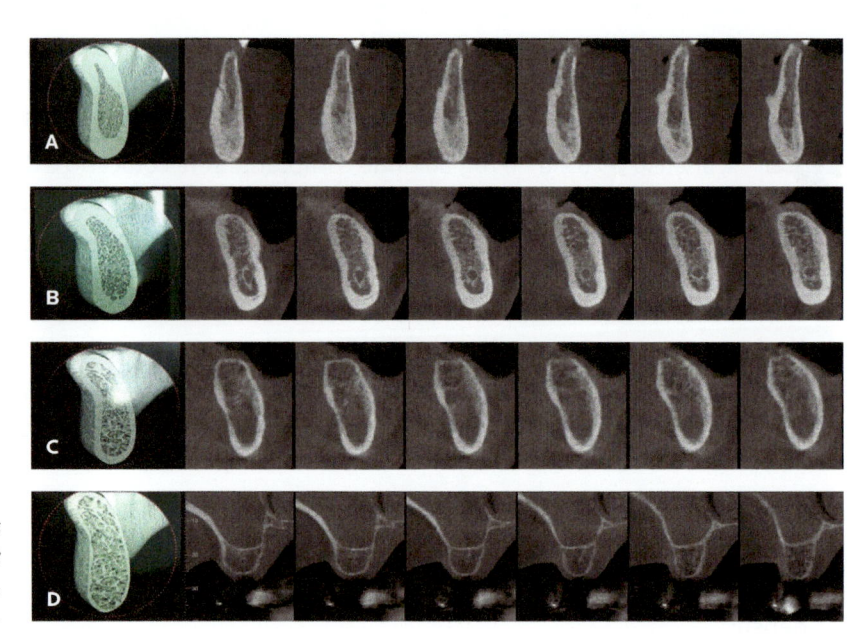

Figura 3.7 – Imagens tomográficas que correspondem à classificação de densidade óssea: tipo 1 (A), tipo 2 (B), tipo 3 (C) e tipo 4 (D).

Apesar da evolução da TCFC, ela ainda apresenta problemas que devem ser contornados, tais como a **presença de artefatos metálicos** decorrentes de restaurações, núcleos, coroas e implantes, além de artefatos gerados da movimentação do paciente.

Quando comparada a **dose de radiação** utilizada na TCFC e na TC médica para a mesma área escaneada, observa-se uma redução da radiação em torno de 10 vezes na TCFC. Pode-se, ainda, listar outras vantagens, como menor tempo de aquisição do exame, menor custo e menor produção de artefatos gerados na presença de estruturas metálicas.[18-22]

FORMAS DE RECEBER UM EXAME DE TOMOGRAFIA

SAIBA MAIS

As informações presentes nos arquivos DICOM, como data e local do exame, nome do paciente, entre outros, podem ser lidos por qualquer programa que tenha capacidade de importar arquivos Dicom. Dessa forma, garante-se a integridade dos dados do paciente presentes no exame.

A forma mais comumente solicitada para receber uma tomografia continua sendo a **impressão em filme**. Porém, estão disponíveis no mercado alguns *softwares* específicos para o planejamento de colocação de implantes, possibilitando, antes da cirurgia, a simulação precisa do seu posicionamento e da sua relação com os acidentes anatômicos, o que dá um melhor aproveitamento ao exame. Para manipulação dos volumes nesses programas, necessariamente o exame deve ser solicitado em formato Dicom (do inglês, *digital imagingand communication in medicine*), termo utilizado para definir o padrão tecnológico global.

UTILIZAÇÃO DO GUIA TOMOGRÁFICO

A finalidade do guia tomográfico é visualizar a relação do osso alveolar remanescente para colocação do implante e a posição da coroa dentária a ser reabilitada, permitindo, assim, um planejamento estético e funcional adequado (Fig. 3.8). A confecção do guia pode ser realizada de muitas formas e com diferentes materiais, variando de acordo com a região anatômica que será reabilitada.

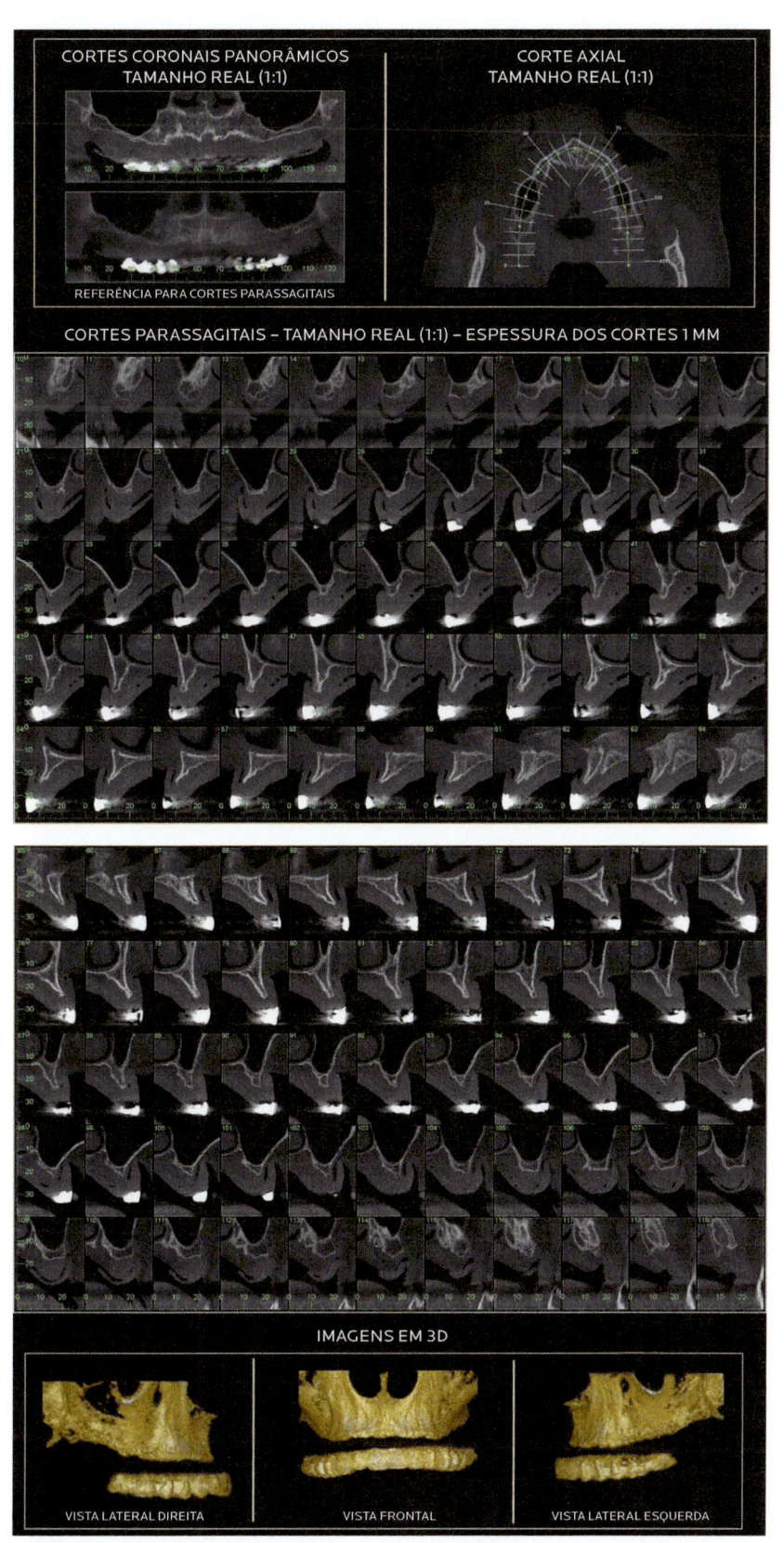

Figura 3.8 – Presença de guia tomográfico em posição na maxila na região dos elementos 16 a 26, observado no corte coronal panorâmico. Nos cortes parassagitais, visualiza-se o guia abaixo do rebordo alveolar, como imagens hiperdensas, cortes 26 a 101.

PARÂMETROS PARA AVALIAÇÃO DOS EXAMES TOMOGRÁFICOS

Alguns itens devem ser levados em consideração para avaliar um exame tomográfico, os quais serão descritos a seguir.

TOMOGRAFIA COMPUTADORIZADA DA MANDÍBULA

SUPERFÍCIE LINGUAL DA MANDÍBULA

Um dos itens a ser observado na região lingual da mandíbula é a integridade da cortical óssea. Na região posterior, orienta-se visualizar o forame mandibular. Na região lingual de molares, a alteração morfológica do rebordo alveolar, representada por uma concavidade, é o local de acomodação da glândula submandibular, chamada fóvea submandibular (Fig. 3.9). Na presença de tórus mandibular, que pode estar presente nesta região, observa-se um aumento de volume no terço superior do rebordo alveolar em região de pré-molares. As projeções hiperdensas no terço inferior anterior do rebordo alveolar na região de incisivos correspondem aos tubérculos genianos.

SUPERFÍCIE VESTIBULAR DA MANDÍBULA

No terço médio do rebordo alveolar, em região de pré-molares, observa-se uma abertura que representa a emergência dos forames mentuais. A região anterior inferior do rebordo alveolar da mandíbula corresponde à sínfise mandibular, muito utilizada como área doadora de enxerto.

CANAL MANDIBULAR, FORAME MENTUAL E CANAL INCISIVO

O canal mandibular corresponde a uma das principais estruturas anatômicas e deve ser preservado durante o ato cirúrgico para colocação de implantes dentários. Ele também pode ser definido como uma estrutura anatômica localizada bilateralmente em região posterior da mandíbula, estendendo-se do forame mandibular até o forame mentual.[14]

Figura 3.9 – Alteração morfológica no formato do rebordo alveolar por lingual, causados pela acomodação da glândula submandibular (fóvea submandibular). Nas imagens da linha A, tal alteração não interfere na colocação de implantes na região. Nas imagens da linha B, se um correto planejamento não for realizado, há risco de fenestração do rebordo alveolar no terço médio do rebordo alveolar por lingual. Nas imagens da linha C, a glândula invagina no terço inferior do rebordo alveolar abaixo do canal mandibular. Tal alteração morfológica recebe a nomenclatura de cisto ósseo de Stafne.

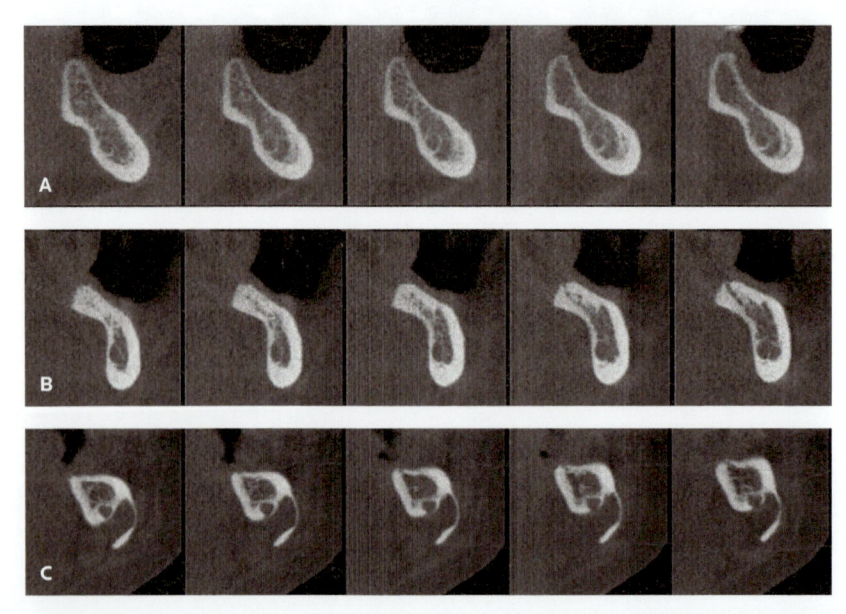

O trajeto do canal mandibular no sentido posteroanterior inicia-se no terço médio do ramo mandibular por lingual no forame mandibular, segue centralizado ou adjacente à cortical lingual no terço médio ou inferior do rebordo alveolar na região de molares e centralizado no terço médio do rebordo alveolar na região de pré-molares até a sua emergência na superfície vestibular na mandíbula. O canal mandibular pode apresentar variações anatômicas, como a alça para anterior após o forame mentual e a sua pouca corticalização, dificultando, muitas vezes, a sua visualização.

O forame mentual corresponde à abertura do canal mandibular e geralmente está localizado adjacente ao terço apical radicular dos pré-molares.[23]

De modo geral, o forame mentual apresenta-se como uma estrutura anatômica bilateralmente. Uma variação anatômica do mesmo é a ocorrência de forames mentuais múltiplos.[24] Em casos raros também pode ser observada a ausência de forames mentuais.[25,26]

Outra estrutura anatômica presente no osso mandibular é o canal incisivo, que pode ser definido como uma continuação anterior do canal mandibular. É responsável pela **inervação e irrigação dos dentes anteriores**. Seu diâmetro varia entre 0,5 mm e 2,9 mm. A TCFC permite uma visualização adequada dessa estrutura, ao passo que os exames convencionais, como a radiografia panorâmica, permitem uma visualização limitada.[27]

ATENÇÃO

A TCFC representa um meio preciso para identificar as características anatômicas relevantes em região anterior da mandíbula durante o planejamento cirúrgico pré-operatório.

SAIBA MAIS

Um estudo realizado em 2004 comparou a detecção de canal incisivo em radiografias panorâmicas e em TCFC. Nas panorâmicas, a visualização de canal incisivo foi observada em apenas 15% dos casos e, nas TCFC, este número subiu para 93% dos casos.[28]

TOMOGRAFIA COMPUTADORIZADA DA MAXILA

Uma das **características anatômicas** da maxila é a presença do canal nasopalatino situado em região de linha média, por palatino dos elementos 11 e 21. Na região anterior acima do rebordo alveolar, observa-se o assoalho da fossa nasal.

Outra estrutura importante a ser observada são os **seios maxilares**, que podem sofrer modificações anatômicas na perda ou ausência dentária. O Quadro 3.1 lista os parâmetros que devem ser observados para a colocação de implantes.

A **pneumatização** dos seios maxilares acarreta uma perda do osso alveolar, dificultando ou inviabilizando a colocação de implantes na região. Nesses casos, a reconstrução óssea por meio de enxertos tem sido uma alternativa possível, exibindo bons resultados em curto e longo prazo.

QUADRO 3.1 – Parâmetros a serem observados para colocação de implantes

MANDÍBULA (Fig. 3.10)	MAXILA (Fig. 3.11)
• Morfologia do osso alveolar • Posição do canal mandibular • Emergência do forame mentual e alça para anterior do canal mandibular	• Morfologia do rebordo alveolar • Posição do canal nasopalatino, fossa nasal e seios maxilares • Tuberosidade • Processo zigomático

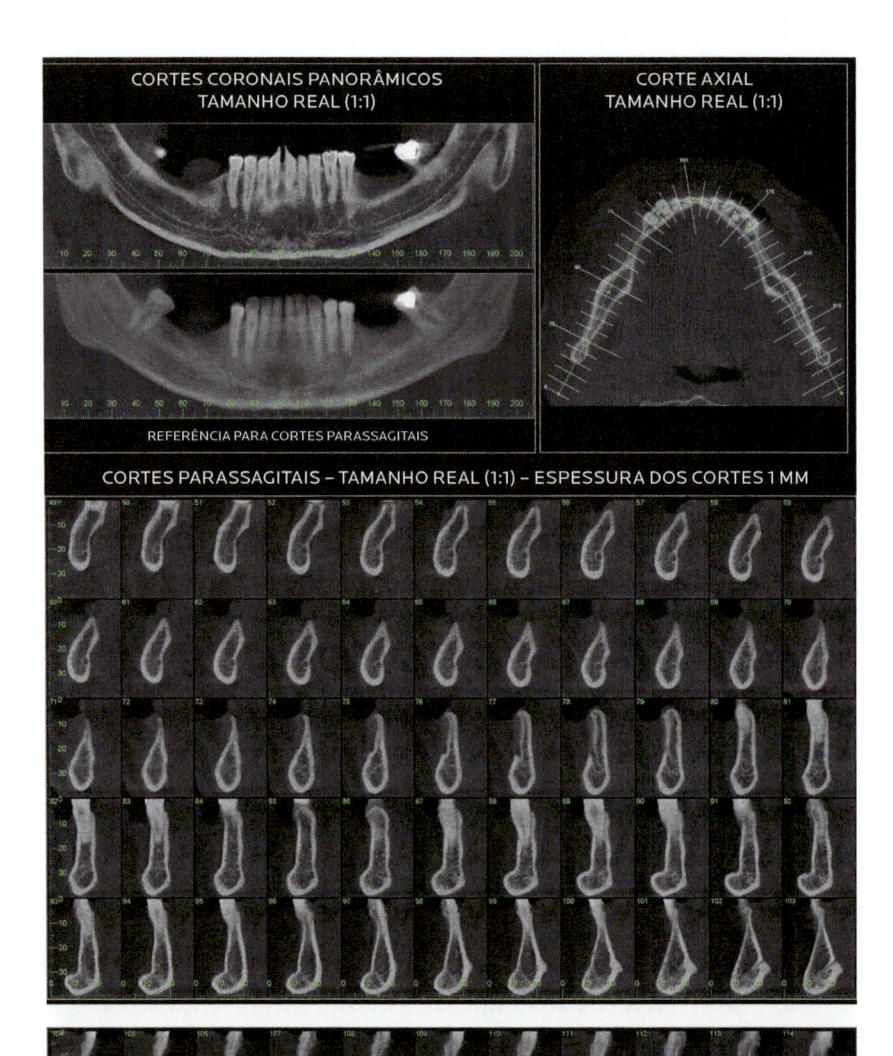

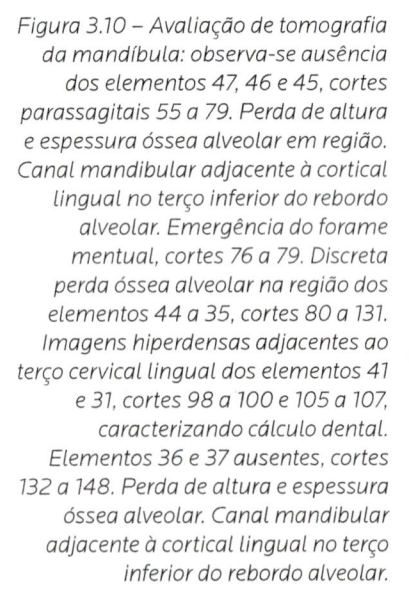

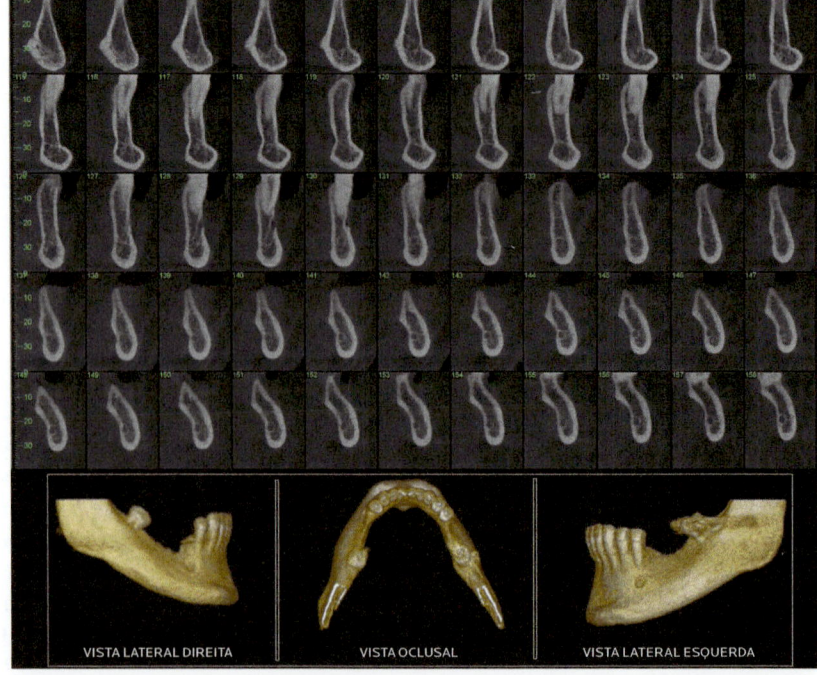

Figura 3.10 – Avaliação de tomografia da mandíbula: observa-se ausência dos elementos 47, 46 e 45, cortes parassagitais 55 a 79. Perda de altura e espessura óssea alveolar em região. Canal mandibular adjacente à cortical lingual no terço inferior do rebordo alveolar. Emergência do forame mentual, cortes 76 a 79. Discreta perda óssea alveolar na região dos elementos 44 a 35, cortes 80 a 131. Imagens hiperdensas adjacentes ao terço cervical lingual dos elementos 41 e 31, cortes 98 a 100 e 105 a 107, caracterizando cálculo dental. Elementos 36 e 37 ausentes, cortes 132 a 148. Perda de altura e espessura óssea alveolar. Canal mandibular adjacente à cortical lingual no terço inferior do rebordo alveolar.

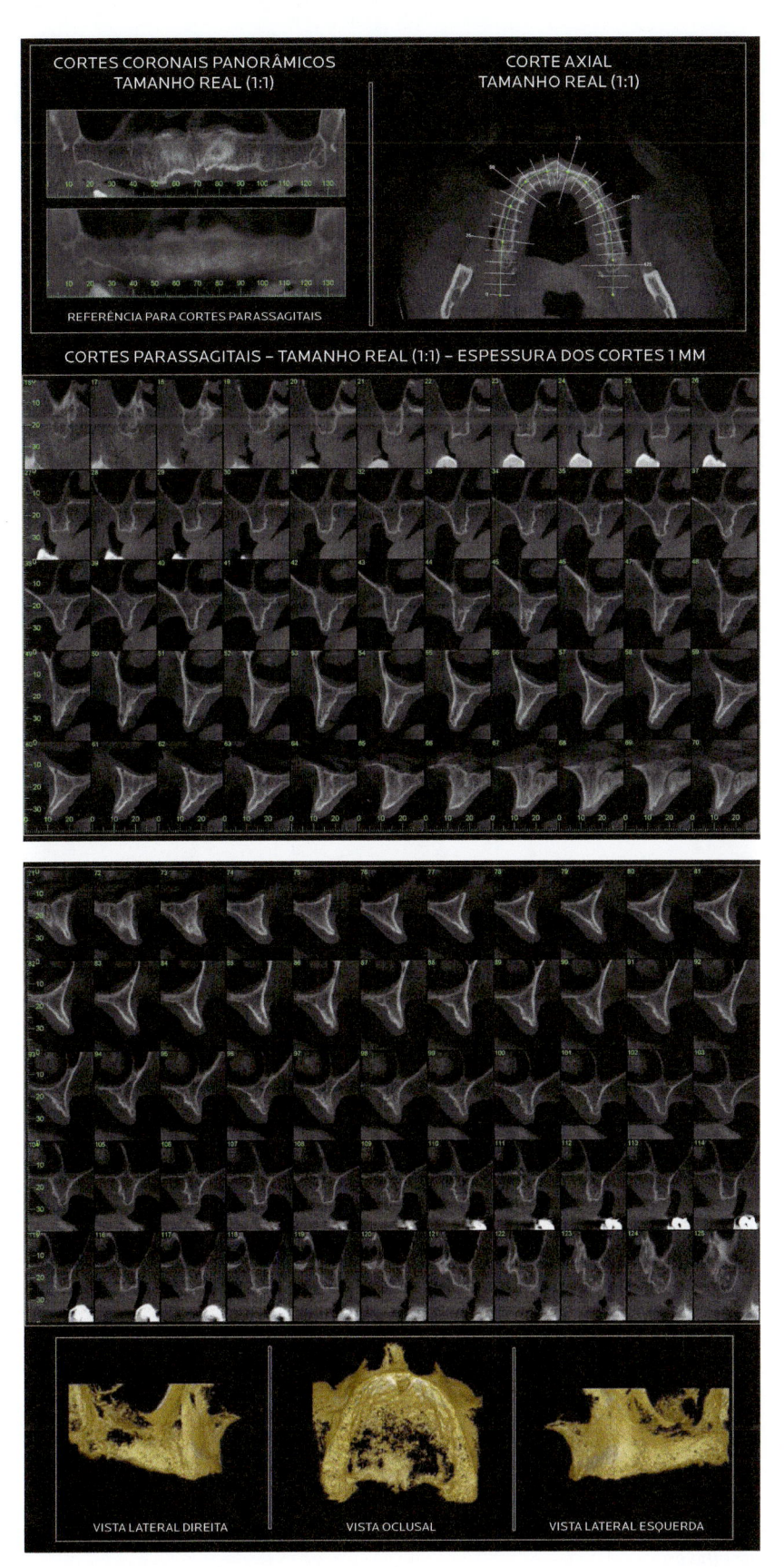

Figura 3.11 – Avaliação de tomografia da maxila: paciente edêntulo. Discreta perda óssea alveolar. Canal nasopalatino nos cortes parassagitais 68 a 71. Ausência de alteração nos seios maxilares, cortes 16 a 50, 88 a 125.

ENXERTOS ÓSSEOS

Os enxertos são uma **alternativa** nos casos em que os pacientes não têm altura e/ou espessura óssea alveolar para a colocação de implantes.

> Ao realizar-se a elevação da mucosa do seio maxilar, há riscos de complicações que devem ser considerados. A complicação mais comum é a perfuração da membrana sinusal.[29]

Durante a elevação do assoalho do seio maxilar, uma estrutura anatômica importante a ser observada é a artéria alveolar posterior superior, responsável pelo suprimento sanguíneo do seio maxilar (Fig. 3.12).[30]

> A TCFC é o exame mais indicado para a avaliação da altura, espessura e homogeneidade do enxerto realizado, antes e depois da colocação dos implantes (Fig. 3.13).

É válido salientar a possibilidade de visualização da posição do enxerto no sentido vestibulopalatino, pois, devido às diferentes técnicas e variadas formas de enxerto, é possível o deslocamento de parte do

Figura 3.12 – Visualização da artéria alveolar posterior superior nos três planos: coronal (A), no assoalho do seio maxilar em região de primeiro molar; sagital (B); e axial (C), adjacente à parede anterior do seio maxilar.

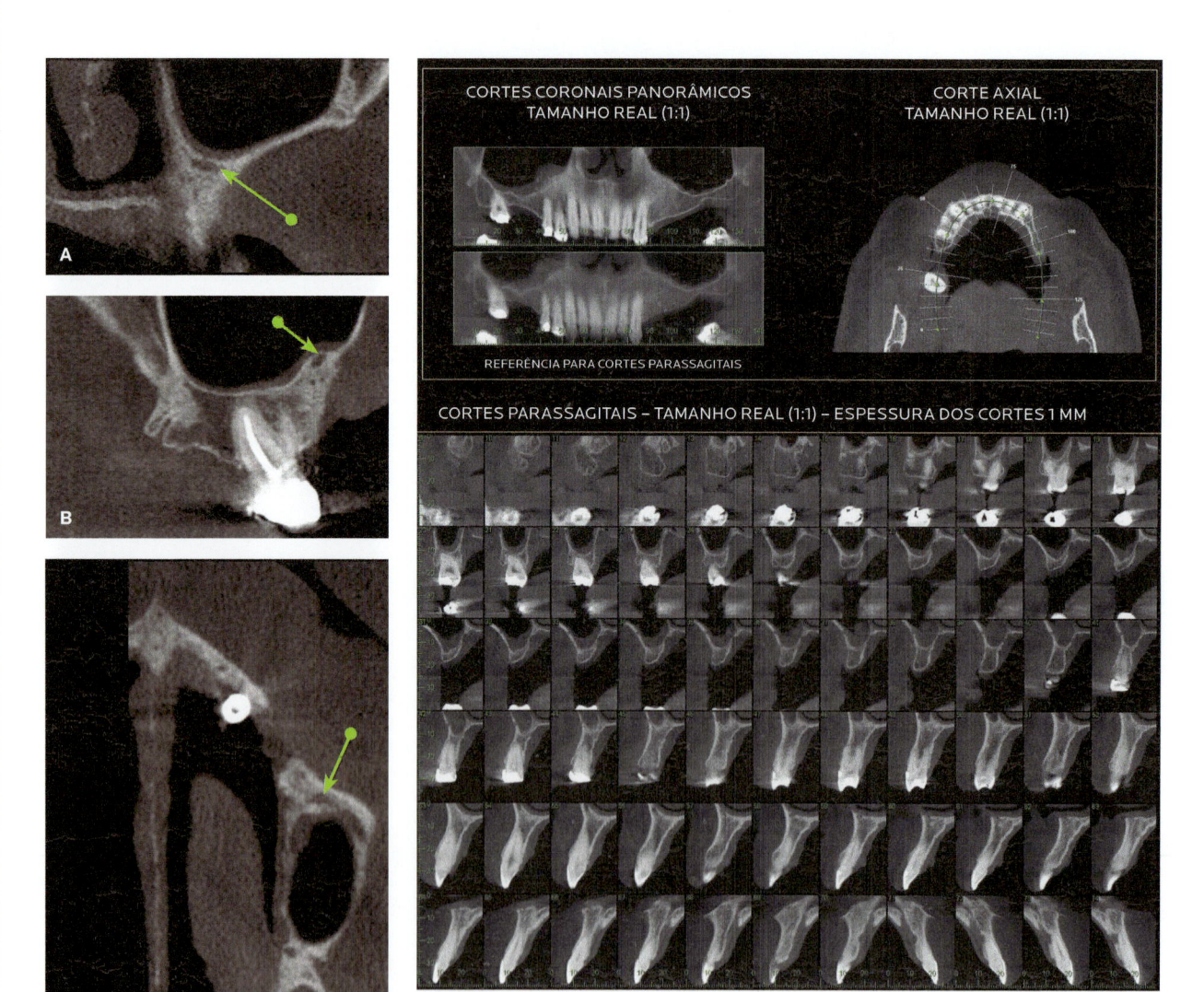

Figura 3.13 – (continua)

material enxertado para fora da região de interesse. Esse deslocamento pode ocorrer também pela presença de septos ósseos que podem compartimentar o seio maxilar tanto do sentido anteroposterior quanto do sentido vestibulopalatino.[8,31]

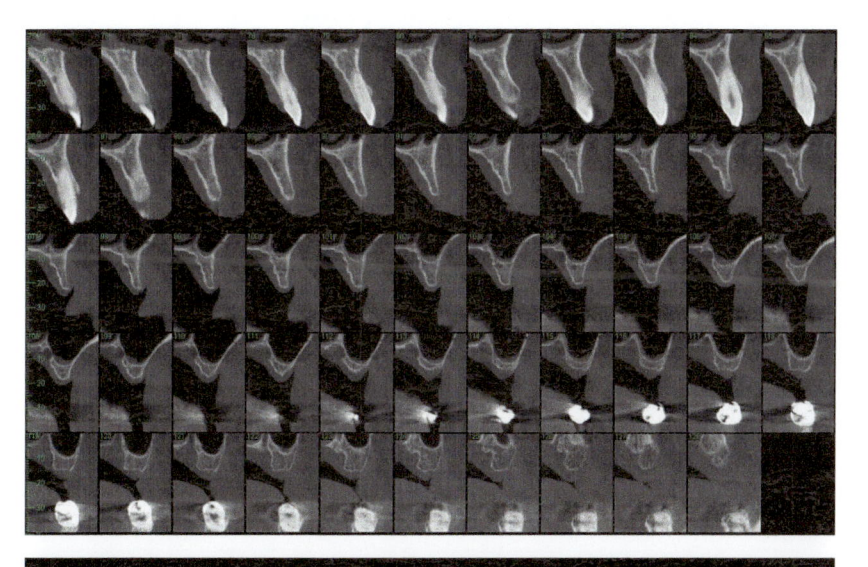

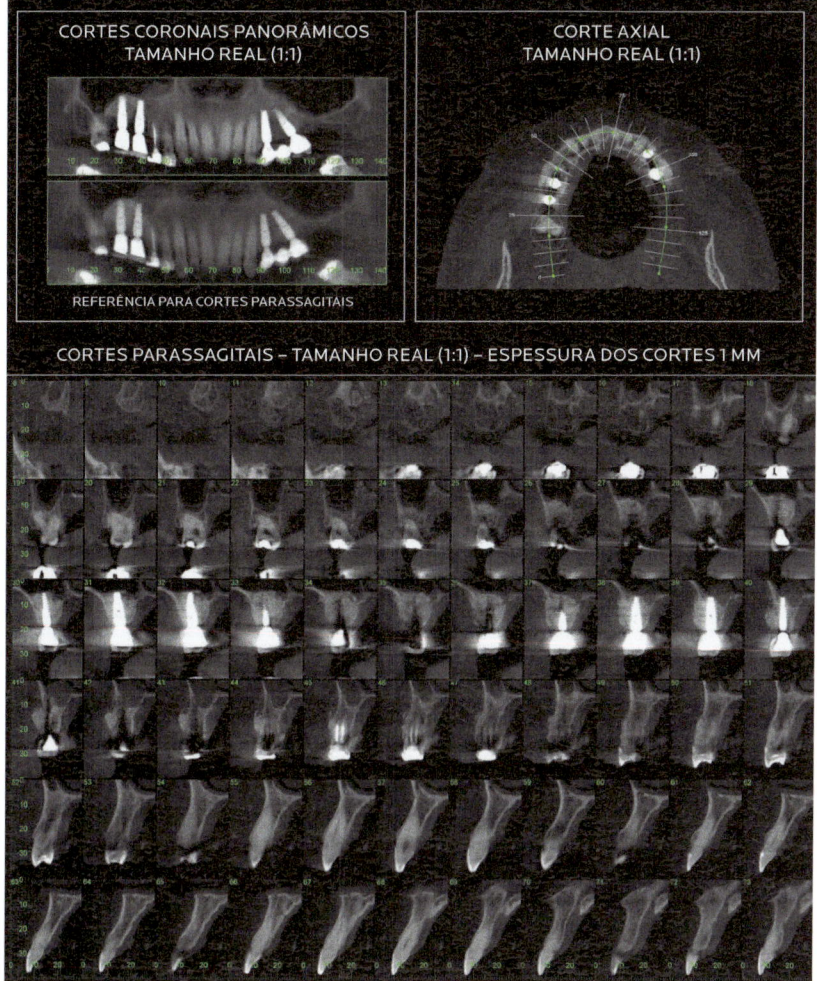

Figura 3.13 – (continua)

Figura 3.13 – (continuação) (A e B) Tomografia para avaliar a região edêntula e a necessidade de enxerto, cortes parassagitais 26 a 40, 88 a 128. Observam-se perda severa de altura e espessura óssea alveolar nos cortes 26 a 33, 110 a 118. (C e D) Tomografia pós-enxerto no assoalho do seio maxilar e por vestibular do rebordo alveolar nos cortes 24 a 48, 90 a 110. Implantes em posição nos cortes 30 a 40, 90 a 104. Imagem sugere osseointegração. Para confirmação, é necessária avaliação clínica.

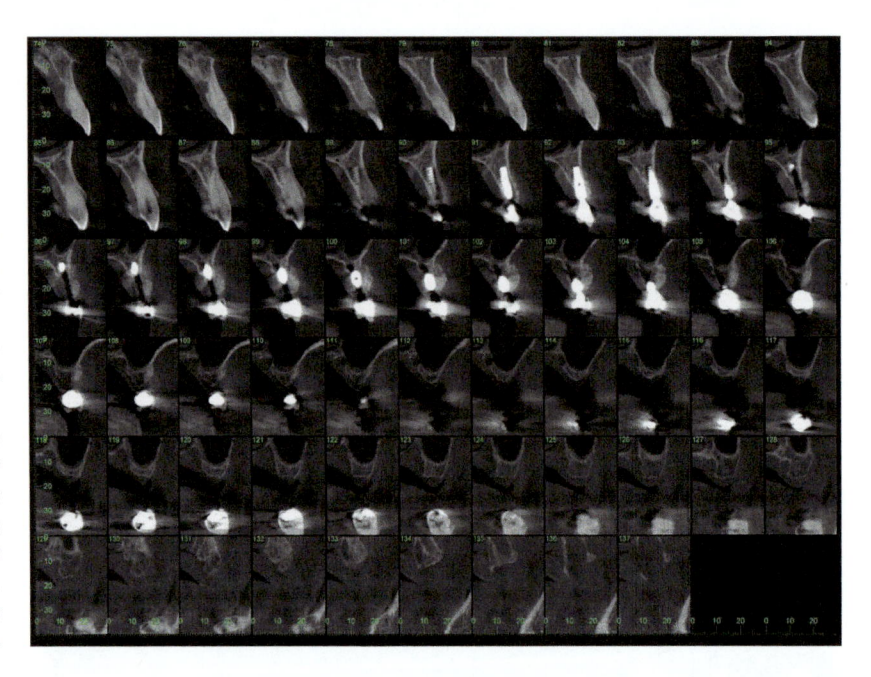

COMUNICAÇÃO ENTRE CLÍNICA RADIOLÓGICA E O IMPLANTODONTISTA

É fundamental que a solicitação de um exame seja feita de forma **clara e objetiva**, constando nome completo do paciente e motivo do exame.

Caso seja necessário o uso de **guia tomográfico** na realização do exame, deve-se escrever na requisição para que este seja colocado em posição no momento da captação das imagens e instruir o paciente a levá-lo no dia da realização do exame.

A requisição deve conter informações clínicas relevantes do paciente, tais como sintomatologia presente na região de interesse, suspeita de fratura radicular ou óssea, tempo decorrente de extração dentária ou remoção de patologia, além de outras informações que possam auxiliar o técnico e o radiologista na execução e na avaliação do exame. No caso de avaliação de enxerto, deve-se informar a data da sua realização e o tipo de material utilizado.

PROTOTIPAGEM

LEMBRETE

A grande vantagem da cirurgia guiada é o adequado posicionamento do implante e a redução do tempo do procedimento cirúrgico, bem como do edema, da dor, da equimose ou do risco de infecção ao paciente.[34]

Na implantodontia, as principais indicações da prototipagem rápida são a confecção de biomodelos e de guias cirúrgicos construídos a partir de planejamentos cirúrgicos virtuais (Fig. 3.14).[32] Esses modelos são baseados nas tomografias computadorizadas do paciente. Dessa forma, os protótipos são **individualizados** e representam com **fidelidade** a estrutura anatômica.

O exame deve ser solicitado no formato DICOM, para ser enviado para a empresa que irá confeccionar o biomodelo.

As técnicas de prototipagem rápida são baseadas no princípio de construção de um modelo 3D camada por camada (esteriolitografia). O resultado final é uma cópia em escala real da região anatômica escolhida, permitindo um planejamento cirúrgico e protético adequado.

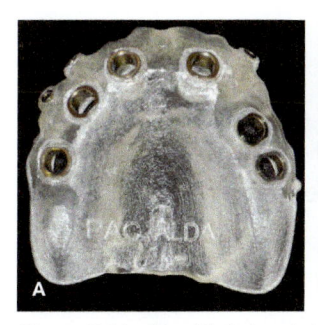

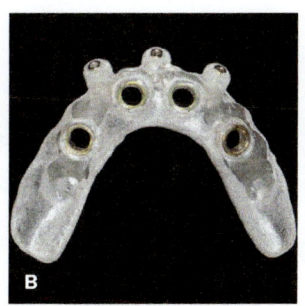

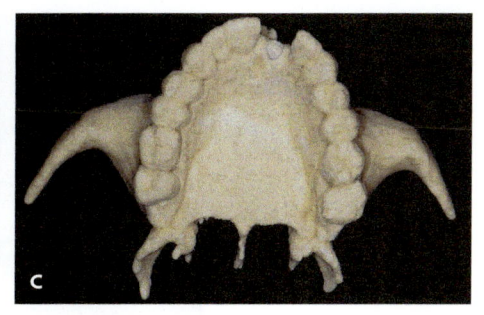

Figura 3.14 – (A e B) Guias cirúrgicas prototipadas, confeccionadas a partir do planejamento virtual de maxila e mandíbula respectivamente. (C) Biomodelo de maxila, confeccionado pela técnica da prototipagem rápida.

Outro benefício da tomografia computadorizada está relacionado com a técnica de planejamento virtual e cirurgia guiada, que será detalhada no último capítulo deste livro.

CONTROLE PÓS-OPERATÓRIO DE IMPLANTES DENTÁRIOS

Os exames de imagem também apresentam importante papel no acompanhamento pós-operatório dos implantes dentários.[34] A avaliação radiográfica pós-operatória deve ser realizada logo após o procedimento cirúrgico, bem como durante os anos de acompanhamento e manutenção dos implantes.

As radiografias mais indicadas para esta avaliação são:

- radiografias periapicais;
- radiografias panorâmicas;
- tomografias computadorizadas.

> Os exames de imagem permitem avaliar a presença ou ausência de radiolucidez peri-implantar, a altura das cristas ósseas, o posicionamento do implante e sua relação com estruturas dentárias e anatômicas adjacentes, a adaptação da coroa protética ao pilar, a ocorrência de alguma doença associada ao implante, como a peri-implantite, as possíveis fraturas no implante ou na sua prótese e a adaptação do pilar ou intermediário com o implante após o segundo estágio cirúrgico.[35,36]

É importante estabelecer um **protocolo radiográfico** para avaliar o tecido ósseo peri-implantar durante o período de cicatrização óssea e após a colocação da prótese sobre implante. A **primeira radiografia** deve ser realizada logo após a colocação do implante e antes da colocação da prótese permanente. Depois de finalizada a reabilitação protética, o controle radiográfico deve ser realizado **anualmente até o terceiro ano** e, após esse período, a cada 3 anos.[36]

Durante o primeiro ano após a reabilitação com implantes dentários é comum, em alguns casos, ocorrer uma **perda óssea inicial**. As radiografias são os exames complementares que melhor permitem a visualização da altura do osso marginal ao implante.[37] As imagens pós-operatórias dos implantes dentários servem para avaliar o nível de inserção óssea ao implante.

Segundo Tyndall e colaboradores,[1] a avaliação radiográfica pós-operatória na implantodontia deve preconizar o uso de:

- radiografia periapical para avaliação de implantes unitários com ausência de sintomatologia;
- radiografia panorâmica para avaliação de casos mais extensos de implantes com ausência de sintomas;
- TCFC, que deve ser usada no pós-operatório de implantes dentários quando estes apresentarem sintomatologia, mobilidade e mau posicionamento (Fig. 3.15).

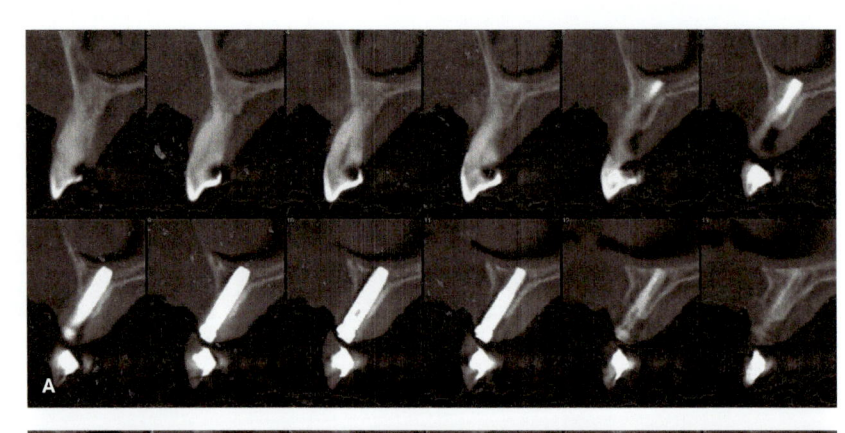

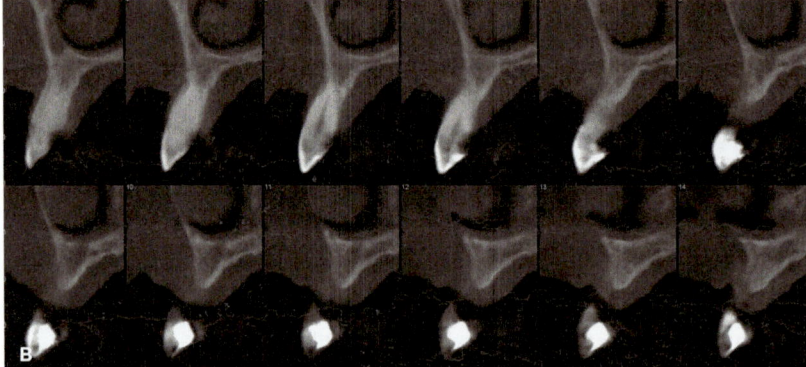

Figura 3.15 – (A) Tomografia pós-implante: observa-se o posicionamento incorreto do implante, com o terço inferior posicionado vestibular, quando o correto seria o posicionamento da coroa. (B) Tomografia após a remoção do implante: observa-se discreta perda óssea alveolar.

CONSIDERAÇÕES FINAIS

Há uma ampla diversidade de exames por imagem que podem ser empregados na busca de diagnóstico para a implantodontia. Por essa razão, é necessário saber indicar a técnica correta a ser realizada para o diagnóstico que se deseja. Já está fundamentado na literatura que a TCFC é o **exame de eleição** para a implantodontia, porém deve-se sempre pensar em tratar a saúde bucal como um todo. Para que isso aconteça, no início do planejamento de cada caso deve-se investigar se existem ou não exames por imagem anteriores; não havendo, recomenda-se solicitar mais de um exame para não se restringir apenas à área em que serão realizados os implantes (Fig. 3.16).

Exame inicial
- Pacientes que apresentam: Doença periodontal, endodontias, múltiplas restaurações ou próteses fixas → Levantamento periapical completo + Radiografia interproximal + Tomografia da região de interesse
- Pacientes que não apresentam: Doença periodontal, endodontias, múltiplas restaurações ou próteses fixas → Radiografia panorâmica + Radiografia interproximal + Tomografia da região de interesse

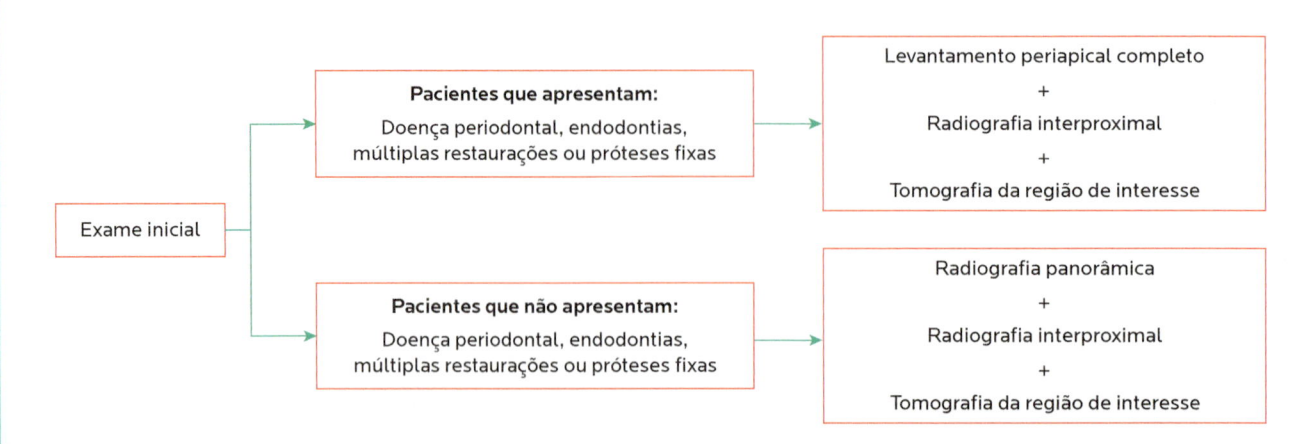

Figura 3.16 – Exames de imagens indicados para pacientes com e sem histórico de doença periodontal, endodontias, múltiplas restaurações ou próteses fixas

Não existe um protocolo-padrão para solicitar exames de imagem na implantodontia. A escolha dos exames deve ser baseada nas informações necessárias para avaliar a região a ser reabilitada, assim como a condição de saúde bucal do paciente.

O exame deve submeter o paciente à menor dose de radiação possível, mas sem que haja prejuízo na qualidade do exame e na obtenção das informações necessárias.

A TCFC apresenta uma **dose de radiação maior** do que os exames convencionais, como a radiografia panorâmica e periapical; no entanto, por ser um exame tridimensional, fornece um maior número de informações. É o único exame que permite ao implantodontista avaliar a espessura do rebordo alveolar; além disso, as medidas obtidas neste exame são reais e não apenas uma estimativa da altura do rebordo alveolar, como se observa na radiografia panorâmica. Portanto, mesmo apresentando uma dose de radiação superior, é o exame mais indicado atualmente.[5-12]

PARA PENSAR

No momento de escolher o exame de imagem a que o paciente será submetido, o cirurgião-dentista deve levar em consideração a dose de radiação, porém, desde que isso não limite ou mascare o diagnóstico. Assim, a dose deve ser tão baixa quanto necessária, porém sem que se perca a qualidade do exame e/ou comprometam as informações relevantes ao profissional para um correto planejamento.

4

O papel da oclusão na implantodontia

ADRIANA MOURA FOZ
RODRIGO NAHAS
JOÃO BATISTA CÉSAR NETO
GIUSEPPE A. ROMITO

OBJETIVOS DE APRENDIZAGEM:

- Conhecer os diferentes momentos de carga sobre um implante (carga imediata, precoce ou convencional)
- Identificar as aplicações clínicas da oclusão na prótese fixa de arco total, *overdentures*, próteses fixas posteriores e implantes unitários
- Identificar as possíveis complicações e soluções

PARA PENSAR

A ideia de uma oclusão ótima parece aplicável em teoria, mas muito difícil de ser atingida na prática.

Trauma de oclusão

Lesão irreversível nos tecidos periodontais de sustentação decorrente de uma força oclusal excessiva.

O estudo e a aplicação clínica dos **conceitos de oclusão dentária** são assuntos que geram, até hoje, muita discussão no meio científico. Sua importância é fundamental quando se realizam reabilitações unitárias ou múltiplas, mas seus parâmetros ideais e desvios da normalidade ainda são pouco definidos na literatura.[1]

Essa questão está presente no dia a dia do clínico não apenas no que se refere a tratamentos restauradores (como restaurações e próteses dentossuportadas ou implantossuportadas), mas também nos casos de tratamentos periodontais ou ortodônticos. Ainda assim, o papel da oclusão na implantodontia é um assunto que muitas vezes parece ser guiado por embasamentos pouco científicos (empíricos), experiências pessoais e até por dogmas.

Muitos pacientes não têm uma **oclusão ótima**, porém sua oclusão é **fisiologicamente aceitável** e eles não necessitam de ajustes oclusais ou movimentações ortodônticas.

Entretanto, é possível que, em muitos casos, forças oclusais excessivas resultem em **trauma de oclusão**,[2] influenciando a perda de inserção em dentes periodontalmente comprometidos.[3-7] Mesmo assim, ainda não há evidências claras de que o ajuste oclusal seja importante como coadjuvante à terapia periodontal,[8] dificultando o entendimento da influência de forças excessivas sobre os tecidos de suporte.

A sobrecarga oclusal em implantes é tão controversa quanto o trauma oclusal em dentes naturais. Existe uma forte hipótese de que sobrecargas oclusais influenciem os tecidos peri-implantares, sendo consideradas a principal causa das complicações biomecânicas dos implantes.[9]

A **sobrecarga oclusal** foi definida como uma aplicação de uma força excessiva, funcional ou parafuncional, sobre uma prótese ou implante que não é capaz de suportar tal força sem que haja um dano estrutural ou biológico ao tecido.[10] A sobrecarga poderia gerar uma alteração no mecanismo fisiológico de reabsorção, aposição e remodelação óssea.[11-13]

Muitos estudos, porém, não foram capazes de relacionar sobrecargas oclusais com danos biológicos peri-implantares,[14,15] mas apenas com problemas estruturais, como fraturas no corpo do implante e/ou comprometimento na estrutura dos elementos protéticos (p. ex., fraturas em porcelanas).[16] Apenas parte deles foi capaz de comprovar a influência de sobrecarga em implantes, e somente quando havia presença de uma leve inflamação dos tecidos moles.[12,13,17,18]

Uma recente revisão sistemática concluiu que não há evidências de que a sobrecarga influencie os tecidos peri-implantares quando não há acúmulo de biofilme bacteriano sobre o implante.[15]

DIFERENTES MOMENTOS DE CARGA SOBRE UM IMPLANTE

O momento em que um implante é colocado em função – oclusão – muda-se a possível influência da carga sobre ele. Após sua instalação, o implante deverá passar pelo processo de **osseointegração**, que é definida como uma conexão direta, estrutural e funcional entre um osso saudável e a superfície de titânio de um implante.[10,11]

O sucesso da osseointegração de um implante pode ser avaliado por parâmetros clínicos e radiográficos:

- ausência de mobilidade clínica detectável;
- ausência de sintomatologia dolorosa ou outras sensações subjetivas;
- ausência de infecção peri-implantar recorrente;
- ausência de radiolucidez contínua peri-implantar após 6 a 12 meses de carga.[11,19-21]

> Espera-se que um implante não perca a sua capacidade de osseointegração quando colocado em função, seja no momento em que a osseointegração está sendo formada, seja após esta etapa, quando a **cicatrização** já está completa.

Segundo o guia de tratamento da International Team for Implantology,[22] o tempo em que uma prótese é colocada sobre o implante pode ser classificado da seguinte forma:

- restauração protética imediata: restauração realizada em até 48 horas após a instalação do implante, sem contatos oclusais;
- carga imediata: restauração protética realizada em até 48 horas após a instalação do implante, com contatos oclusais;
- carga precoce: restauração protética é feita entre o segundo dia e o terceiro mês da instalação do implante;
- carga convencional: restauração realizada após 3 a 6 meses da instalação do implante;
- carga tardia: restauração realizada após 6 meses da colocação do implante.

Neste capítulo, o momento da carga oclusal será dividido em três fases:

- carga imediata: até 48 horas após a instalação do implante;
- carga precoce: até 3 meses após a instalação do implante;
- carga convencional: entre 3 e 6 meses após a instalação do implante.

CARGA IMEDIATA: A INFLUÊNCIA DA OCLUSÃO NO MOMENTO DA OSSEOINTEGRAÇÃO

Quando a instalação de implantes de titânio na cavidade oral[10] foi inicialmente preconizada, observou-se que era possível obter uma osseointegração desses implantes, porém, era necessário ficar um tempo sem ativar carga sobre eles para que o processo cicatricial que leva à osseointegração se completasse. Esse tempo era de no mínimo 6 meses para a maxila e 3 a 4 meses para a mandíbula.

Caso esse tempo de cicatrização não fosse respeitado, poderia haver um **colapso** na osseointegração, gerando microfraturas no tecido ósseo e o desenvolvimento de uma integração fibro-óssea entre osso e implante. Tais observações foram feitas a partir de implantes com **superfícies lisas**, que não permitiam a osteogênese por contato direto e, portanto, necessitavam de um maior tempo de cicatrização.[23,24]

Entretanto, após o desenvolvimento de novas superfícies (tratadas), estas mais **rugosas** e algumas com propriedades ativadoras, houve uma melhora na capacidade osteocondutora dos implantes, aumentando o contato direto entre osso e implante, além de sua resistência ao torque.[25,26]

> O avanço na tecnologia dos implantes permitiu a diminuição no tempo de cicatrização, e logo eles começaram a ser submetidos a cargas imediatamente após sua colocação.[27,28] Consequentemente, os implantes de carga imediata (Fig. 4.1) permitiram a diminuição das fases cirúrgicas.[29]

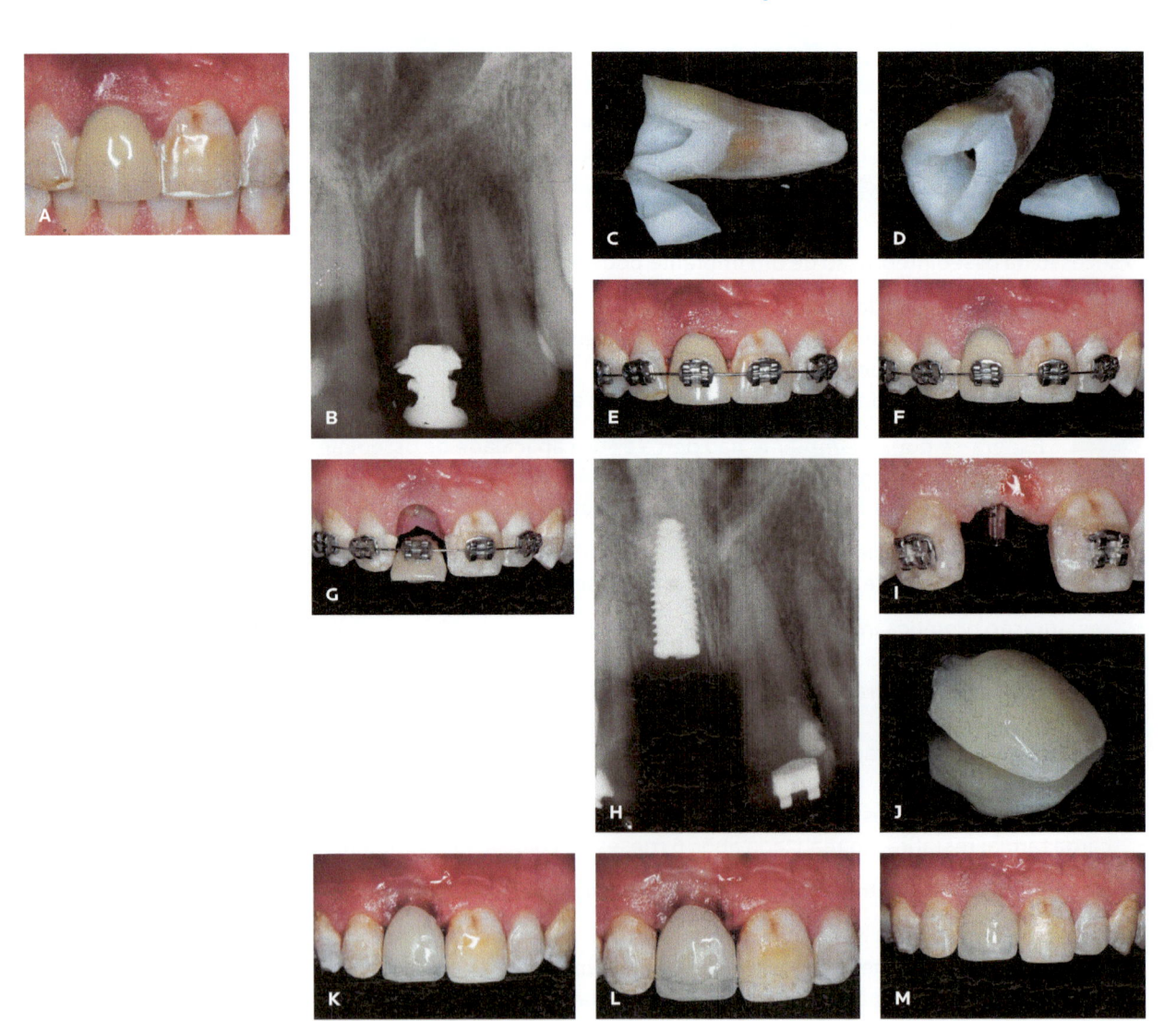

Figura 4.1 – (A) Paciente apresentando abcesso recorrente no dente 11 devido à fratura radicular. (B) Exame radiográfico. (C e D) Após a exodontia do elemento dental, foi confirmada a fratura radicular no terço médio/cervical do dente 11. (E, F e G) Após a exodontia, foi realizada técnica de preservação de rebordo alveolar para minimizar contração do alvéolo e manter o formato da margem gengival e das papilas. (H e I) Oito semanas após a exodontia, foi realizada a instalação do implante. Posição radiográfica e clínica do implante após a instalação do intermediário. (J) Preparo da coroa provisória para a carga imediata. (K e L) Instalação da coroa provisória sobre o implante para manter o perfil de emergência da gengiva e das papilas. A coroa provisória foi ajustada sem contatos oclusais cêntricos e excêntricos. (M) Pós-operatório de 6 meses após a carga imediata ainda com coroa provisória.

Para um implante ser submetido a uma carga imediata, é necessário que ele tenha uma **grande estabilidade primária**, que garanta que as forças oclusais sejam trasmitidas para o tecido ósseo adjacente, gerando tensões que estimulam a formação óssea.

A estabilidade primária pode ser observada pelo torque,[30] mas o valor de torque necessário para uma maior previsibilidade de sucesso em cargas imediatas ainda não foi definido.[31]

Sugere-se que o torque mínimo deve ser de 20 Ncm, porém valores como 25 Ncm e até 32 Ncm também já foram considerados como mínimos por alguns.[31]

LEMBRETE

O torque pode ser avaliado por meio da análise de frequência de ressonância (RFA), cujo método simples e não invasivo determina a estabilidade primária de um implante (Meredith e colaboradores, 1996).

Outro ponto de discussão é que não se sabe ainda se, na opção pela utilização da carga imediata, esta deve ser total (recebendo a mesma força de oclusão dos dentes adjacentes) ou mais leve por um período, mantendo a coroa em suboclusão.[1] Acredita-se que uma força leve aplicada a um implante em processo de osseointegração pode manter o nível ósseo e até mesmo acelerar o tempo de cicatrização do osso, estimulando a aposição óssea.[32] Porém, uma força oclusal total poderia causar uma sobrecarga à estrutura, resultando em microfraturas e eventual reabsorção óssea.[33]

As evidências presentes indicam que não há diferenças na influência do tempo de carga em tecidos peri-implantares, mas ainda são necessários novos estudos antes de uma conclusão definitiva em relação ao tempo em que um implante é submetido à carga total.[34,35]

Os implantes de carga imediata podem ser colocados em diferentes qualidades de tecido ósseo[36,37] e não precisam ser apenas unitários, mas também próteses fixas, seja em **mandíbulas** ou **maxilas edêntulas**.

EM MANDÍBULAS EDÊNTULAS: a carga imediata parece ter maior previsibilidade quando pelo menos 4 implantes são colocados para suportar uma prótese fixa,[38] ou quando 2, 3 ou 4 implantes são colocados para suportar uma *overdenture*; quantidades estas relacionadas a altas taxas de sucesso, no curto e médio prazo.[39]

EM MAXILAS EDÊNTULAS: o número mínimo recomendado é de 6 implantes bem distribuídos para próteses fixas,[40] já que o osso maxilar é mais trabeculado e menos denso, dificultando a obtenção de uma estabilidade primária.[41] Nesses casos, já foi recomendado que o torque necessário para a estabilidade primária seja de 40 Ncm,[42] apesar de ainda não ser um consenso na literatura.[41] Não existem evidências científicas suficientes que demonstrem a previsibilidade de *overdentures* imediatas em maxilas.[43]

Também foi sugerido um modelo no qual implantes que eram colocados imediatamente após a extração de um dente fossem submetidos a uma carga imediata (Fig. 4.2),[44] com o objetivo de reduzir a perda de tecidos moles peri-implantares (papilas e recessões nas faces livres). Tudo indica se tratar de uma técnica promissora,[45] principalmente se alguns critérios forem seguidos.[46]

Em primeiro lugar, como mencionado anteriormente, o implante deve obter a estabilidade primária dentro do alvéolo. Além disso, a dimensão, a forma e a superfície dos implantes também parecem importantes para a maior previsibilidade desse modelo. É recomendável, ainda, que o implante imediato nunca seja colocado em alvéolos que já tenham apresentado doença periodontal, e de preferência sua colocação deve ocorrer na parte anterior da mandíbula.[36] Até o momento, porém, não há evidências que suportem tal modelo, o qual ainda parece ter pouca previsibilidade quanto aos tecidos moles peri-implantares.

Mesmo seguindo tais recomendações, carga imediata em implante imediato é um assunto controverso, já que alguns estudos mostram que a taxa de insucesso nesses casos é maior do que quando a carga imediata é feita em áreas onde o implante é colocado sobre um alvéolo já cicatrizado.[47]

Outro problema que deve ser apontado é o da recessão gengival na face vestibular, que não pode ser prevista em todos os implantes imediatos.

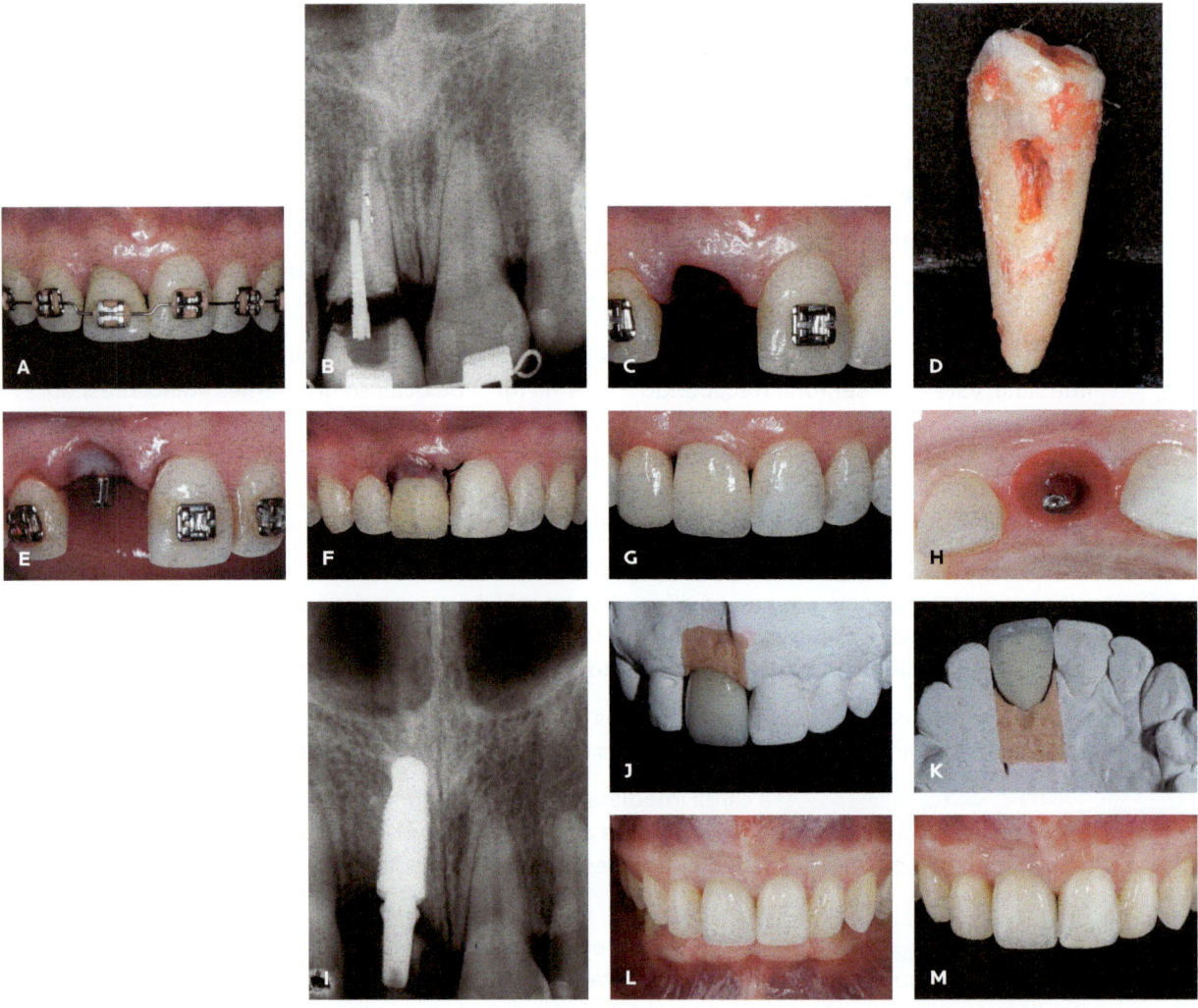

Figura 4.2 – (A) Paciente apresentando perfuração radicular no dente 11. (B) Exame radiográfico demonstrando o desvio do conduto radicular. (C e D) Após a exodontia do elemento dental, foi confirmada a perfuração radicular no terço médio. (E e F) Devido à ausência de contaminação no interior do alvéolo, optou-se por instalar o implante imediato (torque de 40N) e apoiar a coroa provisória para manter o contorno da margem gengival e das papilas. A coroa provisória foi ajustada com leves contatos oclusais cêntricos. (G e H) Oito meses após a exodontia do dente e instalação do implante. (I) Controle radiográfico do implante demonstrando um íntimo contato implante/osso. (J, K e L) Após a moldagem de transferência personalizada do implante e perfil de emergência gengival, foi obtida a coroa sobre o implante em modelo de trabalho. (M) Três anos após a finalização da reabilitação é observada uma pequena contração da papila distal.

O biotipo gengival parece estar relacionado a essa recessão, portanto, é importante lembrar que, quanto mais fino o biotipo, maior a chance de retrações.[48]

SAIBA MAIS

A maioria dos trabalhos também exclui **pacientes fumantes**, portanto há pouca evidência científica para comprovar os efeitos do fumo em implantes de carga imediata.[36]

Dificilmente pode-se dizer se existe uma condição clínica que contraindique a colocação de implantes com carga imediata. Isso por que a maioria dos ensaios clínicos de protocolos de carga imediata já exclui pacientes que não sejam sistemicamente saudáveis ou que possuam doenças crônicas controladas ou hábitos parafuncionais (apertamento e bruxismo).[36]

CARGA PRECOCE

A carga precoce (Fig. 4.3) foi idealizada antes mesmo da carga imediata, assim que as novas superfícies de implante foram criadas.

Por meio dos primeiros estudos biomecânicos utilizando implantes com superfícies jateadas e rugosas (TPS, em inglês),[20] foi possível observar que o período necessário para a osseointegração era menor do que o preconizado por Bränemark, em 1977.[11] Ou seja, após 4 semanas já havia um valor de torque de remoção suficientemente alto (140 Ncm).

Dessa forma, surgiram protocolos que indicavam uma colocação precoce de carga sobre o implante, após seis semanas da cirurgia inicial.[49,50]

Já foi demonstrado que o protocolo de carga precoce após seis semanas tem altas taxas de sucesso (99%) no longo prazo (cinco anos),[50] e também protocolos de carga precoce após três semanas parecem ter altos índices de sucesso (97%) no médio prazo (dois anos).[51]

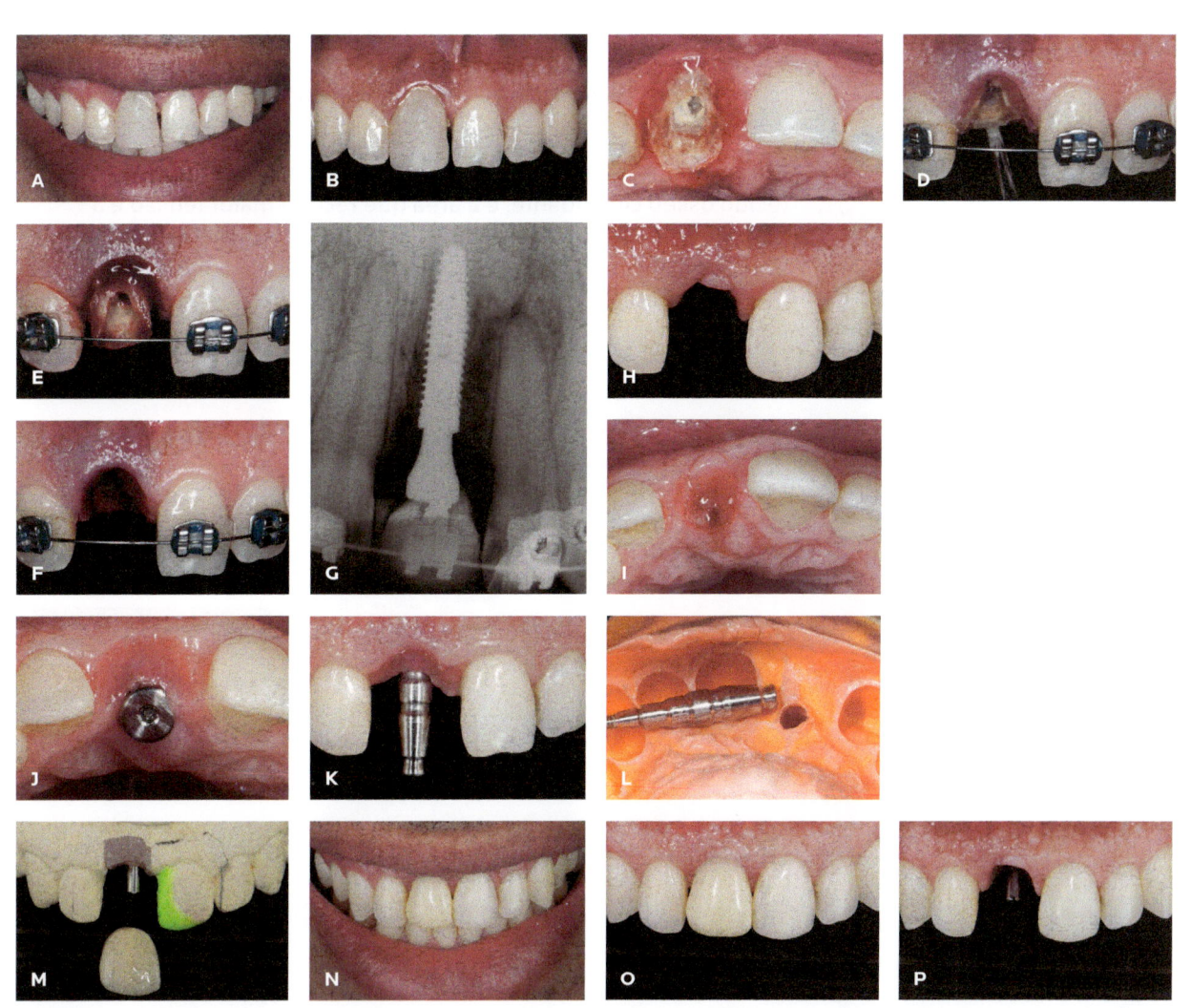

Figura 4.3 – (A, B e C) Paciente apresentando cárie radicular no terço cervical do dente 11. (D, E e F) Foi indicada a exodontia do elemento dental comprometido e a instalação do implante imediato sem o carregamento protético devido ao torque insuficiente. Foi instalado o cicatrizador para o vedamento do implante. (G, H, I e J) Controle clínico e radiográfico 60 dias após a exodontia e instalação do implante. (K e L) Moldagem de transferência. (M) Coroa provisória em modelo de trabalho. (N, O e P) Após 3 meses da instalação do implante, foi confeccionada uma coroa provisória com contatos oclusais cêntricos. Note a harmonia no sorriso e a manutenção do perfil gengival e das papilas.

Assim como em cargas imediatas, as **cargas precoces em implantes que suportam *overdentures*** também já foram documentadas.[43]

EM MANDÍBULA EDÊNTULA: evidências mostram que 2 implantes separados são o suficiente para suportar cargas precoces de *overdentures*.

EM MAXILA EDÊNTULA: as poucas evidências disponíveis têm protocolos com 4 a 6 implantes unidos ou separados,[40] porém ainda insuficientes para se chegar a uma conclusão quanto ao sucesso do tratamento.[43]

CARGA CONVENCIONAL

Quando os implantes já estão osseointegrados, o tecido ósseo mantém-se em **constante remodelação**, caracterizada por um equilíbrio entre a **reabsorção** e **formação óssea** (Fig. 4.4). Esse equilíbrio depende da tensão resultante no osso, que por sua vez é influenciada pela quantidade de carga colocada sobre um implante e pela própria qualidade óssea.[32]

SAIBA MAIS

Um implante que recebe uma carga adequada tem maiores áreas de osseointegração, além de um tecido ósseo peri-implantar mais denso e resistente, quando comparado a um implante sem carga.[52,53]

Quando uma carga em excesso é aplicada no osso, ocorre um colapso no equilíbrio de reabsorção e aposição óssea, gerando microfraturas no tecido ósseo e formação de tecido fibroso ao redor do implante.[11]

Durante o primeiro ano de carga, a tensão é transferida para o tecido ósseo circundante, e a área que recebe maior tensão é a porção mais cervical peri-implantar. Essa tensão pode estar relacionada à perda óssea peri-implantar cervical, chamada de saucerização.

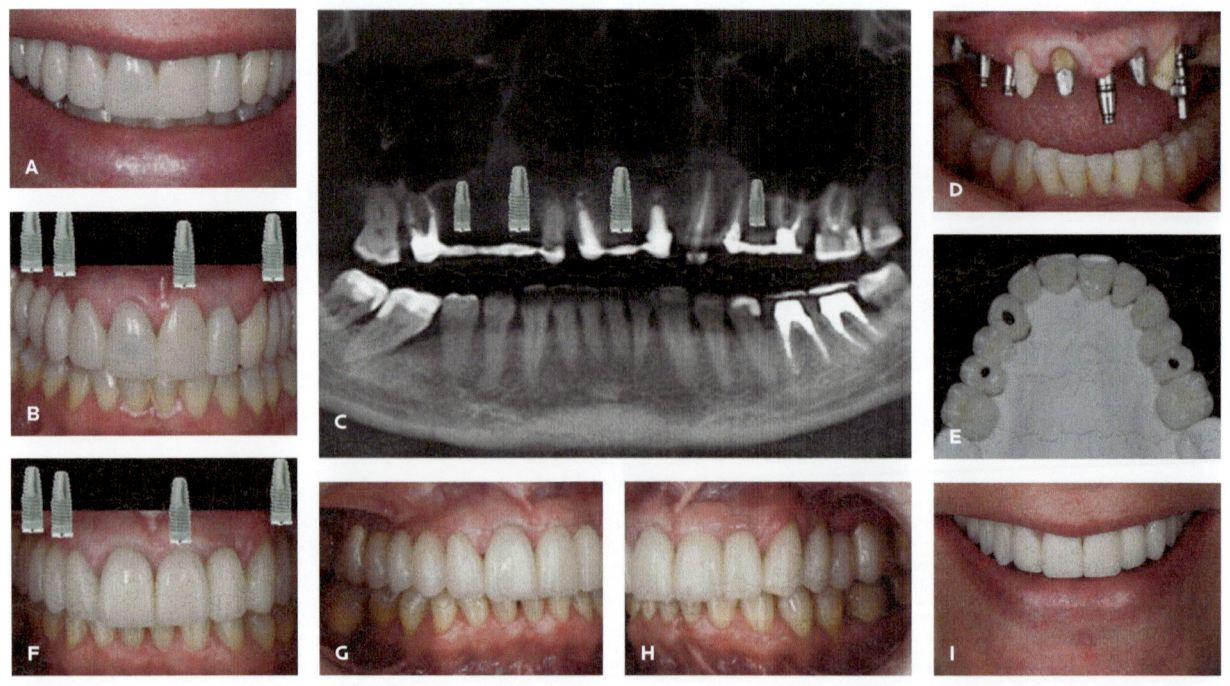

Figura 4.4 – (A, B e C) Planejamento protético/implantar da região posterior e anterior. Dente 15 (implante), 14 (pôntico), 13 (implante), 21 (implante) e 24 (implante). (D) Após a instalação dos implantes, aguardou-se um período de 6 meses para a moldagem de transferência e carregamento protético. (E) Coroas em modelo de trabalho. As coroas sobre os implantes correspondentes aos dentes 15, 13 e 24 foram parafusadas, e a coroa sobre implante correspondente ao dente 21 foi cimentada. (F, G e H) Instalação das coroas sobre os implantes e elementos dentais. (I) Sorriso final após a reabilitação.

O fenômeno da saucerização parece ocorrer frequentemente, mesmo que não esteja apenas relacionado à carga oclusal sobre os implantes (Fig. 4.5).

De acordo com os critérios de sucesso de implante estabelecidos,[54] os implantes osseointegrados podem perder até no máximo **1,5 mm** de osso cervical no primeiro ano após serem colocados sobre cargas oclusais. Já foi especulado que essa mudança inicial do nível ósseo ocorre pela falta de distribuição de forças mecânicas entre a região coronária do implante e o osso marginal, como uma adaptação às cargas oclusais.[55]

Descoberto por acaso (pela falta de material protético disponível no mercado), o conceito de *platform switching*, no qual um *abutment* de tamanho convencional é colocado sobre um implante de diâmetro largo, parece ter um efeito positivo para evitar perda óssea peri-implantar.[56]

Muitas teorias já foram criadas para explicar tal fenômeno; uma explicação plausível é a dissipação do estresse gerado pelas forças oclusais na crista óssea alveolar.[57]

A dificuldade de se realizar ensaios clínicos aleatórios (RCT, do inglês *randomized clinical trial*) com uma metodologia adequada para o desfecho primário apropriado – perda da osseointegração –, além da questão ética envolvida, leva a uma falta de evidências científicas acerca da relação causal entre sobrecarga e perda óssea peri-implantar.[52]

> **ATENÇÃO**
>
> Um grande problema dos estudos relacionados às cargas oclusais sobre implantes é que as evidências presentes estão baseadas em experimentos em animais, e clinicamente é muito difícil quantificar a magnitude e direção de forças oclusais. Dessa maneira, fica difícil saber quando uma carga está sendo aplicada adequadamente ou em excesso sem que haja qualquer sinal clínico e/ou radiográfico de dano.

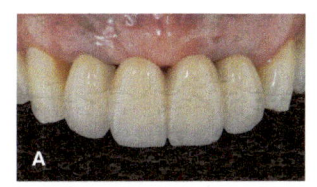

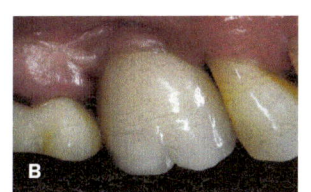

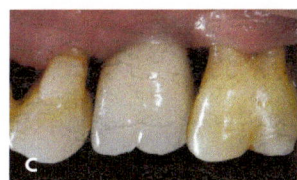

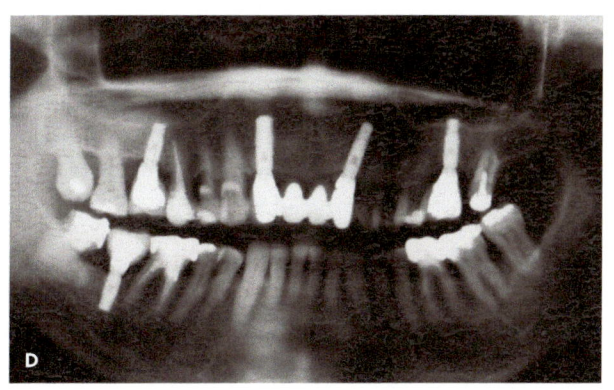

Figura 4.5 – (A, B e C) Quatro anos após reabilitação anterior e posterior sobre implantes hexágono externo. (D) Devido às características do encaixe protético, é possível observar a saucerização (reabsorção óssea) ao redor das plataformas dos implantes mesmo na ausência de contatos oclusais excessivos.

APLICAÇÕES CLÍNICAS

Enquanto um dente natural é capaz de se mover no alvéolo em um sentido axial por 25-100 μm, um implante tem uma intrusão de 3-5 μm, que depende inteiramente da deformação elástica do tecido ósseo adjacente.[58] A falta de mecanorreceptores ao redor dos implantes pressupõe que a força necessária para percepção tátil ao redor deles seja 8,5 vezes maior do que em dentes naturais.[59]

Outro importante aspecto que difere implantes de dentes naturais é o fato de que a remodelação óssea ao redor de implantes é influenciada por **cargas axiais** e **não axiais**, e cargas não axiais causam uma concentração de forças na área de crista óssea adjacente, podendo levar a perdas ósseas marginais.[9]

Dessa forma, idealmente, implantes devem receber apenas cargas axiais, mesmo quando há presença de fatores que causariam uma carga não axial, como a necessidade de planejamento de um elemento suspenso (*cantilever*).[52]

> **ATENÇÃO**
>
> Diferentemente de dentes naturais, implantes osseointegrados estão anquilosados no seu sítio sem a presença de **ligamento periodontal**, que, além da função de absorver forças mastigatórias, provê mecanorreceptores.[58]

Tais características são fundamentais para se entender as diferenças entre dentes e implantes e elaborar um planejamento oclusal compatível com a estrutura que suportará a carga.

Apesar de não haver evidência científica suficiente para o conceito de oclusão sobre implantes, alguns princípios básicos para esta questão foram sugeridos.[9] São eles:

- estabilidade bilateral em oclusão cêntrica;
- forças oclusais distribuídas de forma homogênea;
- ausência de interferências em lateralidade ou protrusão;
- presença de guia anterior, quando possível.

Para que esses princípios possam ser seguidos, algumas precauções devem ser tomadas quando a prótese sobre um implante é confeccionada. Para a diminuição de forças não axiais, as próteses devem ser confeccionadas com redução da inclinação das cúspides, diminuição da mesa oclusal e sulcos e fossas largos e bem definidos.[60] A extensão de *cantilevers* não deve ultrapassar 15 mm na mandíbula e 10 a 12 mm na maxila.[9] Por fim, outras questões específicas podem ser observadas, dependendo da condição clínica em que a prótese é confeccionada.

OCLUSÃO EM PRÓTESES FIXAS DE ARCO TOTAL

Quando próteses fixas sobre implante de arco total são confeccionadas, além de se obter contatos simultâneos em relação central, idealmente deve haver uma oclusão balanceada bilateralmente quando as mesmas opuserem próteses totais, ou deve haver guia em grupo quando elas ocluírem com dentes naturais. Na presença de *cantilevers*, estes devem ser confeccionados em infraoclusão, diminuindo a carga sobre eles, portanto, diminuindo a chance de falhas técnicas.[61]

OCLUSÃO EM OVERDENTURES

Quando *overdentures* são confeccionadas, a oclusão deve ser sempre balanceada bilateralmente para promover melhor estabilidade.

EM MANDÍBULAS EDÊNTULAS: as *overdentures* podem funcionar com 2 a 4 implantes, sendo estes conectados ou unitários (para cargas imediata, precoce ou convencional) (Fig. 4.6).

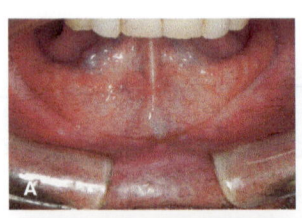

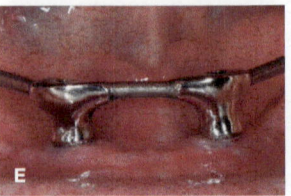

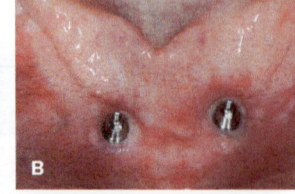

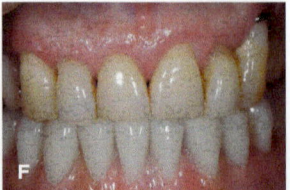

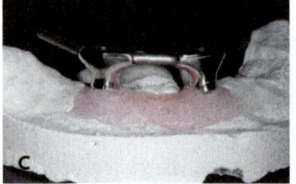

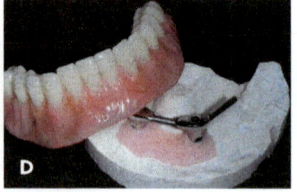

Figura 4.6 – (A) Paciente edêntulo total inferior. (B) Instalação de 2 implantes inferiores para confecção de overdenture (prótese implante-mucossuportada). (C e D) Barra confeccionada em laboratório sob o modelo de trabalho. (E) Barra posicionada sobre os implantes. (F) Prótese total inferior com encaixe "barra clipe" sobre os implantes.

EM MAXILAS EDÊNTULAS: não há evidências que mostrem que os implantes em *overdentures* podem ter altas taxas de sucesso se não estiverem conectados.[43]

OCLUSÃO EM PRÓTESES FIXAS POSTERIORES

Quando há proteses fixas sobre implantes posteriores, é recomendado que guias anteriores em dentes naturais sejam alcançadas para que não haja forças laterais nos implantes. Guias de grupo devem ser confeccionadas apenas quando os dentes anteriores já apresentarem um menor suporte ósseo por comprometimento periodontal prévio.[43]

OCLUSÃO EM IMPLANTES UNITÁRIOS

Implantes unitários devem receber menores cargas oclusais, sendo estas distribuídas para os dentes adjacentes naturais (Fig. 4.7). Nesses casos, contatos de lateralidade também devem ser evitados.[43]

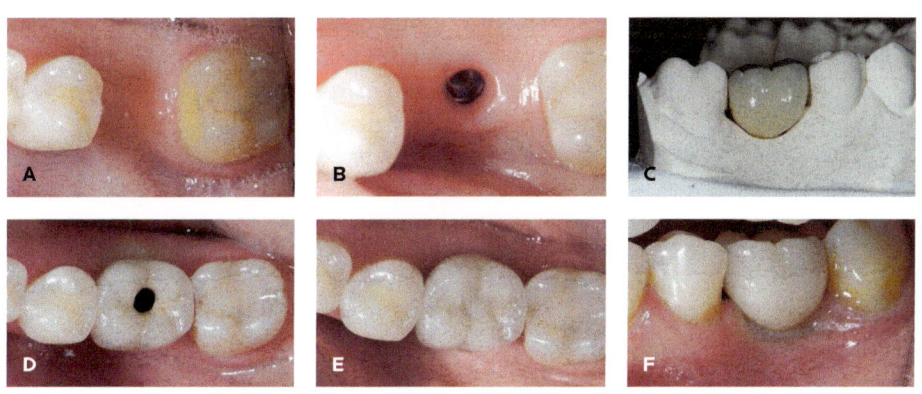

Figura 4.7 – (A) Ausência do elemento dental na região do dente 46. (B) Após a instalação do implante. (C) Confecção da coroa sobre o implante em modelo de trabalho. (D) Instalação da coroa parafusada sobre o implante. (E) Seis meses após a finalização. (F) Ausência de contatos excessivos nos movimentos cêntricos e excêntricos. Nenhuma interferência oclusal no movimento de lateralidade.

POSSÍVEIS COMPLICAÇÕES E SOLUÇÕES

A maioria das complicações biomecânicas pode ser evitada se algumas precauções forem tomadas, tanto na fase cirúrgica como na fase protética.[62]

Em relação à **fase cirúrgica**, é fundamental que o implante seja colocado em uma posição adequada no arco.

> A colocação errada de um implante resultará em próteses anguladas que criam forças não axiais, possivelmente relacionadas a complicações biomecânicas.[63] Assim, recomenda-se o uso de guias cirúrgicos, que minimizam erros cirúrgicos e protéticos.[64]

As complicações possivelmente relacionadas a sobrecargas podem ser reparáveis ou irreparáveis, dependendo do caso. Um exemplo de

ATENÇÃO

Muitas vezes, a falta de estrutura óssea parece dificultar a colocação, porém essas falhas devem ser corrigidas com cirurgias regenerativas de tecidos moles e/ou duros, e não por meio da instalação do implante na área onde há maior volume ou altura de tecido ósseo.

> **ATENÇÃO**
>
> Recomenda-se averiguar a presença de hábitos parafuncionais no início do tratamento, para que uma placa de mordida seja confeccionada quando a fase restauradora for concluída.[68]

> **LEMBRETE**
>
> Considerando que ainda não se sabe ao certo se sobrecargas oclusais são capazes de afetar a perda óssea peri-implantar, deve-se dar atenção máxima ao controle da higiene oral, com visitas frequentes de manutenção (Figs. 4.10 e 4.11).

uma complicação irreversível é a fratura do corpo do implante (Fig. 4.8), em que o implante deve ser removido e indubitavelmente considerado como uma perda.[65]

São exemplos de situações reparáveis a fratura do *attachment* de *overdenture*, fratura da base de acrílico de *overdenture*, afrouxamento do parafuso do *abutment*, fratura da prótese (Fig. 4.9) e quebra do *abutment*.[62,65] Nesses casos, repor a peça protética que apresentou o problema deve resolver a situação.

Hábitos parafuncionais parecem também estar relacionados a complicações biomecânicas, especialmente por que a propriocepção ao redor de implantes é limitada pela ausência de ligamento periodontal. Os mecanismos de *feedback* envolvidos na propriocepção – como equilíbrio da musculatura facial e percepção de forças – são limitados, o que poderia resultar em fraturas das próteses.

Questões relacionadas à estrutura do implante também são fundamentais para o sucesso do tratamento. Em relação à macroestrutura, sabe-se que implantes maiores ($\geq$ 10 mm) e mais largos ($\geq$ 3,75 mm) resistem melhor a cargas oclusais por terem uma maior superfície de contato com o tecido ósseo.[66]

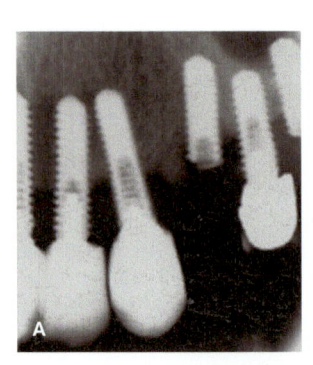

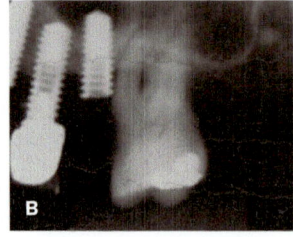

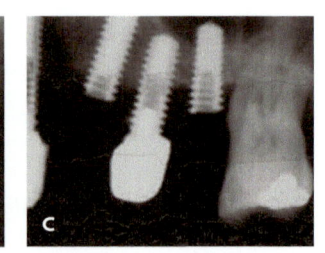

Figura 4.8 – Radiografias periapicais evidenciando fraturas do corpo dos implantes.

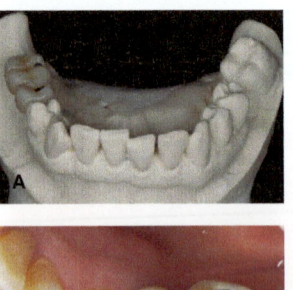

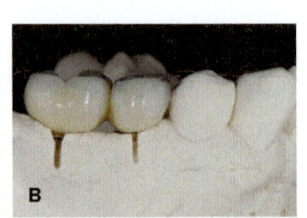

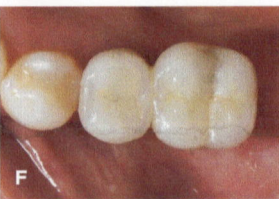

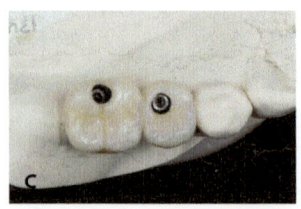

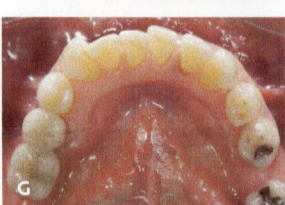

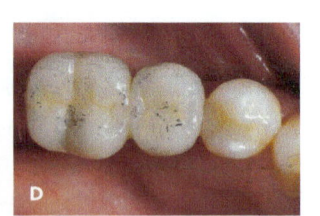

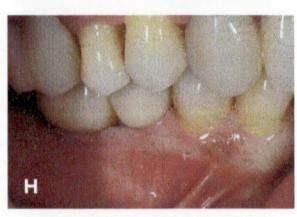

Figura 4.9 – (A, B e C) Coroas sobre implantes na região dos dentes 45 e 46 no modelo de trabalho. (D) Coroas instaladas e ajuste oclusal realizado. (E) Fratura da porcelana por lingual do 46 devido à sobrecarga oclusal não visualizada no momento do torqueamento das coroas. (F, G e H) Solução: substituição da coroa fraturada ou restauração da porção com resina.

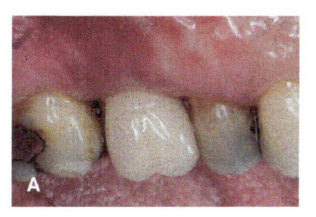

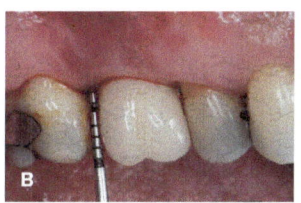

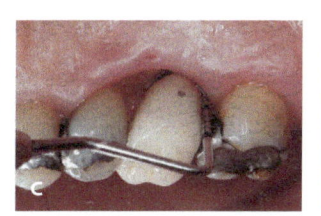

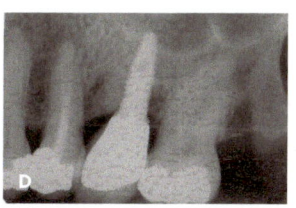

Figura 4.10 – Peri-implantite diagnosticada clínica e radiograficamente na região do 16. A posição 3D inadequada do implante (vestibularizado) proporcionou um sulco perimplantar profundo e, consequentemente, um maior acúmulo de biofilme bacteriano por palatino. O perfil de emergência inadequado da coroa nessa região funciona como um "cantilever palatino", aumentando o efeito de alavanca oclusal no mesmo local. A associação entre o acúmulo de biofilme dental e a força oclusal excessiva modificou o curso da perda óssea ao redor do implante.

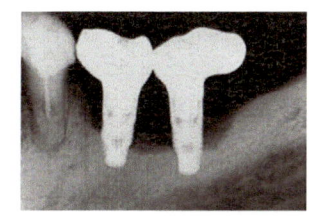

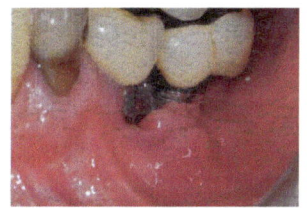

Figura 4.11 – Imagens radiográfica e clínica de região com peri-implantite.

Além disso, o pescoço do implante também é importante para a dissipação das cargas oclusais. **Pescoços de implantes lisos**, que eram preconizados para que, se expostos, não permitissem o acúmulo de placa, parecem não dissipar corretamente as cargas oclusais, levando a uma perda óssea marginal até a primeira rosca do implante, após um ano de função.[67] **Pescoços rugosos** e com roscas estão relacionados a menores perdas ósseas peri-implantares quando comparadas às plataformas lisas.[55]

Defeitos ósseos peri-implantares devem ser tratados inicialmente pelo controle adequado do biofime bacteriano e, posteriormente, pelo ajuste oclusal.[62]

CONSIDERAÇÕES FINAIS

Provavelmente a influência da sobrecarga ainda não é clara por causa de diversos fatores de confusão, como qualidade óssea maxilar; magnitude, direção e frequência da carga; tipo de implante; tipo da prótese sobre o implante; e posição do implante no arco.[69]

Apesar de ainda haver poucas evidências científicas em relação à influência da sobrecarga oclusal nos tecidos peri-implantares, admite-se que uma oclusão atraumática deve ser no mínimo não prejudicial, além de diminuir o número de falhas técnicas e mecânicas.

> **ATENÇÃO**
> Deve-se buscar sempre uma reabilitação que permita uma completa função mastigatória, evitando danos aos tecidos de suporte.

A literatura ainda apresenta diversas opiniões quanto aos aspectos esperados em uma oclusão, tanto para dentes quanto para implantes, porém alguns deles parecem relevantes quando se planeja uma reabilitação e eles não diferem dos princípios gerais aplicados aos elementos dentários.

É provável que se possa alcançar uma função mastigatória satisfatória com apenas um par de molares que ocluam entre si.[70] Apenas um contato oclusal por dente, em máxima intercuspidação, também já foi recomendado, indicando que não há necessidade de se preparar uma morfologia oclusal com cúspides e formas muito acentuadas.[71]

Também parece adequado seguir algumas recomendações relacionadas à oclusão protética:

- altura vertical satisfatória;
- adequada distância interoclusal em relação central (mandíbula em posição de descanso);
- contatos interoclusais bem distribuídos em máxima intercuspidação, permitindo direções axiais das forças oclusais;
- liberdade de movimentação em todas as direções (lateralidade e protusão);
- falta de impacto nos tecidos moles durante a oclusão.[72]

Apesar dessas recomendações, não existem evidências que provem que todas essas características são necessárias para uma oclusão ideal. Além das evidências científicas, o tempo vai mostrar qual o melhor caminho para se conseguir a melhor relação oclusal sobre os implantes instalados nos pacientes.

5

Próteses temporárias

RONALDO BRUM
ROBERTO BITTENCOURT SYDNEY
RENATA SCHEEREN BRUM
THIAGO REVILLION DINATO
JOSÉ CÍCERO DINATO

As próteses provisórias apresentam diversas finalidades em um tratamento reabilitador. De grande importância e versatilidade, elas auxiliam na determinação do diagnóstico e do plano de tratamento, bem como na reposição funcional e estética de dentes durante, por exemplo, o período de cicatrização. Também ajudam a desenvolver, otimizar e manter o contorno dos tecidos moles, preparando-os para a prótese final.[1,2]

Quando se trabalha com implantes osseointegráveis, é necessário prever qual a melhor distribuição dos implantes e determinar se há espaço interoclusal suficiente para a prótese, se a dimensão vertical de oclusão está correta e qual o melhor posicionamento do implante no sentido vertical. Além disso, é necessário pensar em provisórios que protejam a área cirúrgica enquanto os implantes não são utilizados como pilares, bem como criar e manter a forma da mucosa peri-implantar para mimetizar o perfil de emergência dos dentes. Para todas essas tarefas, utilizam-se próteses provisórias[1-3].

As infinitas possibilidades terapêuticas relacionadas às reabilitações protéticas sobre os implantes dentários tornam esse procedimento parte integrante dos resultados finais, já que os precede. Portanto, a restauração provisória não se limita simplesmente à reposição dos dentes perdidos; ela é a cópia do trabalho final, com todos os seus requintes, variando apenas o material com que é confeccionada.

OBJETIVOS DE APRENDIZAGEM:

- Abordar as diferentes aplicações das próteses provisórias na implantodontia.

ATENÇÃO

Apesar de o termo *provisório* transmitir a ideia de um procedimento clínico de natureza transitória, este não deve ser realizado sem precisão e cuidado.

PROVISÓRIOS COMO FERRAMENTA PARA DIAGNÓSTICO

Idealmente, os provisórios devem ser uma reprodução fiel do planejamento feito com o **enceramento diagnóstico**.[2] Assim, o planejamento inicial pode ser testado em toda a dinâmica da boca, de modo a avaliar os comportamentos funcional, estético e biológico das restaurações.[4]

É fácil entender a importância dos provisórios como ferramenta de diagnóstico em uma reabilitação extensa, pois há a necessidade de ensaios para verificar, por exemplo, o tamanho correto dos dentes e suas relações com o lábio, o corredor bucal e a dimensão vertical de oclusão, bem como para avaliar as expectativas estéticas do paciente.[5]

Mesmo em pequenas próteses implantossuportadas, o valor do provisório não pode ser subestimado. Uma prótese provisória bem executada no período pré-implantar fornece informações valiosas sobre falta de volume de tecidos moles, quantidade do espaço interoclusal e dimensões adequadas da reabilitação protética. O provisório confeccionado sobre o implante pode direcionar a escolha do pilar mais adequado para o caso, evitando que a prótese final apresente sobrecontornos ou falta de espaço para a porcelana.[5]

PROVISÓRIOS DURANTE AS FASES DE CICATRIZAÇÃO – NÃO SUPORTADOS POR IMPLANTES

As próteses podem ser utilizadas para substituir dentes perdidos em diversas situações, por exemplo, enquanto os procedimentos cirúrgicos reconstrutivos e de ancoragem são realizados e é necessário esperar a fase de cicatrização.[3,6] Em casos assim, pode-se lançar mão de próteses adesivas diretas e indiretas, próteses parciais fixas convencionais, aparelhos ortodônticos e próteses removíveis, tanto parciais quanto totais. Cada uma apresenta vantagens e desvantagens, e a escolha dependerá de fatores como:

- oclusão;
- presença ou ausência de próteses nos dentes vizinhos;
- número de pilares que podem ser utilizados;
- necessidade ou não de se evitar pressão na área operada.

PRÓTESE ADESIVA DIRETA

As próteses adesivas diretas são de **rápida realização** e **baixa dificuldade de aplicação clínica**. É possível utilizar dentes de estoque e até a própria coroa do dente extraído, quando viável. A retenção da coroa nos dentes vizinhos é feita pela técnica **adesiva**, com resina composta (Fig. 5.1).

A **desvantagem** desta técnica é que a prótese pode descolar com facilidade, principalmente se o dente substituído apresentar função oclusal importante ou se os dentes vizinhos apresentarem próteses cerâmicas ou grandes restaurações, situações em que a adesão torna-se menor. Assim, sua utilização fica restrita a dentes anteriores, com adequada presença de esmalte nos dentes vizinhos e com menor exigência funcional.

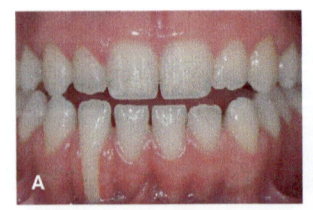

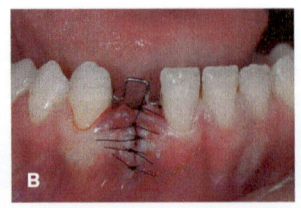

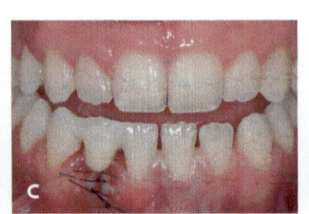

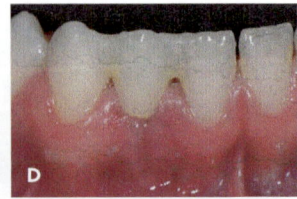

Figura 5.1 – (A) Recessão gengival avançada no dente 42, com indicação de exodontia. (B) Sutura aproximando as bordas, mantendo a contenção ortodôntica. (C) A coroa do dente 42 foi preparada e colada provisoriamente nos dentes vizinhos com resina composta. (D) Avaliação clínica após cicatrização dos tecidos moles.

PRÓTESE ADESIVA INDIRETA

As próteses adesivas indiretas envolvem a confecção de uma estrutura metálica que é cimentada ou colada nos dentes vizinhos ao espaço edêntulo, com cimento adesivo, dando-se preferência por sistemas adesivos que consigam adesão ao metal.[3,6]

Como se trata de uma prótese provisória, não é realizado desgaste nos dentes vizinhos para acomodação das abas metálicas. A estrutura deve ser confeccionada de maneira a evitar as áreas de contato oclusal, o que pode limitar sua indicação dependendo do posicionamento dentário do paciente (Fig. 5.2). Porém, caso os dentes vizinhos apresentem restaurações, estas podem ser desgastadas para facilitar o ajuste oclusal.

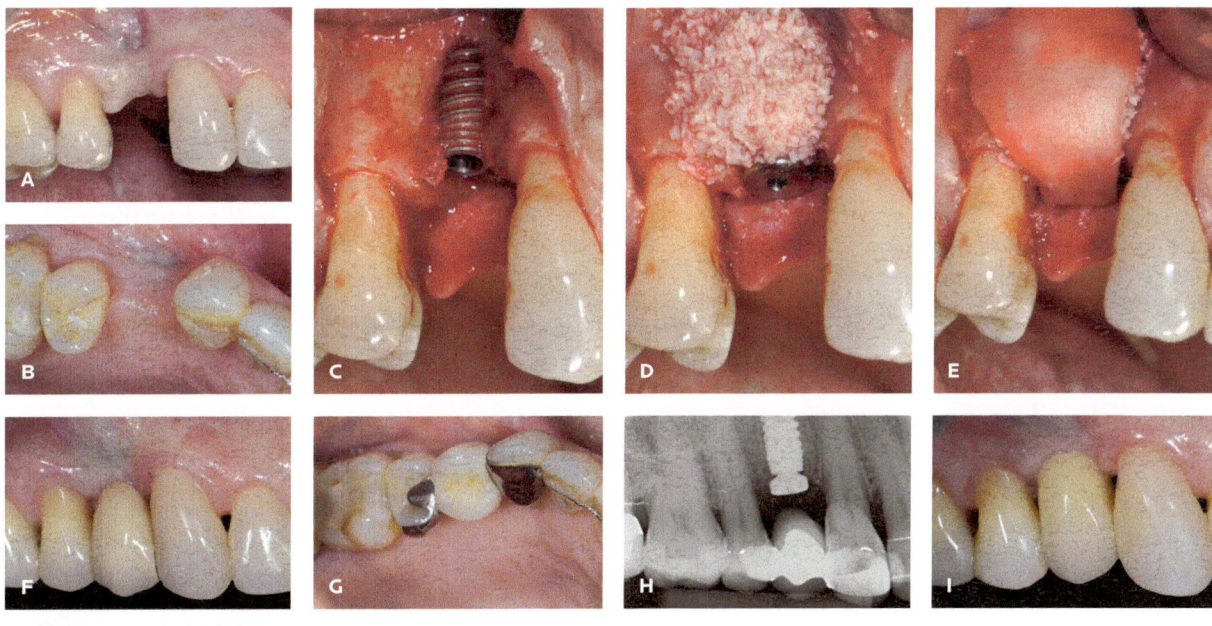

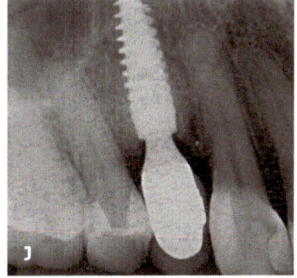

Figura 5.2 – (A) Aspecto clínico após a perda do primeiro pré-molar superior direito. (B) Vista oclusal após o descolamento da prótese adesiva. É possível observar os preparos conservadores dos dentes 13 e 15. (C) Instalação do implante em posição ideal com fenestração da tábua óssea vestibular. (D) Cobertura das roscas expostas com osso autógeno coletado das áreas vizinhas e osso xenógeno (Geistlich Bio-Oss). (E) Membrana de colágeno (Geistlich Bio-Gide) protegendo o enxerto. (F) Prótese adesiva suportada pelos dentes 13 e 15 e utilizada como provisório fixo. (G) Vista oclusal visualizando a adaptação dos retentores metálicos da prótese adesiva. (H) Controle radiográfico do implante. Observe que a prótese adesiva foi colocada para reabilitação funcional e estética durante o período de cicatrização. (I) Coroa total cerâmica sobre coping CAD/CAM cimentada. (J) Imagem radiográfica final.

PRÓTESE PARCIAL FIXA CONVENCIONAL E MISTA PARCIAL FIXA/ADESIVA

Quando os dentes vizinhos da região a ser reabilitada com um ou mais implantes possuem coroas totais fixas, estas podem ser removidas e substituídas por uma prótese parcial fixa provisória, que, durante a fase de osseointegração, repõe o dente ou os dentes perdidos.[3] Esta é uma maneira bastante eficiente e prática de se trabalhar, pois com ela se consegue estabilidade, estética, função e proteção para a área operada.

A **desvantagem** está no fato de, na reabilitação final, ser necessário confeccionar novas coroas para os dentes que serviram de suporte para o provisório (Fig. 5.3).

Quando há uma coroa em apenas um dos dentes vizinhos, pode-se confeccionar uma **prótese mista**, sendo coroa no dente preparado, pôntico e uma estrutura de prótese adesiva para apoiar no outro elemento(3).

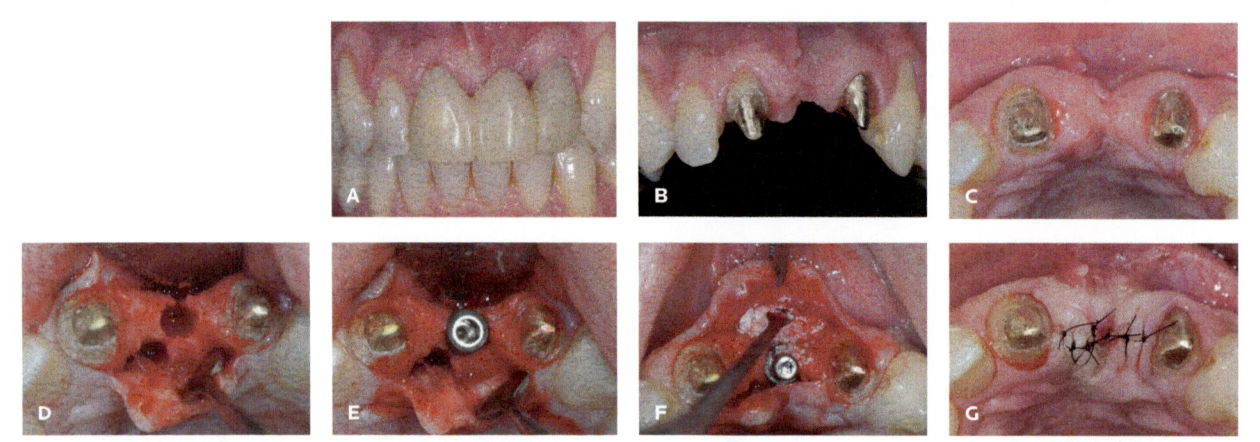

Figura 5.3 – (A) Prótese parcial fixa acrílica provisória apoiada nos retentores 11 e 22. (B) Perda óssea vestibular localizada na área da extração do incisivo central superior esquerdo. (C) Vista oclusal mostrando grande perda do contorno ósseo vestibular. (D) Perfuração para colocação do implante próximo ao canal nasopalatino e contorno ósseo vestibular. (E) Implante instalado Drive com superfície hidrofílica Aqua (Neodent®) na posição ideal, respeitando o canal nasopalatino e a parede óssea vestibular. (F) Enxerto vestibular com biomaterial. (G) Sutura sem tensão. A prótese parcial fixa provisória pode ser recimentada, reabilitando o paciente durante a fase de cicatrização.

PRÓTESE PARCIAL OU TOTAL SUPORTADA POR IMPLANTES TEMPORÁRIOS

A instalação de implantes temporários na fase que antecede a colocação dos implantes osseointegrados permite que a prótese total ou parcial utilize este suporte em carga imediata durante a fase de cicatrização, melhorando a retenção e protegendo a área cirúrgica.

As **desvantagens** desta técnica são maior custo e possibilidade de perda da fixação dos implantes temporários antes do tempo necessário para a cicatrização óssea e colocação dos implantes osseointegrados em função.[7]

PRÓTESE PROVISÓRIA ORTODÔNTICA

Quando uma área de pequena extensão está sendo reabilitada, pode-se confeccionar próteses provisórias utilizando braquetes e fio ortodôntico.

Apesar de ser uma maneira simples e econômica de se obter próteses fixas que não interfiram nos tecidos moles, esta técnica tem como **desvantagem** a baixa estabilidade das coroas, que podem se movimentar (Fig. 5.4).[2]

PRÓTESE PARCIAL REMOVÍVEL

As próteses parciais removíveis utilizadas como provisórias podem trazer consequências negativas para a cicatrização dos tecidos moles e duros e para a osseointegração dos implantes.

Se por um lado esta técnica representa maior comodidade e economia, já que dispensa consultas para a recimentação, gastos adicionais nos dentes vizinhos e despesas com uma

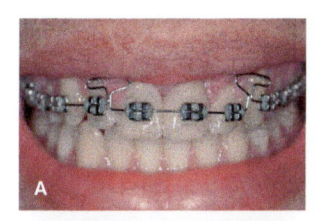

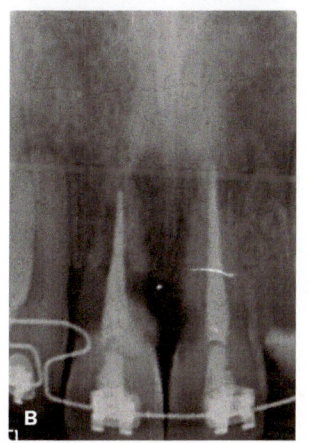

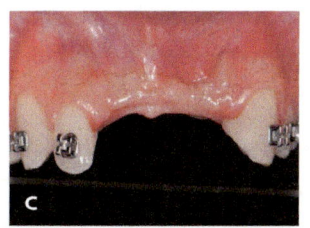

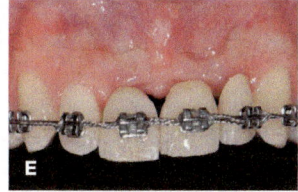

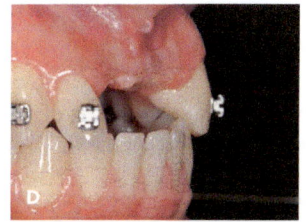

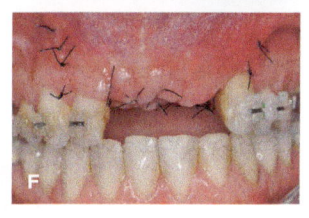

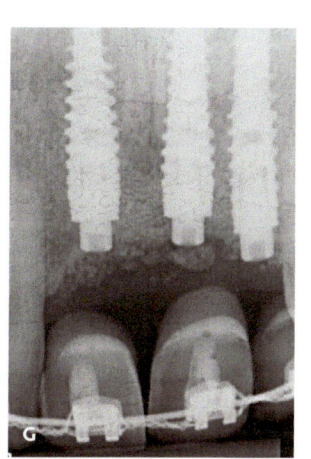

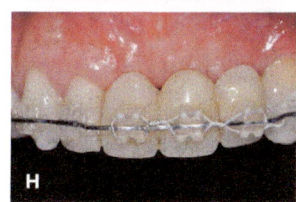

Figura 5.4 – (A) Aspecto clínico após trauma nos incisivos superiores. (B) Aspecto radiográfico evidenciando reabsorção radicular dos dentes 11 e 21. (C) Alterações clínicas após a extração dos incisivos. (D) Imagem lateral após a extração dos incisivos. (E) As coroas dos dentes extraídos foram presas ao aparelho ortodôntico como provisórios durante as etapas cirúrgicas e de cicatrização. (F) Sutura após a cirurgia de instalação de implantes e enxerto com biomaterial. (G) Radiografia de controle após a instalação dos implantes. (H) Após a cicatrização inicial, os provisórios foram reanatomizados com resina composta para recuperar a estética até que os implantes pudessem ser utilizados.

prótese mais complexa, por outro ela também pode resultar em pressão excessiva sobre a área operada, levando à remodelação óssea exagerada, à perda de volume de tecidos moles e até à perda da osseointegração.[3]

Entretanto, em diversas situações, como no edentulismo posterior bilateral, as próteses parciais removíveis são a única opção terapêutica caso não seja possível aplicar carga imediata aos implantes.

De forma geral, sempre que possível, deve-se desgastar a base da prótese que entra em contato com a área cirúrgica, descontando também o volume criado pelo edema pós-operatório, e reembasar com condicionadores de tecido de consistência macia.

ATENÇÃO
O paciente deve ser instruído a evitar alimentos duros enquanto estiver utilizando a prótese parcial removível e, de preferência, não utilizá-la até que a sutura seja removida.

PRÓTESE TOTAL REMOVÍVEL

Em **pacientes edêntulos** que não podem receber uma prótese fixa imediata sobre os implantes, a única opção é utilizar uma prótese total removível durante o período de cicatrização. Nesses casos, deve-se aliviar a porção interna da prótese em contato com a área cirúrgica, principalmente quando foram realizados enxertos, e a flange vestibular também pode precisar de um desgaste significativo.

A prótese deve ser reembasada com condicionadores de tecido de consistência macia, para amenizar o trauma sobre os implantes e mucosa.

ATENÇÃO
O paciente deve ser orientado a aplicar pastas adesivas na prótese, na região do palato, evitando, assim, o seu deslocamento.

MANIPULAÇÃO DOS TECIDOS MOLES COM PRÓTESES PROVISÓRIAS NO PERÍODO PRÉ-OSSEOINTEGRAÇÃO

As próteses provisórias podem ser utilizadas para condicionamento dos tecidos moles peri-implantares mesmo antes de estarem conectadas aos implantes. Exercendo pressão na mucosa, na região desdentada, é possível criar ou manter um contorno do tecido mais favorável para a reabilitação protética, tanto nas áreas que receberão implantes quanto nas regiões de pônticos.

PRÓTESES PROVISÓRIAS IMPLANTOSSUPORTADAS

UNITÁRIAS E PARCIAIS

As próteses provisórias podem ser conectadas aos implantes em dois momentos: logo após a cirurgia de instalação do implante ou após o período de osseointegração.

No primeiro caso, há duas situações distintas: quando o implante é colocado imediatamente após a extração e quando a cirurgia é feita no osso já cicatrizado.

Após o período de osseointegração, o provisório pode ser confeccionado depois da cirurgia de segundo estágio, quando a gengiva já reparou ao redor do cicatrizador, ou no momento do segundo estágio.[8,9]

Quando o provisório é confeccionado no momento da instalação do implante em alvéolo fresco, a anatomia dos tecidos periodontais (que se tornarão peri-implantares) está preservada. Assim, é função do provisório criar condições para que o tecido não colapse, suportando o tecido vestibular, o palatino e as papilas. Ao mesmo tempo, deve-se cuidar para que os materiais utilizados para a confecção da prótese (resina acrílica e cimento) não invadam o espaço existente entre as paredes alveolares e o implante, o que pode levar ao insucesso do procedimento. Quando se opta pela utilização de enxertos na vestibular, o provisório deve, ainda, protegê-lo (Fig. 5.5).[10,12]

Quando o provisório é confeccionado no momento da instalação do implante em alvéolo cicatrizado ou logo após o segundo estágio, os tecidos moles peri-implantares são deslocados junto com o retalho e ainda não apresentam forma adequada. A prótese e o pilar devem, assim, direcionar a cicatrização da

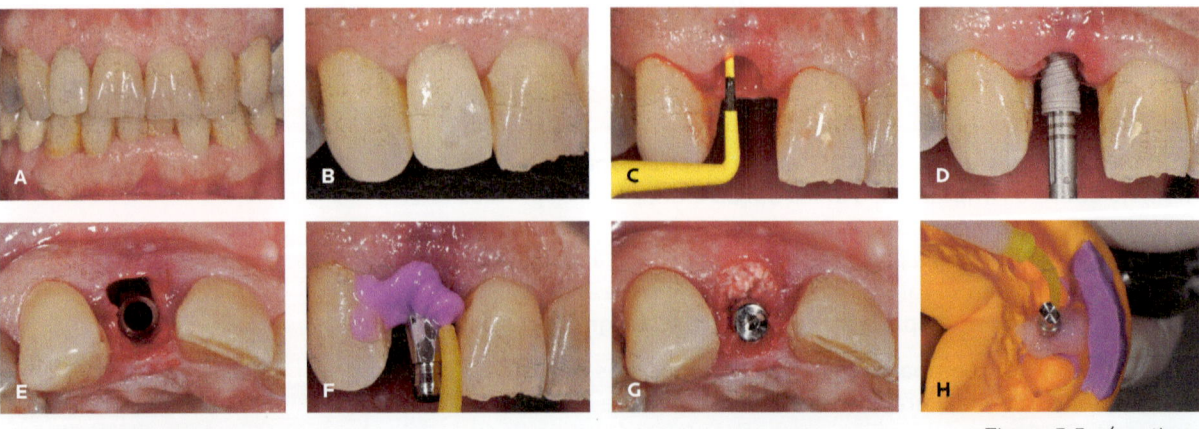

Figura 5.5 – (continua)

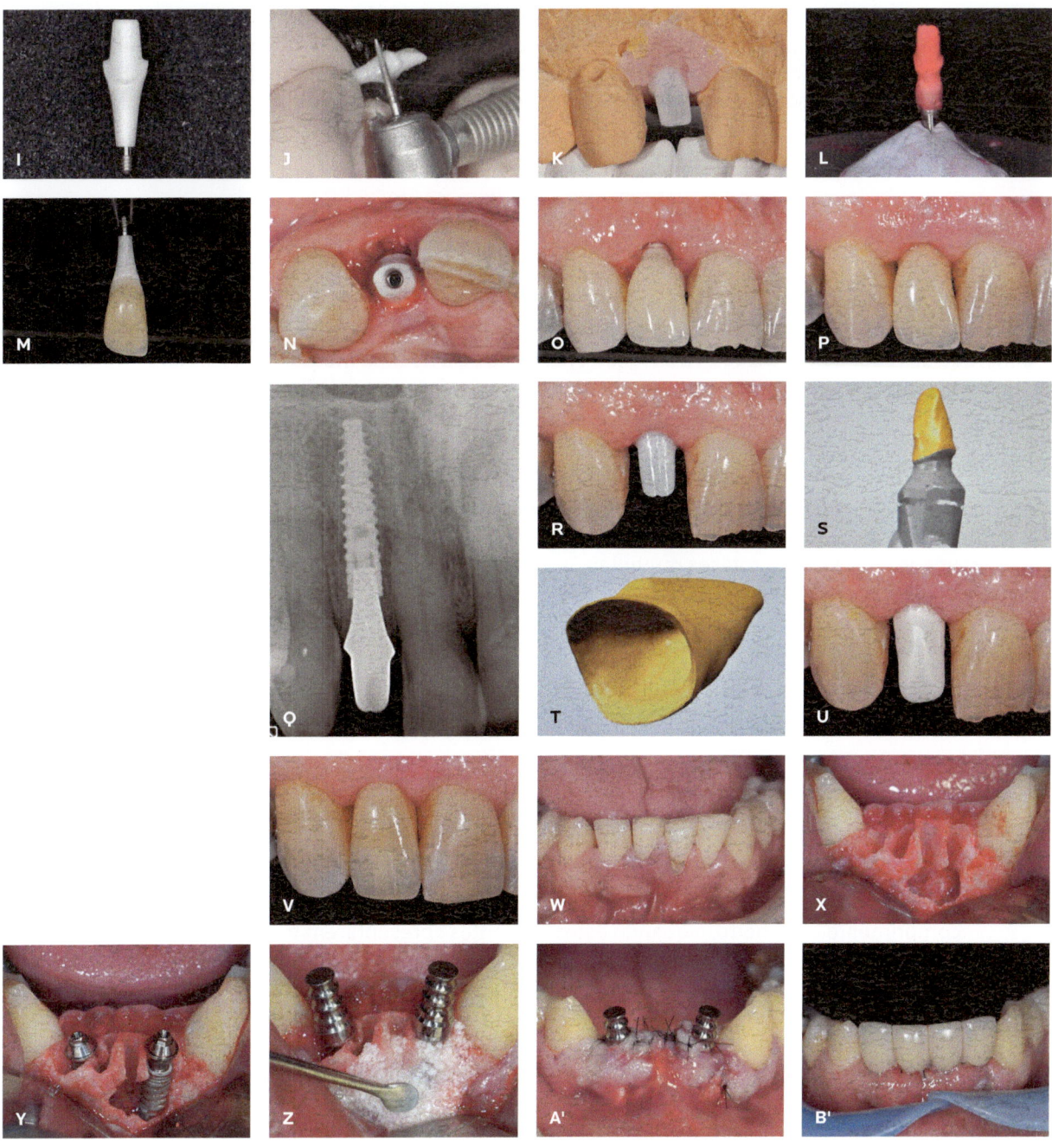

Figura 5.5 – (continuação) *(A) Aspecto clínico inicial do incisivo lateral superior direito. (B) Coroa provisória sobre a raiz do incisivo lateral. (C) Sondagem após a extração mostrando grande perda óssea vestibular. (D) Implante Drive (Neodent®) sendo instalado. (E) Posição final ideal do implante respeitando a tábua óssea vestibular. (F) Moldagem de transferência da posição do implante com silicone de adição. (G) Instalação do cicatrizador para colocação de enxerto entre o implante e a parede óssea vestibular. (H) Aplicação de gengiva artificial após reposição do munhão de transferência aparafusado no análogo do implante no molde. (I) Seleção do pilar anatômico de zircônia. (J) Personalização do pilar. (K) Modelo de gesso com o pilar personalizado. (L) Pilar preparado para o escaneamento. (M) Adaptação da coroa provisória de acrílico sobre o pilar. (N) Vista oclusal do pilar em boca. (O) Aspecto clínico após a cimentação da coroa provisória com subcontorno. (P) Aspecto da margem gengival 30 dias após a cirurgia. (Q) Aspecto radiográfico 30 dias após a cirurgia. (R) O pilar utilizado no momento da cirurgia não foi removido nem repreparado e será utilizado para a reabilitação final. (S) Imagem do escaneamento do pilar e confecção virtual do coping. (T) Desenho virtual do coping no programa NeoShape® (Neodent®) para posterior fresagem em zircônia. (U) Prova do coping. (V) Reabilitação final. (W) Aspecto clínico inicial dos incisivos inferiores. (X) Alvéolos curetados após extrações dos incisivos. (Y) Implantes colocados na região dos incisivos laterais inferiores. Observe grande fenestração óssea. (Z) Preenchimento dos gaps com Geistlich Bio-Oss. (A') Colocação dos munhões de transferência de moldeira fechada após sutura. (B') Ponte fixa provisória imediata em resina acrílica.*

mucosa de acordo com a anatomia do dente que está sendo substituído. A forma do provisório deve ser a mais próxima do que se deseja na reabilitação final, evitando sobrecontornos na região cervical, o que pode levar à recessão tecidual. Após a cicatrização inicial da mucosa, reavalia-se a forma do provisório e, caso seja necessário acrescentar material em alguma região, faz-se neste momento.

> Quando a opção é por **próteses cimentadas**, deve-se ter muito cuidado no momento da cimentação da coroa provisória sobre o pilar para que não extravase cimento na região intrasulcular, podendo causar perda óssea e inflamação local.[11,13]

> Nas **próteses parafusadas**, o cuidado com o ajuste do ponto de contato proximal deve ser minucioso para não induzir tensão ao dente vizinho e possível movimentação durante o aparafusamento do provisório.

Ao optar-se pela confecção do provisório após a osseointegração e após os tecidos moles terem se regenerado ao redor do cicatrizador, a situação encontrada é a de uma mucosa peri-implantar de contorno circular e que precisa ser condicionada até atingir a forma do dente a ser restaurado. Quando a mudança na forma do tecido precisa ser muito grande, o condicionamento não deve ser feito em uma única vez, para evitar pressões excessivas que podem gerar recessões de difícil tratamento. O aumento do contorno do provisório pode ser feito com resina composta e deve ser, portanto, progressivo.[14]

A relação oclusal do provisório com os antagonistas deve ser analisada caso a caso. Normalmente, tratando-se de provisórios unitários imediatos, deve-se evitar contato oclusal direto tanto em MIH quanto em lateralidade. No caso de próteses múltiplas de extremo livre, principalmente bilaterais, os provisórios devem ficar unidos e entrar em oclusão, estabelecendo contato com os dentes anteriores.[9,14,15]

TOTAIS

Uma prótese total fixa provisória pode ser confeccionada em três momentos:

- após a instalação dos implantes (carga imediata);[16]
- após a instalação dos implantes, mas sobre implantes temporários;[7]
- após a cirurgia de segundo estágio ou de fase única (com os implantes já osseointegrados).[2]

Cada situação apresenta vantagens e desvantagens.

> Sempre que houver disponibilidade óssea para a instalação de implantes com bom comprimento e diâmetro, e quando estes implantes apresentarem torque de inserção de aproximadamente 40 Ncm ou mais, pode-se confeccionar uma prótese total fixa provisória implantossuportada para ser utilizada durante o período de cicatrização óssea e dos tecidos moles.[17] A vantagem desse procedimento é a reabilitação estética imediata do paciente e a proteção da cicatrização dos tecidos moles pela prótese (Fig. 5.6).

Quando for necessário utilizar uma prótese total removível provisória, a pressão exercida durante a função pode levar à criação de defeitos mucosos e exposição precoce dos implantes (muitas vezes com formação de abscessos relacionados à perda óssea peri-implantar).

A prótese total removível pode, ainda, exercer pressão apenas sobre alguns implantes, levando à perda da osseointegração.[7] Assim, a esplintagem dos implantes pela prótese total fixa provisória imediata ou barras fixas fundidas para suportar sobredentaduras reembasadas com silicone pode favorecer a distribuição de forças, ressaltando que, durante os primeiros meses, a mastigação deve ser exercida com cautela.[17]

Quando a prótese provisória fixa é confeccionada, seja em função imediata ou logo após a cirurgia de segundo estágio, deve-se atentar ao fato de que a cicatrização dos tecidos moles pode levar à exposição de pilares ou à criação de defeitos não previstos inicialmente. A importância da prótese provisória, nesses casos, reside em permitir a verificação de tais situações a tempo de executar o procedimento corretivo, que envolve a substituição de pilares, cirurgias e condicionamento da mucosa com a prótese.[2]

A confecção da prótese após o período de osseointegração e da cicatrização dos tecidos moles, após o segundo estágio, tem como vantagem a estabilidade tecidual. Entretanto, nos casos em que não há

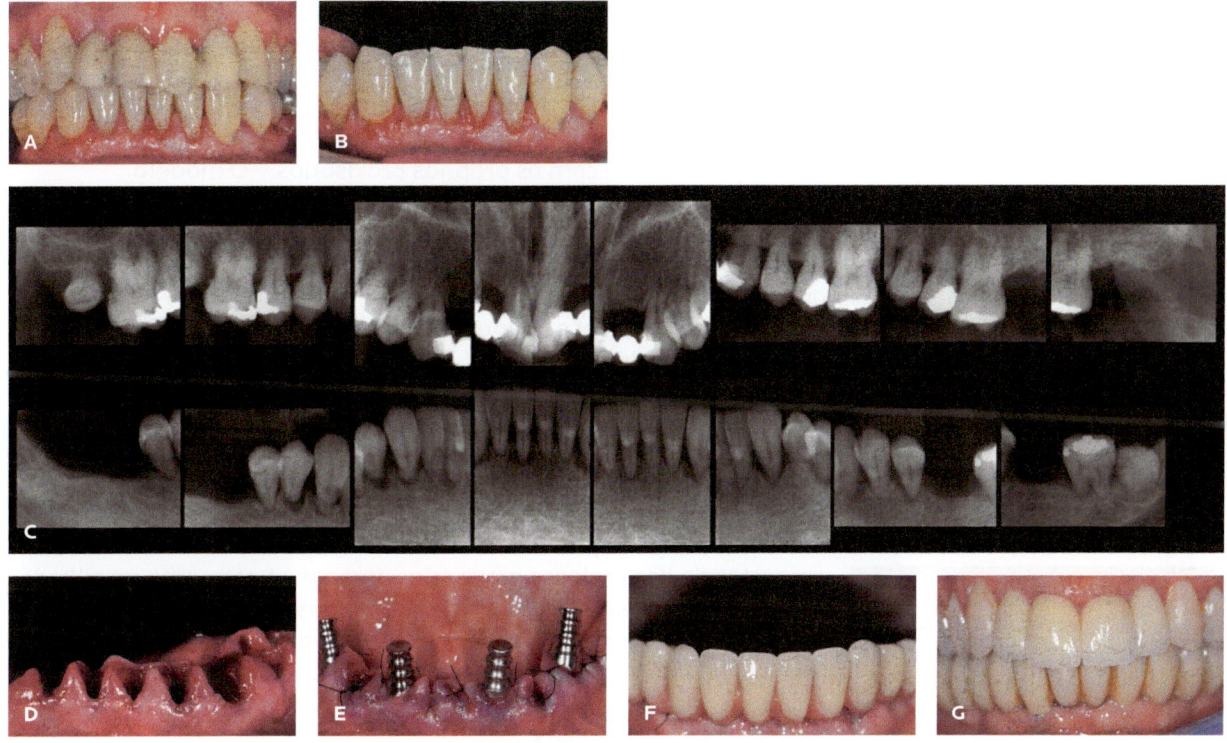

Figura 5.6 – (A) Aspecto clínico intraoral inicial. (B) Dentes inferiores comprometidos devido a problema periodontal e reabsorção radicular. (C) Levantamento radiográfico periapical completo inicial. (D) Alvéolos após a extração dos dentes. (E) Instalação dos pilares e transferentes de moldeira aberta. (F) Prótese total fixa provisória imediata instalada. (G) Reabilitação final com estrutura de titânio CAD/CAM NeoShape® e resina Sinfony (3M-ESPE).

gengiva artificial, pode ser necessário condicionar o tecido para criar um perfil de emergência adequado aos dentes, e isso é conseguido pela prótese provisória.

Outra vantagem de se confeccionar uma prótese total fixa provisória é a possibilidade de verificar se a escolha dos dentes, relação da prótese com os lábios e gengiva, dimensão vertical, espaços para higiene e fonética e outros aspectos estão corretos. A mudança para a prótese final acontece, assim, com mais tranquilidade para o profissional e o paciente, e uma chance mínima de erro.

Apesar da clara vantagem financeira de se confeccionar diretamente a prótese final, é importante pesar a quantidade de informações disponíveis e as condições que o provisório fornece, buscando a finalização ideal do caso.[2]

Outra opção de tratamento inclui a instalação de implantes temporários entre implantes que serão ativados após a osseointegração. Tais implantes apresentam diâmetro reduzido e têm como função reter uma prótese total fixa provisória ou uma sobredentadura, enquanto os implantes convencionais e os tecidos moles passam pelo processo de cicatrização sem interferências.[7]

PARA PENSAR

Realizar repetição ou reparos na prótese total fixa final pode representar um prejuízo econômico e emocional muito maior do que a confecção de uma prótese total fixa provisória, seja para o paciente ou para o profissional.

REPRODUÇÃO DO PERFIL DE EMERGÊNCIA DOS PROVISÓRIOS NOS TRANSFERENTES

Todo o trabalho com o contorno do provisório para criar um perfil de emergência adequado pode ser perdido durante o procedimento de moldagem. Devido às características biológicas da mucosa peri-implantar, ela não consegue manter a forma obtida pelo provisório se este não estiver conectado ao implante. Assim, pouco tempo após a desconexão, a mucosa vai cedendo e lentamente altera sua anatomia.

Existem duas maneiras de evitarmos isso:

- na primeira, realiza-se a transferência do implante com os próprios provisórios.[18] O modelo construído apresentará o contorno idêntico ao que se tem na boca. Entretanto, essa técnica envolve bastante tempo de espera do paciente, pois precisa aguardar a presa do gesso para que suas próteses sejam reinstaladas;
- na segunda, transfere-se o contorno do provisório para um transferente. Assim, a mucosa é mantida em posição durante a moldagem, e o molde pode ser enviado ao laboratório para a confecção do modelo sem a necessidade de espera do paciente.

CONSIDERAÇÕES FINAIS

LEMBRETE

Realizar um trabalho cuidadoso durante cada fase do tratamento é a grande arma do protesista para chegar ao fim almejado.

As técnicas e princípios discutidos neste capítulo evidenciam a importância das próteses provisórias durante o tratamento reabilitador com implantes osseointegráveis. O papel dos provisórios pode se iniciar no planejamento e na reposição funcional e estética após a extração dentária, porém eles também se fazem fundamentais após sua conexão nos implantes, direcionando e mantendo o contorno e a saúde dos tecidos moles.

É importante lembrar que a reabilitação com implantes osseointegráveis tem dois momentos financeiros importantes para o paciente: quando os implantes e as próteses provisórias são colocados e quando as próteses permanentes são confeccionadas e colocadas. Se essa questão for devidamente colocada ao paciente, ele poderá se planejar para que possa realizar desembolso econômico em dois momentos diferentes.

6

Reabilitação unitária anterior e posterior

MARIO GROISMAN
JOSÉ CÍCERO DINATO
THIAGO REVILLION DINATO

O tratamento do paciente edêntulo é um dos grandes desafios da odontologia moderna. Diversas técnicas foram preconizadas e aplicadas, porém, poucas conseguem atingir todas as expectativas.

Implantes orais são comumente empregados para restauração de dentes ausentes. Essa metodologia passou a ser academicamente recomendada após os trabalhos do grupo sueco do Prof. Per Ingvar Brånemark, que desenvolveu o conceito de **osseointegração**, a partir do qual a técnica de implantes pode ser considerável, previsível e reprodutível.

OBJETIVOS DE APRENDIZAGEM:

- Estudar as especificidades dos unitários nas regiões anterior e posterior de maxila e anterior e posterior de mandíbula.
- Analisar a qualidade da sobrevida dos implantes, segundo diversos parâmetros de resultados.

Inicialmente, a técnica era empregada para pacientes com edentulismo total, e somente a partir da década de 1990 a odontologia disponibilizou evidências científicas para o emprego do conceito de osseointegração em casos parciais e unitários.

Assim, novos componentes de próteses sobre implantes, novos desenhos de implantes e variações da técnica inicial foram desenvolvidas. Buscando uma melhor resolução das diferentes situações clínicas, fez-se também necessária a adoção de novos protocolos operacionais, para que o plano de tratamento esteja atualizado e em consonância com as necessidades estéticas, psicológicas, biológicas e funcionais de cada paciente, mantendo a utilização de técnicas com evidência científica.

Um conceito comum é o de que o implante é endósseo, e, portanto, necessita de adequado volume ósseo.

Para o diagnóstico do volume ósseo, geralmente se empregavam radiografias panorâmicas, as quais permitiam somente uma visão bidimensional de uma determinada problemática clínica. Atualmente, novas metodologias de diagnóstico podem ser empregadas, complementando a tríade exame clínico, exame radiográfico e modelos articulados, e devem ser o ponto inicial de um plano de tratamento. Um exemplo é o emprego de tomografias computadorizadas *cone beam* e programas gráficos que permitem uma visualização dinâmica e tridimensional das estruturas biológicas.

Para analisar a necessidade de reconstrução, a primeira classificação que se pode empregar é a de Misch,[1] na qual a **prótese P1** corresponde à necessidade de prótese fixa sobre implantes que componha somente a coroa clínica do elemento perdido. A **prótese P2** diz respeito à necessidade de reconstruir a coroa e parte do aspecto radicular. Uma **prótese P3** representa o protocolo clássico de Brånemark e corresponde a uma reconstrução da coroa clínica e de aspectos gengivais do(s) elemento(s) dentário(s) perdido(s).

As **próteses P4 e P5** são removíveis, implantomucossuportadas e implantorretidas e mucossuportadas, respectivamente.

No protocolo inicial de implantes osseointegrados, eles somente eram instalados em sítios cicatrizados, e disso se subentende que o padrão de perda óssea pós-exodontia já se encontrava pós-cicatrização alveolar inicial.

> **ATENÇÃO**
>
> Em casos de edentulismo parcial, as reconstruções ósseas e gengivais se fazem necessárias principalmente pela necessidade de obtenção de um quadro estético que devolva ao paciente a sua plenitude social.

Para o edentulismo total, várias abordagens reconstrutivas com implantes são apresentadas na literatura. Uma das mais empregadas é a do protocolo clássico de Brånemark, no qual são instalados 6 implantes com a confecção de uma prótese P3 de Misch.[1] Alternativas a esta metodologia foram descritas, como o emprego de implantes zigomáticos em situações de atrofias severas, a abordagem reconstrutiva com enxertos ósseos e as técnicas de levantamento de seio maxilar. Um conceito mais econômico em número de implantes, como a técnica "All-on-4", também encontra suas evidências científicas solidamente apresentadas.

Devido ao protocolo inicial de instalação, proposto por Brånemark, a maioria dos implantes ainda é instalada em sítios cicatrizados pós-exodontia, o que permite tempo para o processo de reparação de tecidos duros e moles.

⚡ Infelizmente, esse processo de reparo tem como padrão a **reabsorção do rebordo alveolar em várias dimensões**. Vários estudos avaliaram essa característica morfológica até a estabilização do volume ósseo pós-exodontia. Um dos primeiros questionamentos que se apresenta clinicamente é o de como esses tecidos irão se posicionar e se modificar após a exodontia. Para melhor responder, pode-se dividir o entendimento do processo em histológico e clínico.

Amler,[2] em um estudo em humanos, realizou uma análise dos interlocutores do processo de reparo pós-exodontia em relação ao tempo.

Volume suficiente de osso e arquitetura tecidual favorável são essenciais para obter reconstruções protéticas funcionais e estéticas com implantes. Também é fundamental conhecer sobre o processo cicatricial pós-exodontia que inclui as mudanças de contorno gengival.

⚡ **Perda de estrutura óssea** pode ocorrer previamente à exodontia ou durante o procedimento. **Danos aos tecidos ósseos e gengivais** durante o procedimento de exodontia podem resultar em ausência de osso adequado para a imediata instalação de implantes. Além disso, a **atrofia óssea** que segue o procedimento é um fenômeno bem estudado na literatura. O **processo de reabsorção óssea pós-exodontia** é mais significativo nos aspectos bucais do que no aspecto lingual/palatino.

> **PARA PENSAR**
>
> Os clínicos são normalmente desafiados por mudanças na anatomia de um sítio pós-exodontia. Quando da sua necessidade reconstrutiva, com ou sem implantes dentais, o tratamento adequado é sempre delicado, principalmente em zonas de necessidades reconstrutivas estéticas.

Schropp e colaboradores[3] realizaram um estudo clínico prospectivo com 46 dentes, durante 12 meses, que mostrou uma perda horizontal de 50% do volume dos alvéolos pós-exodontia. Esta reabsorção correspondeu a 5 a 7 mm. Dois terços da reabsorção ocorreram nos primeiros 3 meses pós-exodontias. Vários outros estudos empregaram metodologias semelhantes, ou seja, sempre com a abertura de retalhos mucoperiosteais, e também apresentam resultados semelhantes.[4,5]

Em geral, o primeiro passo na transição de um dente condenado à exodontia para uma situação de implante devidamente instalado e harmonicamente restaurado vem a ser a correta seleção de técnicas. Várias opções de tratamento foram propostas, incluindo exodontia com e sem cirurgia de preservação do alvéolo; instalação imediata de implantes; e instalação tardia de implantes com e sem procedimentos de regeneração óssea. Nesse contexto, instalação de implantes imediatos pós-exodontia é tema relevante e controverso desde os trabalhos iniciais de Lazzara[6] e Gelb.[7] Além dessas, várias técnicas são empregadas para tratar um sítio de exodontia, e podem variar desde o emprego de retalhos totais até procedimentos de enxertia sem levantamento de retalhos, emprego da combinação enxerto ósseo no *jumping gap* (espaço entre o implante e a parede óssea) e enxertia de tecido conjuntivo bucal, como descrito por Kan e colaboradores.[8]

Na região anterossuperior, faz-se necessário o desenvolvimento dos sítios cicatrizados com técnicas de enxertos, de tecidos moles e duro, sendo também, em muitas situações, recomendado o emprego de técnicas de regeneração tecidual guiada.

Não raramente, a perda do contorno ósseo bucal pode impedir que, após o correto posicionamento do implante, este fique completamente inserido em tecido ósseo. Dessa forma, as situações de contorno alveolar inadequado devem ser corrigidas, antes ou em conjunto com a instalação dos implantes, levando à indicação do uso de enxerto ósseo particulado ou não e, muitas vezes, ao recobrimento do enxerto com uma membrana estabilizada.

LEMBRETE

Para organizar os diferentes aspectos em um plano de tratamento adequado, várias classificações de defeitos ósseos foram realizadas.

A maioria das pesquisas a respeito de tecidos peri-implantares focou na natureza histológica dos tecidos epitelial, conjuntivo e ósseo. Essa informação é fundamental para o entendimento das respostas biológicas aos implantes instalados. Mais recentemente, observa-se uma preocupação com estudos clínicos para determinar de maneira regular e previsível a posição tecidual pós-injúria de instalação de implantes.

Bengazi e colaboradores[9] avaliaram uma prótese por 2 anos, após a sua colocação, e perceberam uma retração de aproximadamente 0,5 mm, com a maioria dessas recessões ocorrendo nos primeiros 6 meses. Deve-se entender que a mensuração do nível inicial de tecidos moles foi realizada na instalação das próteses e com o conceito de função imediata. Seria interessante a avaliação no momento da cirurgia de colocação do componente de prótese. Essa mensuração foi realizada em um estudo clínico, realizado por Small e Tarnow,[10] e demonstrou que, na superfície bucal, a recessão média da margem da mucosa é em torno de 1 mm e concentrada nos primeiros 3 meses, após o segundo passo cirúrgico para instalação dos cicatrizadores.

A obtenção e a manutenção da estabilidade do implante são pré-requisitos para o sucesso clínico das próteses sobre implantes. A estabilidade primária é consequência direta do contato osso/implante e depende da densidade óssea, da técnica cirúrgica e das morfologias macroscópica e microscópica do implante utilizado. A estabilidade é determinada pela resposta do tecido ósseo à cirurgia e à superfície do implante.[11]

Tradicionalmente, os implantes são submetidos a um período de cicatrização sem cargas por alguns meses, permitindo que o implante sofra osseointegração antes de ser exposto a forças externas.

Durante os últimos anos, o conceito de carga imediata tem recebido atenção. Ele é definido como a aplicação de cargas através de uma restauração com ou sem oclusão em um período de até 48 horas da instalação do implante. Se o implante recebe uma restauração sem contato oclusal, isto também é conhecido como uma restauração imediata não oclusiva e a carga provém da pressão da língua e dos lábios, e do contato com a comida, mas não de forças oclusais da dentição antagonista.[12]

Com finalidade didática, o estudo dos unitários pode ser dividido em região anterior de maxila, posterior de maxila, anterior de mandíbula e posterior de mandíbula. Cada região tem sua especificidade e, portanto, diferenças nos cuidados diagnósticos e terapêuticos.

REGIÃO ANTERIOR DE MAXILA

Após a exodontia, o padrão de reabsorção óssea provoca uma deficiência de volume tecidual que pode interferir nas características estéticas. O posicionamento tridimensional do implante nesta região foi descrito em 1999 por Saadoun e colaboradores,[13] e até os dias de hoje este vem a ser o artigo que melhor direciona a instalação de implantes para a estética. A análise da tomografia *cone beam* permite um adequado planejamento cirúrgico, e faz-se necessário o emprego de um guia cirúrgico de posicionamento e de uma sonda milimetrada. É comum a indicação de cirurgias de enxerto ósseo e de tecidos moles, assim como de regeneração óssea guiada.

REGIÃO ANTERIOR DE MANDÍBULA

Esta região é geralmente farta em altura óssea. Sua maior problemática é a discrepância entre o diâmetro do colo dos dentes a serem substituídos e o menor diâmetro de implantes a serem empregados.

Na atualidade, novas metodologias com implantes de 3 mm podem representar alternativas mais estéticas para a substituição dos incisivos inferiores por implantes. O questionamento não diz respeito só à estética; as distâncias mesodistal e vestibulolingual do espaço edêntulo também são fatores a ser considerados. A necessidade de enxertia de tecidos moles como coadjuvante do processo de instalação de implantes unitários não é rara nesta região.

REGIÃO POSTERIOR DE MANDÍBULA

Considerações sobre quantidade e qualidade ósseas para a instalação de implantes muitas vezes são sombreadas pela necessidade de se abordar a discrepância entre a área cervical do elemento dentário e o diâmetro do implante. A necessidade de tomografias *cone beam* para a localização do canal mandibular e a posição do forame mental é também um ponto crítico. Detalhes cirúrgicos devem permear a posição da artéria lingual.

No planejamento cirúrgico reconstrutivo, deve-se observar a discrepância entre o formato da prótese, principalmente de molares, e o corpo do implante. Medidas higiênicas devem ser priorizadas, para uma correta manutenção longitudinal deste tipo de terapia. O emprego de implantes curtos é frequente na região posterior de mandíbula, o que se encontra bem sedimentado na literatura.

REGIÃO POSTERIOR DE MAXILA

A região posterior de maxila apresenta duas características básicas que devem ser consideradas. A primeira é a alta probabilidade de se trabalhar em **osso com pouca densidade**, e a segunda é a **posição da parede** inferior e anterior do seio maxilar. Altura óssea, portanto, é reduzida principalmente na substituição de molares, e, em muitos casos, técnicas de levantamento de seio maxilar são recomendadas. Pela baixa densidade óssea, é recomendado um período maior entre instalação do implante e colocação de carga no mesmo.

Além das considerações sobre a qualidade e a quantidade óssea disponível, que são de interesse cirúrgico e restaurador, os aspectos oclusais são de extrema importância na região de molares.

> Substituir um molar perdido com implante representa um desafio biomecânico. Forças laterais criam um momento de flexão relativo ao implante, sobre o osso marginal, e as forças axiais causam flexão a partir do longo eixo do implante em uma direção mesodistal ou vestibulolingual. Combinados esses fatores com o fato de as forças oclusais estarem em sua maior parte na região de molares, pode-se ter um nível de estresse elevado sobre os componentes e sobre o osso. Além disso, nas restaurações unitárias cimentadas, o parafuso do pilar é o que está mais suscetível ao afrouxamento, porque o torque relativo ao eixo do implante deverá ser anulado pela própria união do parafuso, ao passo que em pontes fixas os implantes adjacentes realizam essa função.

Outros fatores devem ser levados em consideração no planejamento e execução do tratamento, tais como:

- presença de dentes naturais e implantes em um mesmo quadrante;
- inclinação da restauração;
- material restaurador;
- tipo de antagonista;
- presença de parafunções sobre implante.

Balshi e colaboradores[14] consideram esses fatores e sugerem a colocação de 2 implantes para a reposição de um primeiro molar, sempre que houver espaço suficiente.

De acordo com a literatura científica consultada, podem-se utilizar implantes osseointegrados na reposição de molares unitários permanentes nas seguintes situações:

1) presença de dentes vizinhos e espaço protético mesodistal apropriado;
2) presença de dentes vizinhos e necessidades de tratamento ortodôntico pré-implantar para corrigir o espaço mesodistal a ser restaurado;
3) utilização de implante como ancoragem ortodôntica;
4) reposição de uma raiz de molar;
5) extremo livre;
6) implante em enxerto ósseo;
7) colocação imediata pós-exodontia;
8) provisório imediato.

LEMBRETE

As diversas situações clínicas citadas devem ser consideradas durante o planejamento multidisciplinar na busca de um resultado efetivo em longo prazo.

A seguir, serão descritos alguns pontos importantes a serem avaliados durante o planejamento, considerando-se cada condição individualmente.

A **reposição unitária**, pela característica de apresentar dentes vizinhos, requer do cirurgião habilidade e segurança para a correta colocação do implante.[11] A inclinação anteroposterior e mesodistal e o posicionamento apical da plataforma do implante em relação aos dentes vizinhos são de extrema importância no resultado protético.[13]

Na **reposição de um molar unitário com implante**, as dimensões da coroa são substancialmente maiores do que o diâmetro da fixação, criando a possibilidade de movimentos de flexão em todas as direções.[15] O eixo axial do implante deve estar posicionado no centro da superfície oclusal, para aumentar a resistência biomecânica da restauração.[16]

A colocação de **implantes na região de molares** exige mudanças nos procedimentos de diagnóstico, planejamento, protocolo cirúrgico e reabilitação protética.[17]

Duas opções de tratamento podem ser consideradas; a utilização de 2 implantes de plataforma regular ou a colocação de um único implante, seja de plataforma larga ou regular. O espaço mesodistal entre os dentes vizinhos é determinante na escolha do tipo de reabilitação. Se a anatomia óssea permitir, pode-se indicar um implante com 5 mm de diâmetro com plataforma larga (wide) para suportar a restauração de um dente posterior, visto que eles aumentam a área de contato osso-implante, e a estabilidade primária.

Segundo Davarpanah e colaboradores,[18] implantes largos têm indicação para espaço de 8 a 11 mm, na região posterior, com uma altura disponível de pelo menos 8 mm.

Griffin e Cheung[19] avaliaram o índice de sucesso de implantes largos, colocados na região de molares superiores e inferiores com altura óssea reduzida. Um total de 168 implantes com 6 mm de diâmetro e 8 mm de altura foram colocados em 167 pacientes. Destes, 128 suportaram coroas unitárias. Após um acompanhamento de 68 meses, o índice de sucesso foi de 100%. Com isso, os autores concluíram que a utilização de implantes com diâmetro largo é uma **alternativa previsível** para reabilitação de áreas com pouca altura óssea e espessura adequada.

Schwartz-Arad e colaboradores[20] reabilitaram 55 pacientes com 78 implantes unitários na região de molares. Desses, 75 foram colocados na mandíbula, e o índice de sucesso após um ano de acompanhamento foi de 93,6%. Dos 6 implantes que falharam, somente um foi após a colocação de carga. Complicações protéticas, tais como perda do *abutment* e/ou da coroa, fratura do parafuso do pilar e fratura da porcelana, ocorreram em 14% dos casos.

Fugazzoto e colaboradores[21] colocaram 979 implantes, com 7 a 9 mm de comprimento, na região de molares superiores. Todos foram reabilitados com coroas unitárias. O índice de sucesso cumulativo dos implantes em função foi de 95,1%, após um acompanhamento de 84 meses.

O sistema CAD/CAM permite a reabilitação de elementos unitários sobre implantes de plataforma larga e dentes naturais com coroas totalmente cerâmicas, oferecendo resistência e estética. Os pilares de zircônia permitem a confecção de coroas individualizadas na região posterior com aplicação cerâmica diretamente sobre o pilar. Dessa forma, quando os implantes utilizados forem maiores ou iguais a 13 mm de comprimento e o travamento inicial for maior do que 35 Ncm, pode-se reabilitar de forma individual os elementos posteriores.

Em 1990, Balshi[22] sugeriu a colocação de 2 implantes na reposição do primeiro molar para compensar a pobre qualidade óssea encontrada na região posterior. A utilização de 2 implantes imita a anatomia das raízes dos molares e duplica a área de ancoragem. Outras vantagens são: eliminação do *cantilever* anteroposterior, redução das forças de rotação e redução da perda de parafusos. Entretanto, a higiene oral diária pode ser dificultada e esta é a maior limitação do uso de 2 implantes para a reposição de um elemento posterior.

Independentemente do número de implantes utilizados na reabilitação, os cuidados com a manutenção são de suma importância para a longevidade do tratamento. Os pacientes devem receber instruções de higiene oral com escovas unitufo, interdentais com revestimento plástico e fio dental superfloss. Além disso, devem ser realizadas consultas periódicas com um profissional especializado, que deverá utilizar instrumentos plásticos.

De acordo com Saadoun e colaboradores,[23] um mínimo de 12,5 a 14 mm de espaço interdental é necessário para utilizar 2 implantes regulares na reposição de um molar. Balshi e colaboradores[22] compararam o uso de um implante largo com 2 implantes regulares para a reposição de um molar unitário. O índice de sucesso cumulativo após 3 anos foi de 99%, com 0,1 mm de perda óssea marginal para um implante e 0,24 mm para 2 implantes. No entanto, o exame clínico constatou um tecido mole muito saudável, sem sangramento. A mobilidade da prótese e a perda de parafuso foram as complicações mais comuns para o grupo de um implante largo (48%) e reduziu-se a 8% no grupo de 2 implantes. Bahat e Handelsman[24] relataram índices de insucesso mais altos para implantes largos (2,3%) quando comparados com 2 implantes (1,6%) colocados na região posterior.

No sentido vertical, a relação com o dente antagonista deve apresentar um espaço mínimo de 6 mm, para permitir a colocação de um pilar e da restauração unitária. O estresse oclusal recebido pelo implante osseointegrado é muito importante para determinar o sucesso em longo prazo. A diminuição da superfície oclusal no sentido vestibulolingual reduz a carga sobre a restauração. Além disso, a diminuição da altura das cúspides reduz a carga recebida na direção horizontal. De acordo com Engelman,[25] a restauração de um molar unitário deve estar fora de oclusão nos movimentos de lateralidade e protusão, principalmente em pacientes com hábitos parafuncionais. *Cantilever mesodistal* e vestibulolingual e uma proporção coroa-implante desfavorável podem levar ao insucesso da reabilitação.

ATENÇÃO

A reposição de dentes anteriores por implantes na região anterior esbarra na necessidade do entendimento biológico de reconstrução tecidual, principalmente devido à grande demanda de resultados estéticos.

Em 2001, Groisman e colaboradores[26] realizaram um estudo de avaliação clínica com 271 implantes com cobertura de hidroxiapatita em casos de edentulismo unitário. Um ponto interessante deste estudo foi a observação de mais de 33% dos implantes instalados na região anterior superior com necessidades reconstrutivas estéticas. Esta região permite uma análise ampla do conhecimento clínico, biológico e técnico do momento atual da especialidade.

Incialmente, nas décadas de 70 e 80, quando a técnica de implantes osseointegrados era a opção para a reposição de dentes anteriores, realizava-se o procedimento de exodontia e aguardava-se 6 meses de reparo tecidual para o planejamento da instalação do implante.

Os parâmetros de sucesso não abordavam estética, e por essa razão as taxas de sucesso utilizando os parâmetros descritos por Albrektsson e colaboradores[27] eram elevadas.

Na atualidade, divide-se o tempo de instalação de implantes em três:

A) instalação tardia, como anteriormente descrito;
B) instalação precoce, quando se aguarda de 6 a 8 semanas para formação inicial de tecidos conjuntivo e epitelial que possam servir de cobertura às técnicas de regeneração óssea guiada;
C) instalação imediata, quando o implante é instalado no mesmo tempo da exodontia do elemento dentário a ser substituído.

PROVISÓRIO IMEDIATO

Recentemente, uma mudança no protocolo clássico de Brånemark tem sido sugerida. Após vários estudos realizados com o desejo de diminuir o tempo de espera para a realização da prótese sobre implante e o procedimento cirúrgico em dois estágios, surgiu a proposta de utilização da técnica de carga imediata. As primeiras publicações de carga imediata na literatura ocorreram na década de 90 e relatavam casos de pacientes edêntulos totais ou parciais. Estes relatos envolvem múltiplos implantes, unidos rigidamente por uma imediata estrutura metálica protética, resultando na diminuição da carga e deslocamentos sobre qualquer implante individual.

LEMBRETE

Na técnica de carga imediata, a aplicação da carga funcional sobre os implantes pode variar de poucas horas a alguns dias.

Atualmente, alguns autores têm relatado que a restauração imediata de um implante unitário é viável, desde que o caso seja devidamente selecionado, a fixação apresente uma boa estabilidade primária e seja feito um alívio oclusal, a fim de reduzir micromovimentos prematuros devido à carga funcional.

Dinato e colaboradores[28] sugerem que o respeito aos princípios básicos no planejamento e o conhecimento acumulado ao longo dos anos permite que, em casos selecionados, possa ser indicada a carga imediata.

A partir da década de 90, muitos pesquisadores têm trabalhado no desenvolvimento de novas texturas de superfície. Vários deles demonstraram evidências científicas que sugerem que as propriedades da superfície do implante influenciam na resposta óssea. Uma maior superfície de contato osso-implante e uma maior resistência às forças de torque frequentemente são descritas para os implantes com superfície rugosa, quando comparados com implantes de superfície lisa.[29,30] Isso implica dizer que essas superfícies conduzem a um maior sucesso em osso poroso e/ou enxertos ósseos e que o período de cicatrização é reduzido pela obtenção de resposta óssea mais favorável.[31] Misch[32] recomenda, para osso tipo I e II, o emprego de implantes com a superfície sem revestimento, e para osso tipo III e IV, implantes com tratamento de superfície.

Paciente com dentes anteriores ausentes podem se beneficiar com a carga imediata. A instalação de coroa provisória imediatamente após a instalação do implante reduz o tempo de tratamento, evita uma cirurgia de reabertura e oferece conforto imediato.

Apesar dos efeitos benéficos do emprego de cargas imediatas, elas também trazem algumas desvantagens. Por exemplo, podem provocar micromobilidade e instabilidade do implante.[33,34] Instabilidade do implante pode levar à encapsulação do implante e perda da osseointegração.[35] Embora já aplicada em implantes instalados na mandíbula para suportar pontes ou sobredentaduras retidas por barra,[36] carga imediata de implantes unitários superiores devem envolver diferentes riscos. A qualidade do osso é mais precária na maxila do que na mandíbula no contexto de alcançar a estabilidade primária do implante.[34,37,38] Assim, implantes nesta região podem ser mais suscetíveis a micromovimentos. Além disso, a distribuição de forças para os outros implantes por meio da esplintagem não é possível nos implantes unitários.

LEMBRETE

A medição do osso marginal em radiografias periapicais é geralmente aceita como um instrumento previsível e plausível para medir o real nível ósseo, pelo menos no aspecto proximal do implante. Também oferece um ponto de referência fixo a partir do momento de instalação do implante até anos depois, o que permite a realização de estudos longitudinais.

Estudos sobre carga imediata são geralmente baseados em taxas de sobrevida de implantes, sendo este, de fato, o principal resultado para a determinação do sucesso do tratamento. A **qualidade da sobrevida** é outro fator importante, particularmente em áreas estéticas.

Pode-se considerar que perda óssea peri-implantar é um fator determinante para classificar qualidade de sobrevida. Portanto, o nível do osso peri-implantar pode ser determinante do nível da mucosa peri-implantar e do resultado estético.[9,39,40] Outro aspecto é que perda óssea marginal pode induzir formação de bolsa, sendo desfavorável para a saúde dos tecidos peri-implantares em longo prazo.[41]

Na literatura, é raro observar diferenças entre sítios com implantes que receberam carga imediata e sítios com implantes que receberam protocolo de carga convencional no que diz respeito à perda óssea marginal em 6 e 18 meses após a instalação do implante. Também os valores achados foram consistentes com aqueles achados em outros estudos sobre implantes unitários imediatos ou convencionais instalados na região anterior.[42-44] Como é sabido que o nível de osso proximal do dente adjacente é altamente relevante para o nível da papila proximal do implante,[8,45,46] esses níveis ósseos também foram considerados um fator predisponente para o resultado estético. Em ambas as situações clínicas, somente um pequeno volume de perda óssea do dente adjacente foi observado durante o período de acompanhamento. É questionável o quanto esse volume afetou o nível da papila dos implantes, que ganhou altura durante o período de acompanhamento. Porém, deve-se considerar que a terapia com implantes apresenta consequências para o aspecto mediofacial dos dentes adjacentes.

Existe uma evidência crescente de que carga imediata em implantes inseridos em sítios pós-exodontia pode favorecer níveis de tecidos moles quando comparada à abordagem tardia.[46,47] Estudos mostraram que a estabilização imediata do tecido mole após a exodontia, por meio da instalação do implante e da colocação imediata de uma coroa provisória, alcançou 0,75 a 1 mm a mais de preservação dos tecidos moles. Porém, a confiabilidade desta técnica deve ser reafirmada por mais estudos clínicos.[44]

PARA PENSAR

São necessários mais testes clínicos para investigar a influência de uma coroa provisória imediata sobre os parâmetros dos tecidos moles.

No estudo de DenHartog e colaboradores,[48] todos os implantes foram instalados em sítios cicatrizados. Após a exodontia, as paredes do alvéolo sofrem uma reabsorção substancial, afetando a anatomia de tecido mole.[3] Pode ser que, em sítios cicatrizados, o efeito potencial positivo de uma coroa provisória imediata diminua. Ao usar o PES (índice de estética rosa) e o ICAI (índice de estética da coroa sobre implantes) como instrumentos para expressar a estética rosa, nenhuma diferença significativa foi observada entre implantes imediato ou convencional. O mesmo aplicado ao volume da papila avaliado com o índice de papila. Entretanto, este índice poderia estar mais relacionado ao nível ósseo do dente adjacente, como discutido anteriormente.

É importante considerar que, além da anatomia do osso[37,38] e da técnica de preparo,[49] a geometria e o comprimento do implante são fatores que influenciam a estabilidade primária. Por exemplo, no estudo de den Hartog e colaboradores,[48] os implantes eram, em sua maioria, de 16 mm de comprimento. Além disso, apresentavam superfície rugosa e desenho cônico, fatores que favorecem a estabilidade primária.[50]

A instalação de implantes imediatos pós-exodontia tem sido considerada tão previsível quanto a instalação de implantes em sítios cicatrizados, mas apresentando algumas vantagens, como número reduzido de procedimentos cirúrgicos,[6,51] redução do tempo total de tratamento e também uma possível preservação do contorno morfológico dos alvéolos.[6,52] Porém, atentando para esta última consideração, alguns estudos em animais têm mostrado resultados contraditórios, descrevendo reabsorção pronunciada da vestibular e em alguma extensão da parede lingual após a instalação do implante.[53,54]

Novaes Jr. e colaboradores[55] mostraram que características morfológicas e vasculares da crista óssea podem ter um impacto importante sobre o processo de remodelação que ocorre imediatamente após a instalação do implante. Por meio de uma análise histológica de espécimes seccionadas na direção vestibulolingual, foi observado que a largura de ambas as lâminas ósseas aumentou do terço coronal ao terço mais apical, sendo as lâminas vestibulares sempre mais finas do que as linguais. Esta característica explica, em parte, porque o osso vestibular é mais facilmente reabsorvido. De fato, as lâminas ósseas vestibulares eram constituídas por um osso mais cortical do que as lâminas ósseas linguais. No primeiro e no segundo terços coronários, esta análise da densidade óssea foi obtida pela subtração da área de osso medular da área total de osso. É interessante observar que, em algumas observações histológicas, os espaços medulares ficam em contato com o periósteo na lâmina óssea vestibular, sustentando a hipótese de que uma das principais funções do periósteo e dos vasos sanguíneos do ligamento periodontal é levar nutrientes e células para o osso alveolar.

> Convencionalmente, a cirurgia de implantes imediatos dá ênfase a algumas precauções importantes como **exodontia traumática** e **estabilidade primária** do implante, e geralmente é feita com incisões sulculares e elevação do retalho mucoperiostal. Porém, sabe-se que o deslocamento do periósteo e a descoberta do osso alveolar resultam em uma resposta inflamatória aguda e consequente reabsorção óssea.[56] **Osteoclastos** foram observados sobre as áreas cirúrgicas do osso alveolar descoberto durante as primeiras semanas de reparo ósseo. Além disso, uma informação importante a considerar é que, embora uma perda pronunciada da parede óssea vestibular tenha sido frequentemente descrita após cirurgias mucoperiostais aplicadas no tratamento periodontal de áreas dentadas, o mesmo não foi observado sobre a parede lingual mais espessa.[57]

Kim e colaboradores[58] compararam a vascularidade da mucosa peri-implantar em cirurgias com e sem abertura de retalho em cães, e mostraram que os tecidos moles ao redor dos implantes em uma cirurgia sem retalho pareciam estar livres de sinais de inflamação, enquanto aproximadamente metade dos implantes em sítios com abertura de retalho exibiu tecido adjacente, apresentando edema e sangramento à sondagem leve. Além disso, o número de vasos observados foi de 51.4±9.2 no grupo sem retalho e 38.2±8.1 no grupo com retalho. Baseado nesses achados, os autores sugeriram que a mucosa peri-implantar mais ricamente vascularizada obtida com a técnica sem retalho está diretamente relacionada a um suprimento sanguíneo aumentado ao redor do implante, o que pode aumentar a resistência à inflamação e à reabsorção óssea bucal.

CONSIDERAÇÕES FINAIS

O planejamento protético com implantes unitários inicia-se com a obtenção de modelos de estudo e enceramento diagnóstico para que se possa definir a anatomia final do dente a ser reabilitado.
Em seguida, exames por imagem, como radiografia periapical e tomografia computadorizada de feixe cônico, devem ser solicitados para avaliar a quantidade e qualidade óssea, bem como definir a técnica cirúrgica a ser empregada.

O posicionamento tridimensional do implante é fundamental para o sucesso restaurador. Dessa forma, deve-se confeccionar um guia cirúrgico baseado na anatomia do dente a ser reabilitado.

No momento da colocação do implante, deve-se definir pelo provisório imediato ou tardio. Se for possível reabilitar o paciente imediatamente, pode-se colocar um pilar pré-fabricado ou moldar diretamente a plataforma do implante para personalizar o pilar.

A seguir, será apresentado um caso clínico abordando as fases clínicas e laboratoriais, para que o leitor possa acompanhar todo processo de uma reabilitação unitária sobre implante (Figs. 6.1 a 6.3).

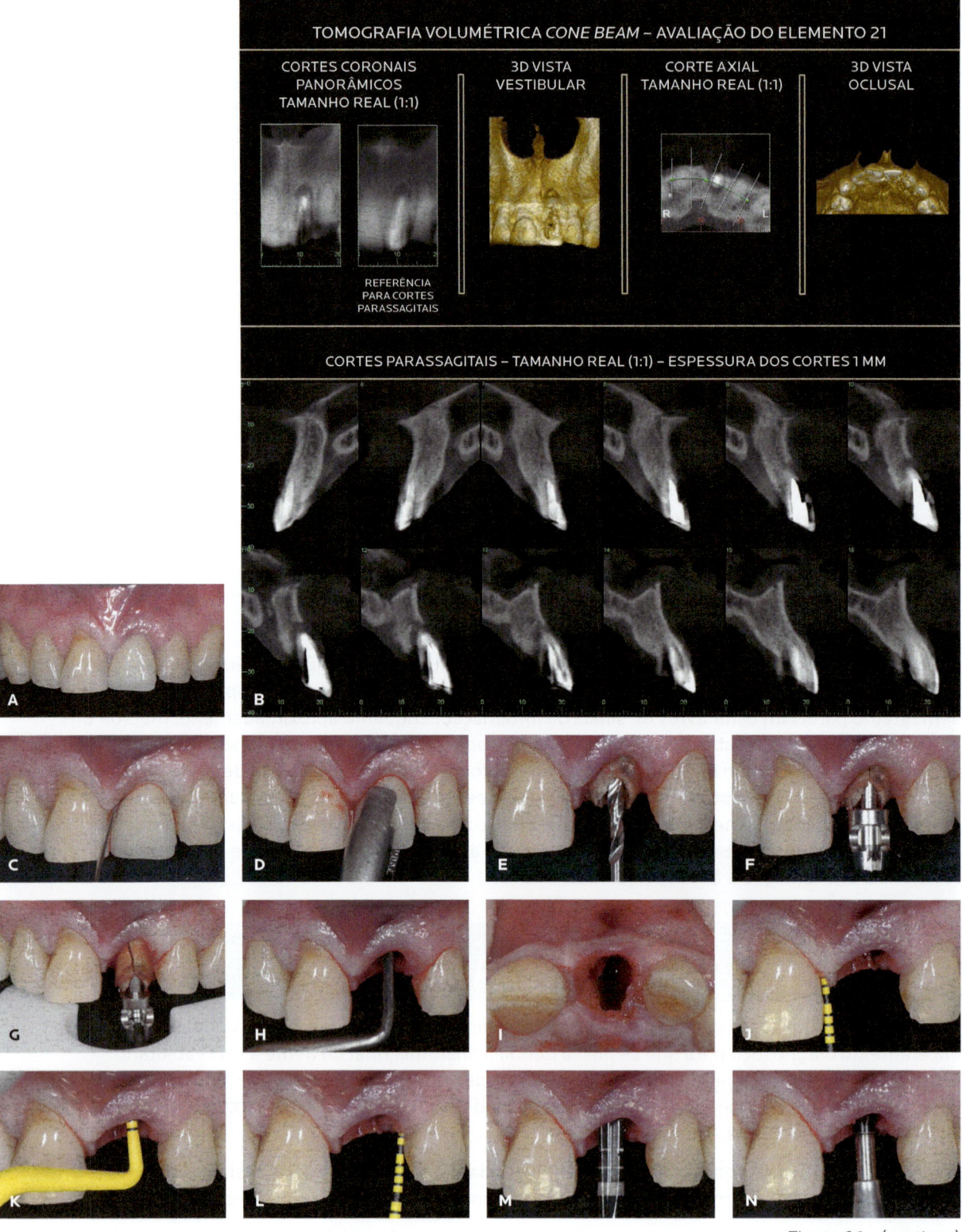

Figura 6.1 – (continua)

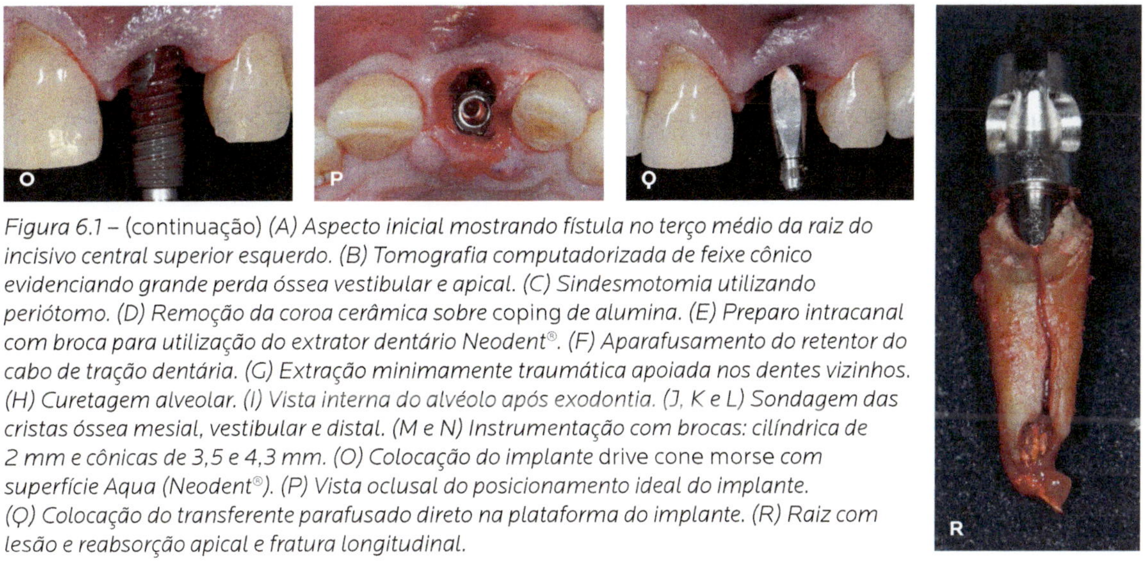

Figura 6.1 – (continuação) *(A) Aspecto inicial mostrando fístula no terço médio da raiz do incisivo central superior esquerdo. (B) Tomografia computadorizada de feixe cônico evidenciando grande perda óssea vestibular e apical. (C) Sindesmotomia utilizando periótomo. (D) Remoção da coroa cerâmica sobre* coping *de alumina. (E) Preparo intracanal com broca para utilização do extrator dentário Neodent®. (F) Aparafusamento do retentor do cabo de tração dentária. (G) Extração minimamente traumática apoiada nos dentes vizinhos. (H) Curetagem alveolar. (I) Vista interna do alvéolo após exodontia. (J, K e L) Sondagem das cristas óssea mesial, vestibular e distal. (M e N) Instrumentação com brocas: cilíndrica de 2 mm e cônicas de 3,5 e 4,3 mm. (O) Colocação do implante* drive cone morse *com superfície Aqua (Neodent®). (P) Vista oclusal do posicionamento ideal do implante. (Q) Colocação do transferente parafusado direto na plataforma do implante. (R) Raiz com lesão e reabsorção apical e fratura longitudinal.*

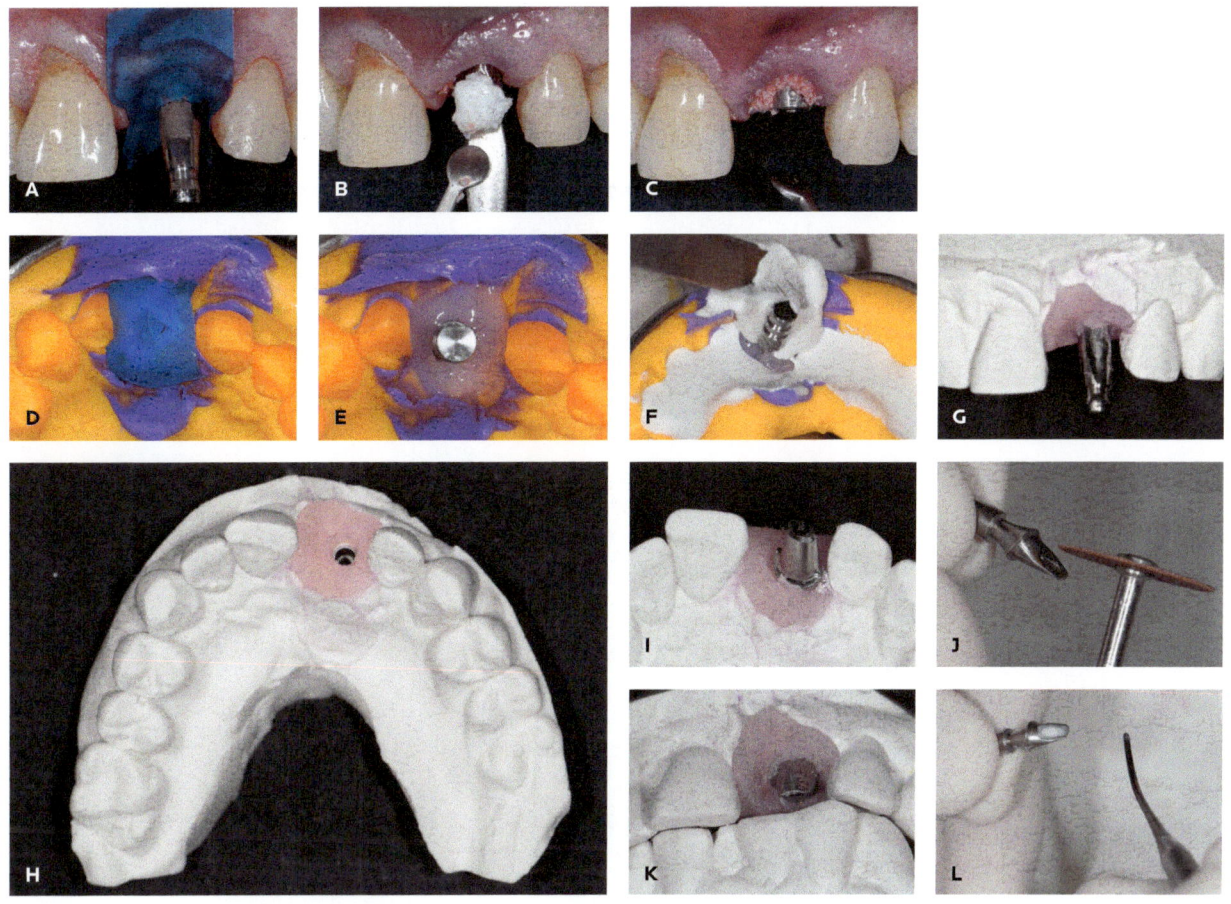

Figura 6.2 – (continua)

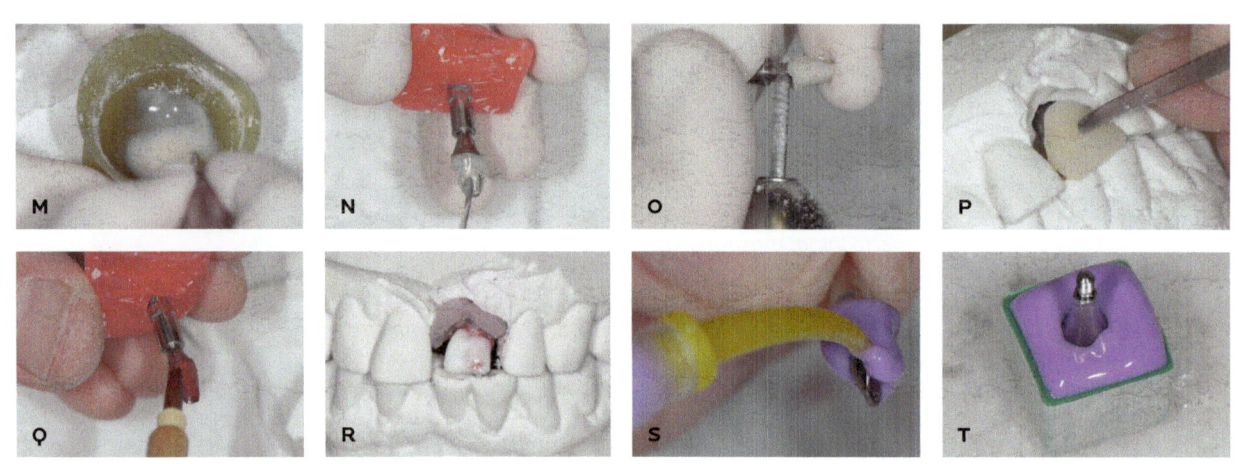

Figura 6.2 – (continuação) *(A) Proteção com lençol de borracha para evitar que o material de moldagem extravase para o interior do alvéolo. (B e C) Preenchimento do espaço vazio entre o implante e o alvéolo (jumping gap) com substituto ósseo derivado do componente mineral de ossos bovinos (GeistlichBio-Oss). (D) Lençol de borracha no interior do molde realizado com silicone por adição regular em boca e pesado na moldeira de estoque (Elite H-D Zhermack). (E) Colocação do transferente aparafusado no análogo no interior do molde e aplicação da gengiva artificial (Gingifast-Zhermack). (F) Vazamento do gesso (Elite Rock – Zermack). (G) Modelo de trabalho com gengiva artificial e munhão de transferência. (H) Vista oclusal do modelo de trabalho e análogo do implante de plataforma* cone morse. *(I) Seleção da altura do pilar anatômico (Neodent®) no modelo de gesso. (J) Personalização do pilar anatômico. (K) Prova do pilar com os modelos de gesso articulados. (L, M, N, O e P) Proteção da entrada do parafuso no pilar para confecção do casquete e coroa provisória. (Q e R) Matriz em resina do* coping *para futuro escaneamento. (S e T) Moldagem do pilar anatômico personalizado com silicone leve (Elite H-D Zhermack) para confecção do troquel.*

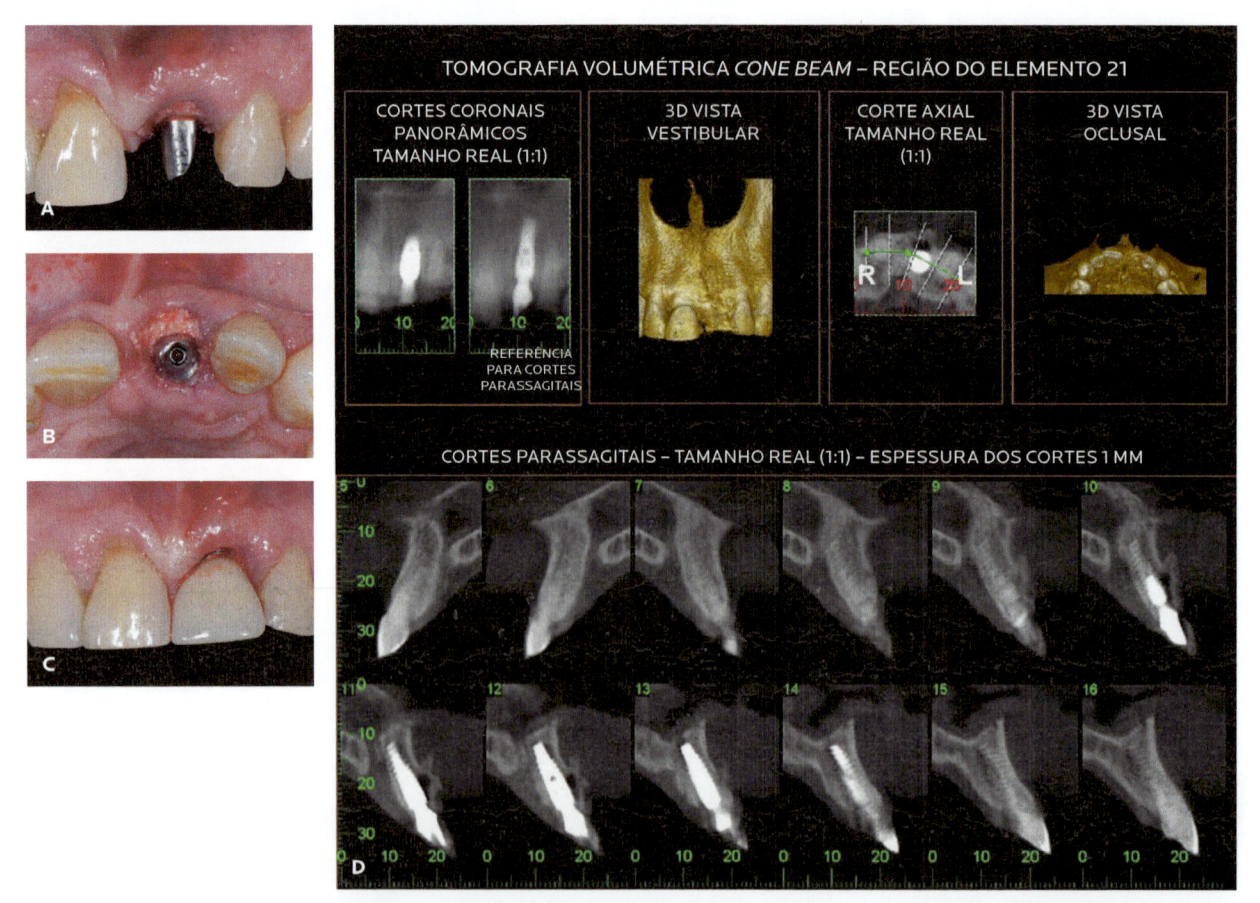

Figura 6.3 – (continua)

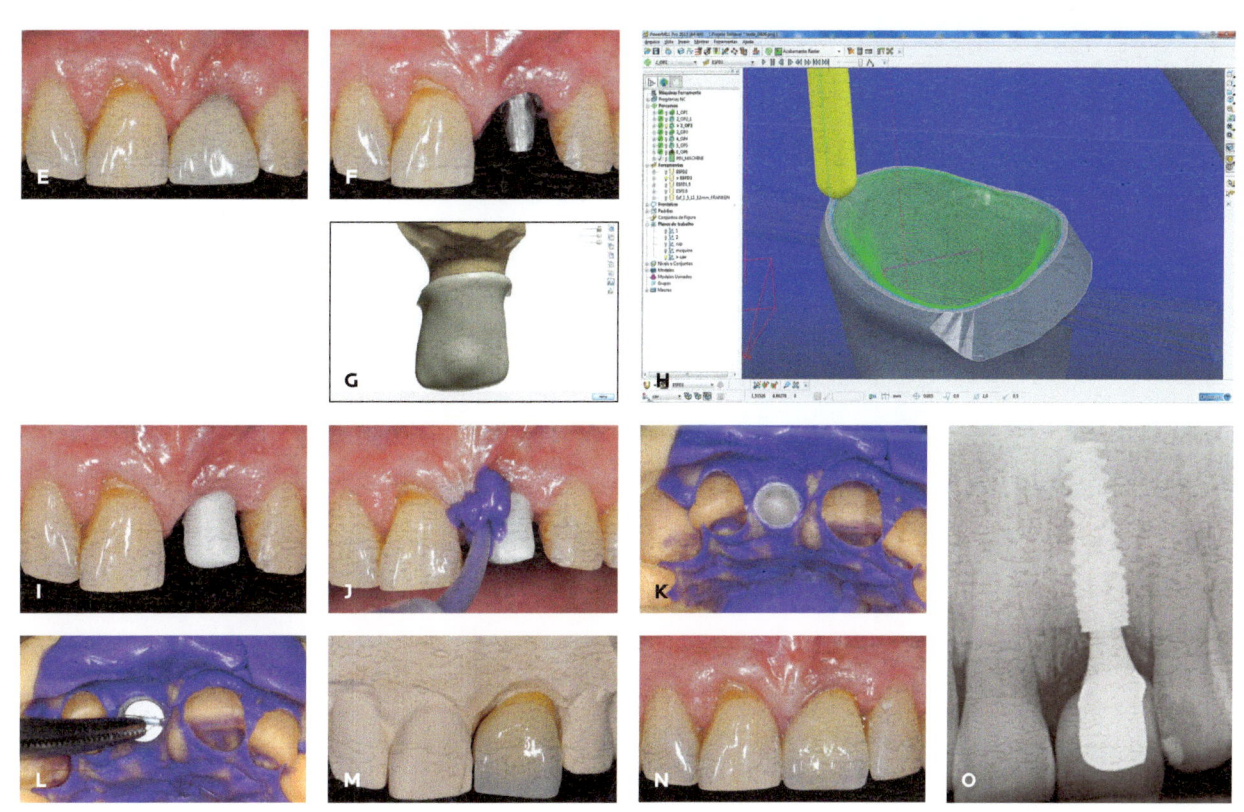

Figura 6.3 – (continuação) *(A e B) Vistas vestibular e oclusal do posicionamento do pilar e do preenchimento do gap com biomaterial (GeistlichBio-Oss). (C) Provisório com sub-contorno vestibular para não interferir na cicatrização do tecido mole (TPD Sérgio Sá Carneiro). (D) Tomografia computadorizada para controle pós-operatório. (E) Cicatrização tecidual 7 dias após a cirurgia. (F) Cicatrização tecidual 120 dias após a cirurgia. (G) Desenho virtual do coping para ser usinado em zircônia (TPD Roberta Casarini). (H) Programa de computação gráfica na central de usinagem da Neodent®. (I) Prova do coping em zircônia. (J, K e L) Transferência do coping para o modelo de trabalho com silicone regular e pesado (Elite H-D Zhermack). (M) Características da porcelana aplicada no laboratório Dinato (TPD Simone Mello). (N) Aspecto clínico final. (O) Radiografia após cimentação da porcelana (RelyxLuting 3M-ESPE).*

7

Reabilitação múltipla anterior e posterior

LEANDRO SOEIRO NUNES
THIAGO REVILLION DINATO
MAGLIANE LUIZA FREDDO
JOSÉ CÍCERO DINATO

OBJETIVOS DE APRENDIZAGEM:

- Conhecer as técnicas de reabilitação na maxila anterior e posterior e na mandíbula anterior e posterior.
- Identificar o número de implantes indicado para cada situação, de acordo com o número de dentes ausentes.

ATENÇÃO

O tratamento de edêntulos parciais está se tornando cada vez mais frequente. Assim, considerações de ordem biomecânica acerca de tais planejamentos têm adquirido elevado grau de importância.

A utilização de implantes osseointegrados na odontologia foi originalmente introduzida por Brånemark e colaboradores,[1] para o tratamento de pacientes **edêntulos totais**, que receberam de 4 a 5 fixações na mandíbula e uma prótese fixa sobre os implantes. Desde então, diversos trabalhos foram publicados, confirmando o **sucesso dos resultados** decorrentes de tal procedimento.[2-7]

Os bons resultados obtidos com as reabilitações de pacientes totalmente edêntulos possibilitaram a utilização dos implantes osseointegrados em pacientes **parcialmente edêntulos**, e diversos autores têm demonstrado que resultados similares podem ser obtidos.

Lindh e colaboradores[8] publicaram uma metanálise de pacientes parcialmente edêntulos que receberam implantes osseointegrados e relataram um índice de sucesso de 85,7% e um índice de sobrevivência de 93,6% após 6 a 7 anos. Lekholm e colaboradores[9] reportaram um índice de sucesso de 92,6% após 10 anos de acompanhamento de implantes maquinados utilizados em casos parciais.[18] No estudo de Naert e colaboradores,[10] pacientes com edentulismo parcial receberam 1.956 implantes lisos e foram acompanhados por 16 anos, apresentando um índice de sucesso cumulativo de 91,4%.

Com a evolução dos tratamentos da superfície dos implantes, bem como das modificações nos desenhos das fixações, alguns autores têm apresentado índices de sucesso de 99% em pacientes parcialmente edêntulos com até 7 anos de acompanhamento.[11,12]

No tratamento de pacientes parcialmente edêntulos, algumas condições que diferem das de pacientes totalmente edêntulos e com ausências unitárias devem ser consideradas.

- Segundo Rangert e Sullivan,[13] as restaurações protéticas sobre implantes em edêntulos parciais são mais suscetíveis à sobrecarga biomecânica do que as restaurações de arcos totais, pois apresentam, muitas vezes, uma distribuição mais linear na posição dos implantes.

- Além disso, alguns estudos relataram que a microbiota existente nos dentes adjacentes pode causar algum grau de contaminação na superfície dos implantes ou componentes protéticos.[14]

No estudo de Lekholm e colaboradores,[15] os pilares de próteses de edêntulos parciais, quando comparados com pilares de próteses sobre implantes de pacientes totalmente edêntulos, apresentaram um número maior de bastonetes e espiroquetas. Pode-se presumir que o maior número de patógenos observados acarreta maior risco de problemas aos tecidos peri-implantares em edêntulos parciais, em um acompanhamento de longo prazo, possibilitando que patógenos periodontais dos dentes adjacentes possam infectar a região dos implantes.

Nos casos de edentulismo parcial, um adequado número e distribuição dos implantes são fatores cruciais para a obtenção de sucesso. Portanto, alguns pontos importantes devem ser avaliados, tais como:

- número e o posicionamento dos dentes a serem repostos;
- grau de reabsorção residual da crista óssea;
- espaço disponível;
- aspectos oclusais;
- demanda estética.

Para facilitar o entendimento das reabilitações parciais utilizando implantes, este capitulo está dividido em maxila anterior e posterior e em mandíbula anterior e posterior.

> **ATENÇÃO**
>
> Algumas decisões devem ser tomadas considerando-se número, tamanho, localização e distribuição dos implantes, e todo esse contexto é determinado pela **qualidade e quantidade óssea** nos sítios que receberão os implantes e, principalmente, pela reabilitação protética.

MAXILA ANTERIOR

A reabilitação da maxila anterior com implantes é considerada um **procedimento complexo**, que requer uma execução precisa, baseada em um planejamento pré-operatório completo e guiado pela reabilitação protética.

Modelos de estudo, enceramentos diagnósticos e exames de imagem são fundamentais para a definição da abordagem que será realizada, antes mesmo da instalação do implante. Sendo assim, a anatomia local, a dimensão dos espaços edêntulos, bem como as condições dos tecidos adjacentes exercem um papel fundamental durante o diagnóstico e planejamento.

A definição de fatores de risco na região anterior da maxila incluem:

1. expectativas do paciente;
2. altura da linha do sorriso;
3. biótipo gengival;
4. forma dos dentes adjacentes;
5. condições periodontais dos dentes adjacentes ao espaço edêntulo;
6. espessura dos tecidos duros e moles na área edêntula;
7. altura dos tecidos duros e moles na área edêntula;
8. se fumante ou não.

Tais critérios podem ser utilizados para a criação de um perfil de risco e auxiliam o profissional e o paciente a entender a complexidade do caso e o potencial de sucesso da reabilitação sobre implantes.

Em 2004, Buser e colaboradores[17] fizeram algumas considerações anatômicas e cirúrgicas capazes de interferir na otimização da **estética** em restaurações sobre implante na região anterior da maxila. Tendo em mente as desastrosas situações clínicas que podem decorrer de insucessos cirúrgicos nessa região, é importante estabelecer um parecer clínico e definir com clareza os parâmetros associados a bons resultados estéticos na maxila anterior. Nessa área, o clínico frequentemente se depara com **situações teciduais deficientes**, causadas por condições anatômicas e patológicas, e elas, em geral, requerem procedimentos de aumento ósseo e/ou de tecido mole.

> **LEMBRETE**
>
> A manipulação de tecidos moles, a precisa colocação do implante em um plano tridimensional e o acompanhamento dos procedimentos realizados representam uma variedade de desafios para o profissional.

No que diz respeito às **estruturas anatômicas**, a estética dos tecidos moles peri-implantares depende significativamente de duas estruturas ósseas de suporte: a altura da crista óssea alveolar dos dentes adjacentes e a altura e espessura da parede óssea vestibular.

Considerando os **fatores iatrogênicos**, o correto posicionamento do implante nas dimensões vestibulolingual, mesodistal e apicocoronal é a chave para o sucesso do tratamento estético.

> **ATENÇÃO**
>
> O mal posicionamento do implante pode resultar em recessão de tecido mole, potenciais complicações estéticas, fonéticas e de higiene na restauração protética e interferir significativamente no processo de formação de papila.

Com relação à **anatomia local**, atualmente as tomografias computadorizadas *cone beam* oferecem excelentes ferramentas para o diagnóstico correto da quantidade de tecido ósseo disponível. Por ser um exame tridimensional, ele consegue avaliar tanto a espessura óssea quanto a altura óssea disponível. Já nas radiografias periapicais e panorâmicas, somente a altura óssea pode ser definida, e como a reabsorção da maxila após perdas dentárias ocorre primeiramente no sentido horizontal, esses exames não são adequados para o planejamento da colocação de implantes na região anterior da maxila. De acordo com a quantidade óssea disponível, pode-se definir a necessidade de enxertos ósseos prévios à colocação dos implantes ou algum procedimento de regeneração óssea guiada (ROG), associado à colocação dos implantes.

Um passo importante no planejamento da reabilitação é a mensuração dos espaços mesodistais disponíveis, bem como a relação entre o número de implantes e a quantidade de dentes ausentes.

> A colocação da plataforma do implante em local muito próximo ao dente adjacente pode causar **reabsorção da crista alveolar, com futura redução da altura da papila**.[18] Além disso, o perfil de emergência da restauração fica prejudicado, resultando em longos pontos de contato e em um resultado estético final insatisfatório. Portanto, é recomendada uma distância de 1,5 a 2 mm entre a plataforma do implante e a raiz do dente adjacente, para a manutenção da crista óssea junto à raiz e um adequado contorno da reabilitação.[19] Já entre 2 implantes adjacentes, esta distância deve ser de 3 a 4 mm, para minimizar a perda óssea marginal e permitir a criação de uma papila entre os implantes.[20] Nos casos de implantes com pilares de diâmetro reduzido, essa distância pode ser de até 2 mm sem causar maiores danos à estrutura óssea peri-implantar.

O **diâmetro dos implantes** que serão utilizados também é um fator extremamente importante no planejamento das reabilitações na região anterior da maxila. Os implantes de plataforma larga não devem ser utilizados nesta região, pois não oferecem um adequado perfil de emergência para as reabilitações anteriores, e, geralmente, não há adequada espessura óssea para implantes largos na região anterior da maxila. Assim, deve-se optar por implantes de plataforma regular ou estreita, que oferecem adequado suporte mecânico, bom perfil de emergência e permitem maior previsibilidade na manutenção dos tecidos duros e moles adjacentes.

Em uma revisão da literatura sobre o momento de carga em implantes utilizados nas reabilitações anteriores em pacientes parcialmente edêntulos, definiu-se como:

- **RESTAURAÇÃO IMEDIATA:** quando as próteses provisórias são colocadas em até 48 horas após a colocação do implante;
- **RESTAURAÇÃO PREMATURA:** quando as próteses são instaladas entre 48 horas e 12 semanas após a colocação do implante;
- **RESTAURAÇÃO CONVENCIONAL:** quando as próteses são instaladas após 3 meses da instalação do implante.

Os resultados demonstraram índices de sucesso de 97,1% para as restaurações imediatas sem contato oclusal; 92,8% para restaurações imediatas com contato oclusal; 98,9% para restaurações prematuras; 100% para restaurações convencionais.[21]

A seguir, seguem algumas opções de reabilitação para a região anterior da maxila, de acordo com o número de dentes ausentes:

Noções de Prótese Sobre Implante

- **2 DENTES:** 2 implantes ou 1 implante e 1 *cantilever*
- **3 DENTES:** 2 implantes e 1 pôntico ou 2 implantes e 1 *cantilever*
- **4 DENTES:** 2 implantes e 2 pônticos; 2 implantes e 2 *cantilevers*; 2 implantes, 1 pôntico e 1 *cantilever*
- **5 DENTES:** 3 implantes e 2 pônticos
- **6 DENTES:** 3 implantes e 3 pônticos ou 4 implantes e 2 pônticos

É importante ressaltar que, embora a utilização de *cantilevers* (elementos suspensos em balanço) seja uma opção restauradora, a sua indicação fica restrita aos casos em que não seja possível a indicação de pônticos (elementos suspensos apoiados em um retentor de cada lado).

O caso clínico 7.1 (Fig. 7.1) demonstra a reabilitação parcial fixa após a perda de 3 dentes, na qual foram instalados 2 implantes e 1 pôntico.

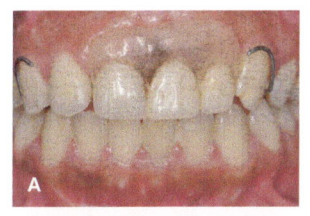

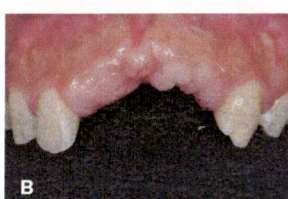

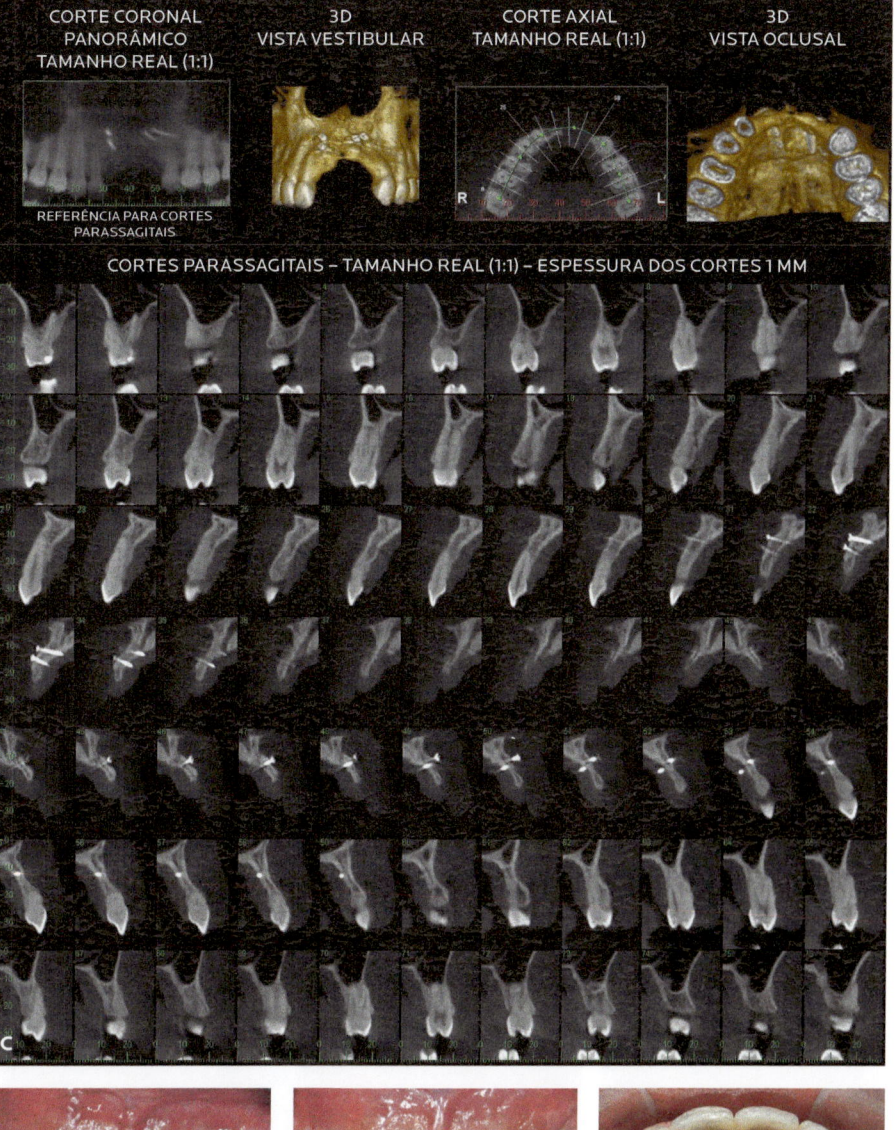

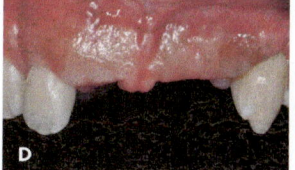

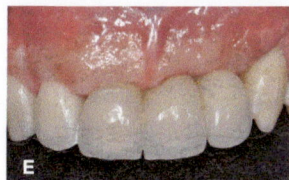

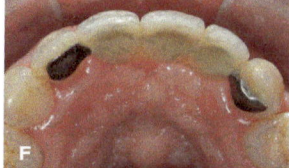

Figura 7.1 – (continua)

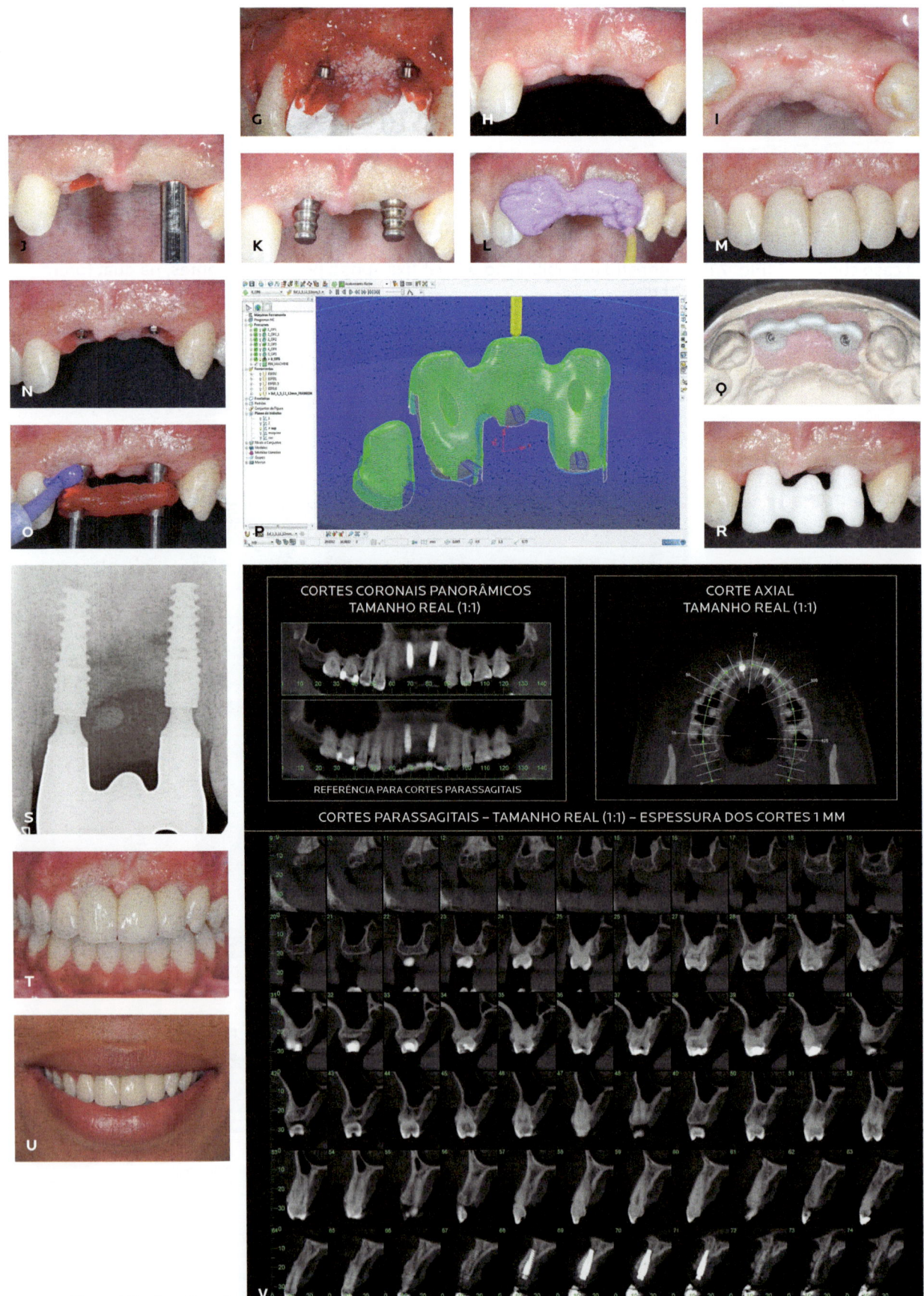

Figura 7.1 – (continua)

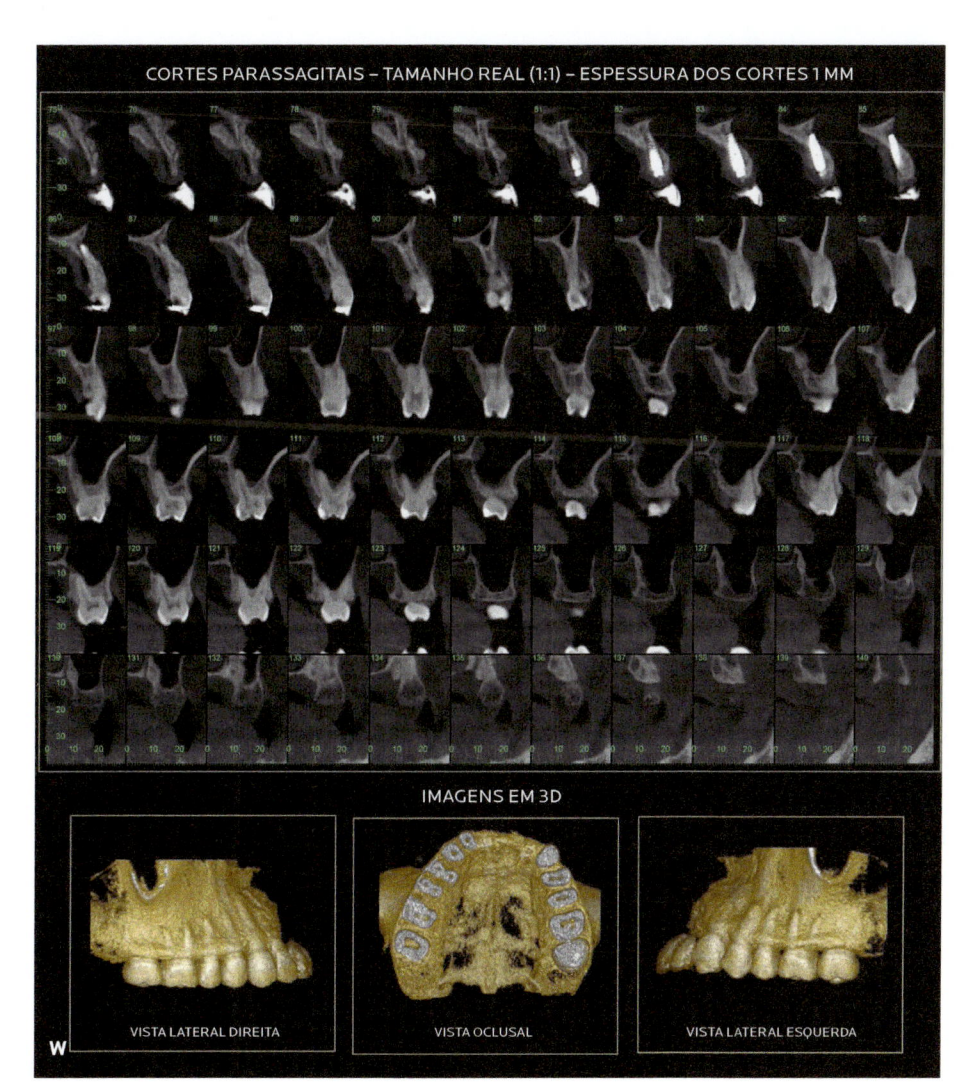

Figura 7.1 – (continuação) (A) Aspecto inicial da paciente usando uma prótese parcial removível provisória. (B) Vista frontal do rebordo alveolar. (C) Tomografia inicial evidenciando que a paciente apresenta enxerto ósseo autógeno realizado anteriormente sem sucesso. (D) Vista frontal após cirurgia de reconstrução alveolar realizada com biomaterial e membrana. (E) Prótese adesiva temporária utilizada durante período de cicatrização (F) Vista oclusal da prótese adesiva temporária. (G) Instalação de 2 implantes e enxerto com biomaterial e membrana. (H) Aspecto clínico após cicatrização do tecido mole. (I) Vista oclusal mostrando o aumento de volume obtido com o procedimento de regeneração óssea guiada. (J) Cirurgia de reabertura com bisturi circular. (K) Transferentes de moldeira fechada em posição. (L) Moldagem com silicone de adição (Elite H-D - Zhermack) para a confecção do provisório. (M) Instalação do provisório após a cirurgia de reabertura. (N) Aspecto saudável do tecido mole ao redor dos pilares. (O) Moldagem com transferentes de moldeira aberta unidos com resina para a confecção de um modelo de precisão e da prótese definitiva após 60 dias da reabertura. (P) Desenho virtual da infraestrutura protética para posterior usinagem. (Q) Vista oclusal da estrutura em zircônia, detalhe para o posicionamento ideal dos implantes (CAD/CAM – Sistema NeoShape®). (R) Prova da estrutura de zircônia em boca. (S) Avaliação radiográfica da adaptação da estrutura de zircônia. (T) Aspecto clínico final da prótese de cerâmica sobre zircônia. (U) Harmonia final do sorriso. (V e W) Tomografias finais apresentando ganho de volume ósseo na região. (Trabalho realizado pela técnica em prótese dentária [TPD] Roberta Casarin.)

MAXILA POSTERIOR

A região posterior da maxila apresenta algumas características peculiares que devem ser levadas em conta durante a fase de planejamento. O trabeculado ósseo nesta região oferece menor resistência à ancoragem do implante e, consequentemente, se obtém menor estabilidade primária. As forças oclusais também são maiores na maxila posterior do que na região anterior, e implantes de diâmetro regular ou largo são preferidos em relação aos implantes estreitos.[22]

> Altura óssea reduzida e baixa densidade óssea são as limitações mais comuns para a colocação de implantes osseointegrados na região posterior da maxila. Inadequada altura óssea para a colocação de implantes pode ser causada pela pneumatização do seio maxilar ou reabsorção do rebordo alveolar.[23] A reabsorção da maxila posterior geralmente ocorre nas três dimensões, assim, uma limitada quantidade óssea pode ser encontrada não somente verticalmente, mas também no plano horizontal.

Nunes e colaboradores[16] demonstraram que a altura óssea na região posterior decresce de pré-molar para molar, com um alto número de áreas com insuficiente altura óssea para a colocação de implantes. Esse estudo, realizado em 122 tomografias do tipo *cone beam*, demonstrou elevada percentagem de regiões na maxila posterior com altura óssea alveolar menor do que 5 mm (54,12% nos primeiros molares e 44,64% nos segundos molares).[24]

> Após o preparo do sítio do implante, este deve estar idealmente circundado por osso, e o osso vestibular deve apresentar pelo menos 1 a 2 mm de espessura, a fim de permitir adequado suporte para o tecido mole e evitar a reabsorção da parede óssea vestibular.

Com o objetivo de manter pelo menos 1 mm de osso ao redor do implante, a escolha do comprimento e do diâmetro a serem utilizados deve basear-se nos exames de imagem pré-operatórios. A escolha de determinado diâmetro de implante é baseada na espessura óssea disponível e, na região posterior da maxila, geralmente há adequada espessura óssea para colocação de implantes com diâmetro regular. Se não houver, é necessário realizar procedimentos adicionais para ganho de volume horizontal prévio ou durante a colocação do implante. Tais procedimentos incluem enxertos ósseos em bloco, *splitcrest* e regeneração óssea guiada.

Diversas abordagens, como **implantes inclinados**, **implantes curtos** e **enxertos no seio maxilar**, têm sido descritas na literatura com o objetivo de superar obstáculos anatômicos, entre eles inadequada altura óssea e pneumatização do seio maxilar.[25-28]

Os **implantes curtos** são utilizados para simplificar a técnica cirúrgica em situações alveolares comprometidas e para evitar interferências em estruturas anatômicas vitais, minimizando o trauma cirúrgico e os riscos associados.

Srinivasan e colaboradores[29] realizaram um estudo para avaliar a eficácia e a previsibilidade nos resultados de tratamentos com implantes dentais curtos (< 8 mm), avaliando os índices de sucesso e comparando-os com aqueles com mais de 10 mm de comprimento. Segundo os autores, não há relação cientificamente estabelecida entre o tamanho do implante e seu índice de sucesso, já que as forças funcionais demonstram estar concentradas na crista óssea peri-implantar e não ao longo do comprimento do implante. Eles sugerem, ainda, que implantes mais longos são mais propensos a complicações mecânicas por causa de sua rigidez, enquanto implantes curtos permitem a flexão dentro de osso, induzindo uma efetiva quebra do estresse. Os resultados dos tratamentos associados ao uso de implantes curtos dependem de parâmetros multifatoriais, tais como a qualidade e a densidade óssea e a superfície das fixações. Os estudos relataram um número significativamente superior de falhas na região posterior de maxila (n = 297, falhas = 13) em comparação com a região posterior de mandíbula (n = 826, falhas = 19).[30] O estudo em questão fornece provas suficientes da previsibilidade do tratamento com implantes curtos e superfície rugosa na reabilitação de edêntulos parciais e totais, fato que pode contribuir significativamente para simplificar a terapia com implantes, especialmente no que diz respeito às regiões posteriores do arco.

Por sua vez, o levantamento do assoalho do seio maxilar e a enxertia deste local é um procedimento bem aceito na literatura, sendo o procedimento mais comumente utilizado para aumentar o volume ósseo insuficiente na maxila posterior. Esta técnica foi primeiramente publicada por Boyne e James,[31] os quais utilizaram osso autógeno removido da crista ilíaca para o preenchimento da nova cavidade produzida após o acesso de Caldwell-Luc e levantamento da membrana Schneideriana do assoalho do seio maxilar.

Aghaloo e Moy[32] realizaram, de 1980 a 2005, uma revisão sistemática na literatura sobre procedimentos de enxertos e concluíram que o levantamento do assoalho do seio maxilar é um procedimento previsível, bem documentado, e os índices de sucesso dos implantes colocados no osso enxertado, independentemente do material utilizado, são similares ou melhores do que no osso não enxertado.

A colocação dos implantes osseointegrados pode ser realizada no mesmo momento da enxertia (técnica simultânea) no seio maxilar ou em um segundo estágio (técnica em dois estágios). O rebordo alveolar residual deve oferecer suficiente resistência para a obtenção de estabilidade primária, portanto, é recomendada uma altura óssea mínima de 5 mm quando se realiza a instalação do implante simultaneamente com o levantamento do assoalho do seio maxilar. Quando a altura óssea remanescente é menor do que 5 mm, recomenda-se uma abordagem em dois estágios, ou seja, primeiro realiza-se a enxertia e somente após o período de cicatrização realiza-se a instalação dos implantes.

As distâncias entre dentes adjacentes e implantes que serão colocados na região posterior da maxila devem seguir as mesmas recomendações citadas anteriormente, que incluem 1,5 a 2 mm entre implante e dente e 3 a 4 mm entre 2 implantes adjacentes.[18-20] Com base nessas medidas e na área edêntula, deve-se planejar o número de implantes adequado para a reabilitação de cada espaço edêntulo, conforme a seguir:

> **ATENÇÃO**
>
> Normalmente a reabilitação protética pode terminar em primeiro molar, mas, dependendo do antagonista, a prótese pode ir até o segundo molar.

- **2 DENTES:** 2 implantes
- **3 DENTES:** 2 implantes e 1 pôntico ou 2 implantes e 1 *cantilever*
- **4 DENTES:** 2 implantes e 2 pônticos ou 3 implantes e 1 pôntico ou 4 implantes

O caso clínico 7.2 (Fig. 7.2) apresenta a solução protética de duas situações distintas. No lado direito, a perda de 2 dentes reabilitados com 2 implantes; no lado esquerdo, a perda dos dentes posteriores reabilitados com 2 implantes e uma prótese parcial fixa de 3 elementos.

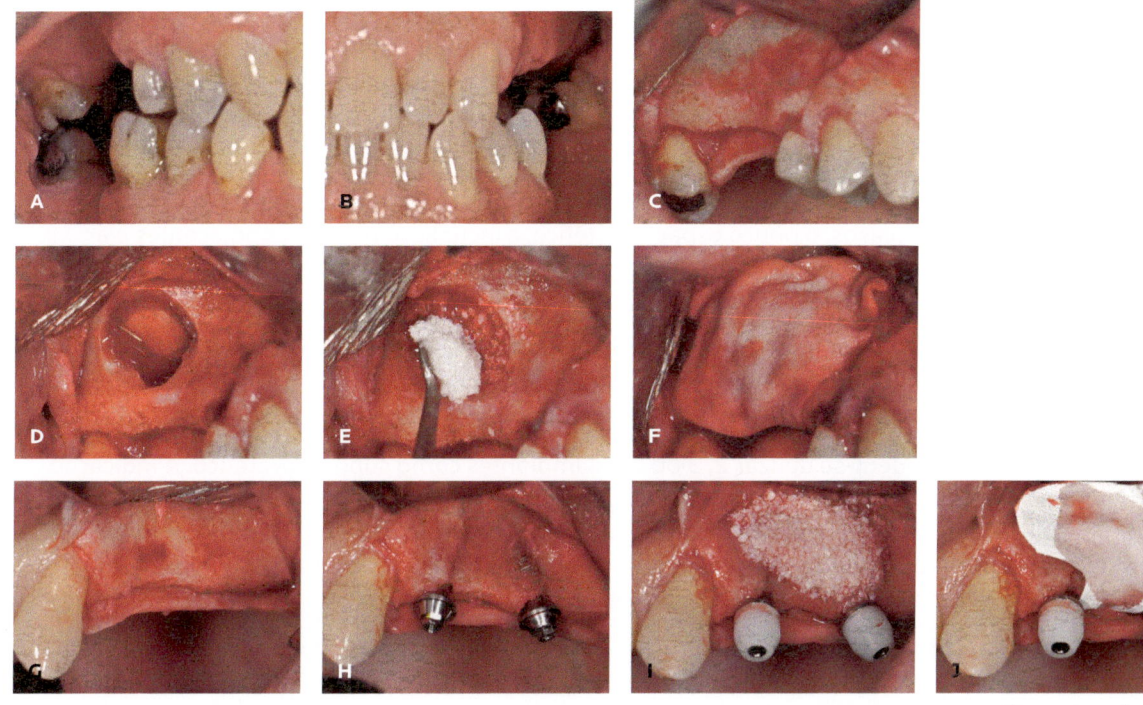

Figura 7.2 – (continua)

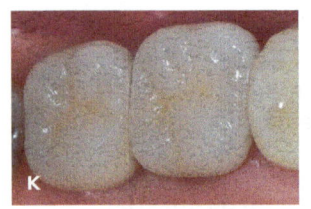

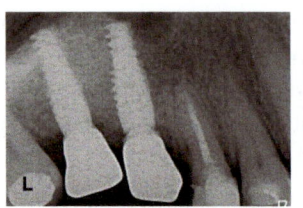

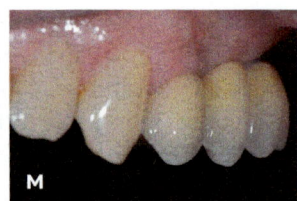

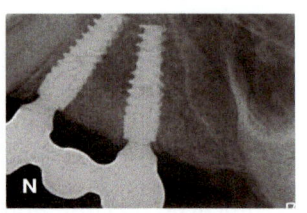

Figura 7.2 – (continuação) (A) Aspecto clínico após a perda dos elementos 15, 16 e 47. (B) Aspecto clínico após a perda dos elementos 14 a 17, 36 e 37. (C) Descolamento mucoperiostal para acesso ao seio maxilar. (D) Acesso de Caldwell-Luc e levantamento da membrana Schneideriana do assoalho do seio maxilar. (E) Preenchimento da cavidade do seio maxilar com biomaterial (Geistlich Bio-Oss). (F) Recobrimento da área enxertada com membrana de colágeno (Geistlich Bio-Gide). (G) Descolamento mucoperiostal para visualização do rebordo alveolar. (H) Instalação de 2 implantes Drive e 2 minipilares cônicos (Neodent®). (I) Recobrimento com biomaterial (Geistlich Bio-Oss) da fenestração óssea para aumento de volume. (J) Recobrimento com membrana de colágeno (Geistlich Bio-Gide). (K) Reabilitação final, lado direito, com coroas unitárias de porcelana sobre copings de zircônia fabricadas no sistema CAD/CAM NeoShape® (TPD Simone Mello) (L) Controle radiográfico final. Observa-se qualidade do enxerto, quantidade óssea ao redor dos implantes Drive (Neodent®) e a precisa adaptação das coroas sobre os pilares. (M) Reabilitação com prótese parcial fixa metalo-cerâmica, lado esquerdo (TPD Simone Mello). (N) Controle radiográfico final.

MANDÍBULA ANTERIOR

LEMBRETE

Conforme salientado anteriormente, para que seja possível definir o melhor plano de trabalho em cada tratamento, é fundamental que sejam realizados uma detalhada anamnese, modelos de estudo, enceramento diagnóstico e um adequado diagnóstico por imagem. Os implantes utilizados como suportes na região anterior da mandíbula devem ser de diâmetro regular ou estreito.

Os resultados da aplicação de implantes como retentores protéticos estão intimamente relacionados ao seu **adequado posicionamento tridimensional**. Respeitar as distâncias entre dentes ou implantes adjacentes e preservar a tábua óssea vestibular e o posicionamento apical do implante contribuem para o fracasso ou o sucesso estético, fonético, biomecânico e higiênico das reabilitações implantossuportadas, em curto e longo prazo.

As reabilitações protéticas sobre implantes mais comuns na região anterior da mandíbula são decorrentes da perda dos incisivos inferiores por doença periodontal. Nos casos de ausência de 2 elementos dentários nessa região, pode-se indicar a colocação de 2 implantes reabilitados com coroas protéticas unidas ou a colocação de um implante com um *cantilever*, além, é claro, das reabilitações unitárias.

A primeira opção sempre será a colocação de um implante para cada elemento ausente, embora, em alguns casos, o pouco espaço protético, a inclinação das raízes adjacentes e a arquitetura óssea e gengival não permitam essa abordagem. Nesses casos, a alternativa é a utilização de 2 coroas protéticas unidas, suportadas por um único implante.

Na perda de 3 dentes, o planejamento ideal é a colocação de 2 implantes nas extremidades, suportando um pôntico. A utilização de um *cantilever* pode ser indicada em situações especiais. Dificilmente será indicada a colocação de 3 implantes com coroas protéticas unidas.

Na ausência de 4 dentes, podem-se utilizar 2, 3 ou até 4 implantes como suporte protético. A indicação mais empregada é a colocação de 2 implantes nas extremidades e 2 pônticos. Na ausência de estrutura óssea adequada, a colocação de 3 implantes com um pôntico ou um *cantilever* também pode ser uma boa solução. Se forem utilizados 4 implantes, a melhor solução protética é a individualização dos elementos, podendo, em casos muito especiais, unir 2 a 2 as coroas sobre os implantes.

As reabilitações protéticas sobre implantes mais utilizadas para devolver função e estética na ausência de 5 elementos anteroinferiores, envolvem, na maioria das vezes, 3 implantes e 2 pônticos. A colocação de 2 ou 4 implantes pode ser avaliada em casos excepcionais.

Outra possibilidade é o planejamento reabilitador na ausência dos 6 dentes anteriores da mandíbula. A melhor solução é a colocação de implantes nas regiões de caninos e incisivos centrais, permitindo a confecção de 2 próteses de 3 elementos ou uma peça única em monobloco.

A seguir, estão listados alguns itens relevantes para um bom planejamento clínico.

LEMBRETE

Todas as opções reabilitadoras aqui apresentadas dependem, basicamente, do volume ósseo presente, do espaço protético e da expectativa do paciente.

- Espessura óssea adequada. Se não houver, pode-se fazer ROG ou enxerto em bloco.
- Espaço entre dente/implante e implante/implante.
- Diâmetro dos implantes.
- Número de implantes:

    - **2 DENTES:** 1 implante e um *cantilever* ou 2 implantes
    - **3 DENTES:** 2 implantes e 1 pôntico
    - **4 DENTES:** 2 implantes e 2 pônticos; 2 implantes e 2 *cantilevers*; 2 implantes, 1 pôntico e 1 *cantilever*
    - **5 DENTES:** 3 implantes e 2 pônticos
    - **6 DENTES:** 3 implantes e 3 pônticos ou 4 implantes e 2 pônticos

O caso clínico 7.3 (Fig. 7.3) apresenta a reabilitação protética da perda dos retentores de uma prótese parcial fixa com 3 elementos. O caso é solucionado com a colocação de 2 implantes que suportam uma nova prótese parcial fixa.

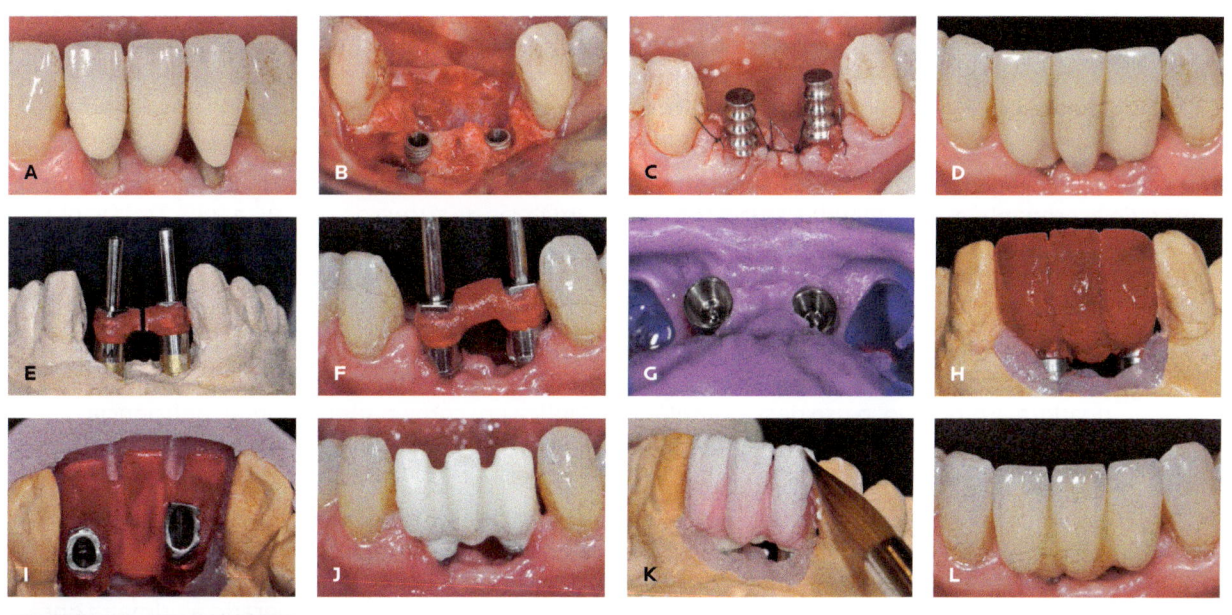

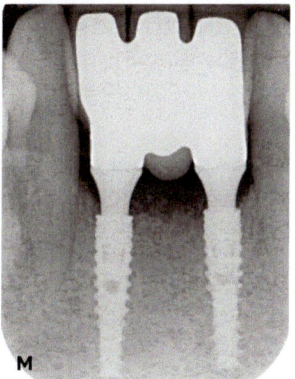

Figura 7.3 – (A) Aspecto clínico inicial em que os retentores da prótese parcial fixa estão indicados para exodontia. (B) Instalação imediata dos implantes nos alvéolos pós-extração. (C) Após a sutura, foram instalados pilares e transferentes. (D) Prótese parcial fixa provisória imediata (TPD Sérgio Sá Carneiro). (E) Personalização dos transferentes de moldeira aberta no modelo de gesso. (F) União dos transferentes em boca com resina de baixa contração. É importante manter um volume na resina suficiente para que não ocorra flexão durante a moldagem. (G) Moldagem com moldeira aberta e silicone por adição leve e regular ou de preferência regular na moldeira e regular nos transferentes (Elite H-D Zhermack). (H) Anatomia final dos dentes em resina acrílica para definir o volume correto da estrutura protética em zircônia. (I) Colocação da matriz em silicone para observar a redução homotética da resina antes do escaneamento (TDP Roberta Casarini). (J) Prova clínica da estrutura CAD/CAM (NeoShape®) em zircônia. (K) Aplicação da porcelana (VITA VM). (L) Reabilitação final (TPD Simone Mello). (M) Radiografia final.

MANDÍBULA POSTERIOR

A mandíbula posterior compreende a região posterior aos caninos. Nela, a ausência do **primeiro molar** é a mais comum. Como em qualquer outra região, para se obter sucesso em longo prazo com a colocação de implantes nesta área, alguns aspectos devem ser respeitados, tais como o devido planejamento, o cuidado com o leito receptor e a correta seleção do implante. Além disso, a quantidade e qualidade do tecido ósseo na região a ser reabilitada interferem de forma determinante no sucesso do tratamento reabilitador.

> **ATENÇÃO**
>
> A ausência do elemento dentário por um longo período de tempo pode ocasionar a perda do tecido ósseo na região e, dessa maneira, dificultar a instalação das fixações.

Com a perda dos dentes posteriores, tem início no local um processo contínuo e irreversível, resultando principalmente em **perda vertical**. Para evitar essa atrofia causada pela ausência da força fisiológica dos dentes naturais e pela sobrecarga de pressão não fisiológica na área (mastigação), é de extrema importância a colocação de implantes dentários o mais breve possível.[33]

Segundo Ulm e colaboradores,[34] a mandíbula perde 60% do seu volume ósseo durante a atrofia progressiva, e a maior parte se dá nos primeiros anos e posteriormente ao forame mentoniano. Assim, é comum essa área apresentar pouca altura óssea para a colocação de implantes, partindo-se para a utilização de implantes curtos, para a lateralização do nervo alveolar inferior ou para procedimentos reconstrutivos, como o enxerto ósseo corticoesponjoso aposicional, a regeneração óssea guiada e a distração osteogênica alveolar (DOA).

O formato do implante e o uso do tratamento da superfície propiciam um aumento na relação de contato osso-implante e a aceleração no processo de osseointegração. Tais fatores, somados ao refinamento dos componentes protéticos (por meio da conexão interna e do tipo *cone morse*) e ao aprimoramento da técnica operatória com o auxílio de exames de imagem de alta confiabilidade, tornaram possível uma melhora incontestável na previsibilidade dos implantes curtos.

Por meio da utilização de implantes curtos (entre 7 a 10 mm), e com uma casuística extensa e um longo tempo de acompanhamento, estudos atuais comprovaram taxas de sucesso entre 95 a 98%.[26,27] Diante dessa previsibilidade de sucesso, Maló e colaboradores,[26] Neves e colaboradores[28] e Esposito e colaboradores[18] contraindicam em seus estudos o uso de técnicas regenerativas nas mandíbulas altamente atróficas.

Assim, os implantes curtos têm a vantagem de diminuir a morbidade, minimizar os riscos de lesões neurossensitivas, possibilitar a carga imediata e descartar a necessidade de uma área doadora. Entretanto, o uso desses implantes implica em coroa protética longa, deficiência estética, presença de triângulos pretos nas ameias, maior retenção de alimentos e relação coroa-raiz desfavorável.

Maló e colaboradores,[26] Lee e colaboradores[25] e Esposito e colaboradores[18] comprovaram a eficácia do uso de implantes curtos com superfície tratada. Sempre que houver espessura suficiente, cerca de 6 mm, e altura entre o canal mandibular e a crista óssea maior do que 7 mm, o implante curto com superfície tratada, aliado a um desenho que proporcione maior estabilidade, pode ser considerado a primeira opção de tratamento para a região posterior de mandíbula. Outra condição importante é o paciente não se importar em ter uma coroa protética longa e ausência de papila na região da ameia. As vantagens da técnica são a resolução imediata do caso, a comprovação científica de sua viabilidade ao longo do tempo e o custo reduzido do tratamento.

Casos em que não há altura ou espessura suficientes, estas podem ser recuperadas por meio do enxerto ósseo corticoesponjoso aposicional. Esta técnica é a mais utilizada para **aumentos ósseos** de pequeno e médio porte da região posterior de mandíbula. O prognóstico é bem encorajador, principalmente quando se utiliza o **enxerto autógeno** de origem intrabucal para o aumento de espessura do rebordo. A técnica se caracteriza pela sobreposição de um bloco corticoesponjoso ou só cortical de osso de uma área doadora (intra ou extrabucal), fixado rigidamente por meio de um ou mais parafusos, podendo ser utilizado tanto no sentido vertical quanto horizontal, adaptado passivamente na área receptora.

Outra opção é a lateralização ou transposição do nervo alveolar inferior, técnica na qual se faz uma osteotomia na parede vestibular da mandíbula para acesso ao nervo. Em seguida, o nervo é afastado para a colocação do implante e a ferida operatória é fechada.

Esse tipo de conduta tem a vantagem de reduzir o tempo de tratamento quando comparado ao enxerto, ter um índice de sucesso de 93 a 96%,[35] e possibilitar a ancoragem bicortical do implante e a carga imediata. Porém, a técnica é de difícil execução, sendo de alto risco e podendo causar uma parestesia ao paciente, temporária na maioria dos casos[36,37] ou permanente em 3% dos mesmos.[35,37] O uso do aparelho de cirurgia piezo elétrico descarta a possibilidade de secção do feixe nervoso e diminui o risco de parestesia, tanto temporária como permanente.

Outra possibilidade é a distração osteogênica alveolar (DOA), onde se utiliza o distrator ósseo para aplicação de uma força contínua, lenta e de pouca intensidade entre dois segmentos ósseos osteomizados. Entretanto, altura óssea menor que 6 mm torna essa técnica contraindicada, pois não haveria espaço para a osteotomia e a instalação do aparelho, sendo indicada para reconstruções verticais maiores que 8 mm ou quando há pouca quantidade de tecido mole para recobrimento do enxerto.[29,38]

Ainda, a regeneração óssea guiada (ROG) pode ser utilizada para o aumento do rebordo alveolar, porém Chiapasco e colaboradores[39] fizeram um estudo em 2004 comparando a DOA e a ROG para os aumentos ósseos verticais e concluíram que as taxas de reabsorção óssea foram maiores nos pacientes submetidos à ROG e que ambas as técnicas são viáveis para o aumento vertical. Entretanto, a distração osteogênica alveolar parece ser mais previsível no que se refere ao prognóstico em um acompanhamento em longo prazo do ganho vertical e à taxa de sucesso dos implantes. Assim, a ROG não apresenta resultados tão favoráveis quanto outros tipos de regeneração em relação ao aumento vertical.

Todas as técnicas citadas buscam uma quantidade óssea suficiente para a colocação de implantes e para posterior reabilitação do paciente. Em relação às ausências dentárias, nos casos em que houve a perda de 2 dentes, recomenda-se o uso de 2 implantes, quando possível instalando-se um anterior ao forame e de maior comprimento. A confecção de uma prótese unida é preferível, devido à grande força de mastigação na região.

Na perda de 3 dentes o planejamento mais comum é a colocação de 2 implantes nas extremidades suportando um pôntico, podendo ser indicada a utilização de um *cantilever* em situações especiais. A instalação de **3 implantes** também é uma opção a ser considerada, diferentemente da região anterior, devido à carga mastigatória.

A ausência de 4 elementos dentários possibilita a resolução de diferentes maneiras, sendo uma delas com 2 implantes e 2 pônticos, não utilizada rotineiramente e menos previsível. A colocação de 3 implantes e um pôntico é provavelmente a mais empregada, podendo ser o dente mais anterior unitário e os 3 posteriores suportados por 2 implantes. Há também a possibilidade de se utilizar uma peça única com 4 elementos. Por fim, a utilização de 4 implantes com as mais diversas conformações protéticas podem ser utilizadas.

- Altura óssea suficiente: colocação padrão.
- Altura óssea insuficiente: implante curto, lateralização do nervo alveolar; enxerto em bloco, BMP.
- Espessura inadequada: enxerto em bloco.
- Momento da colocação.
- Momento de carga.
- Número de implantes de acordo com o número de dentes ausentes:
    - 2 DENTES: 2 implantes
    - 3 DENTES: 2 implantes e 1 pôntico ou 2 implantes e 1 *cantilever*
    - 4 DENTES: 2 implantes e 2 pônticos ou 3 implantes e 1 pôntico ou 4 implantes

O caso clínico 7.4 (Fig. 7.4) apresenta a sequência clínica da reabilitação protética do primeiro molar direito e do segundo pré-molar e primeiro molar esquerdo.

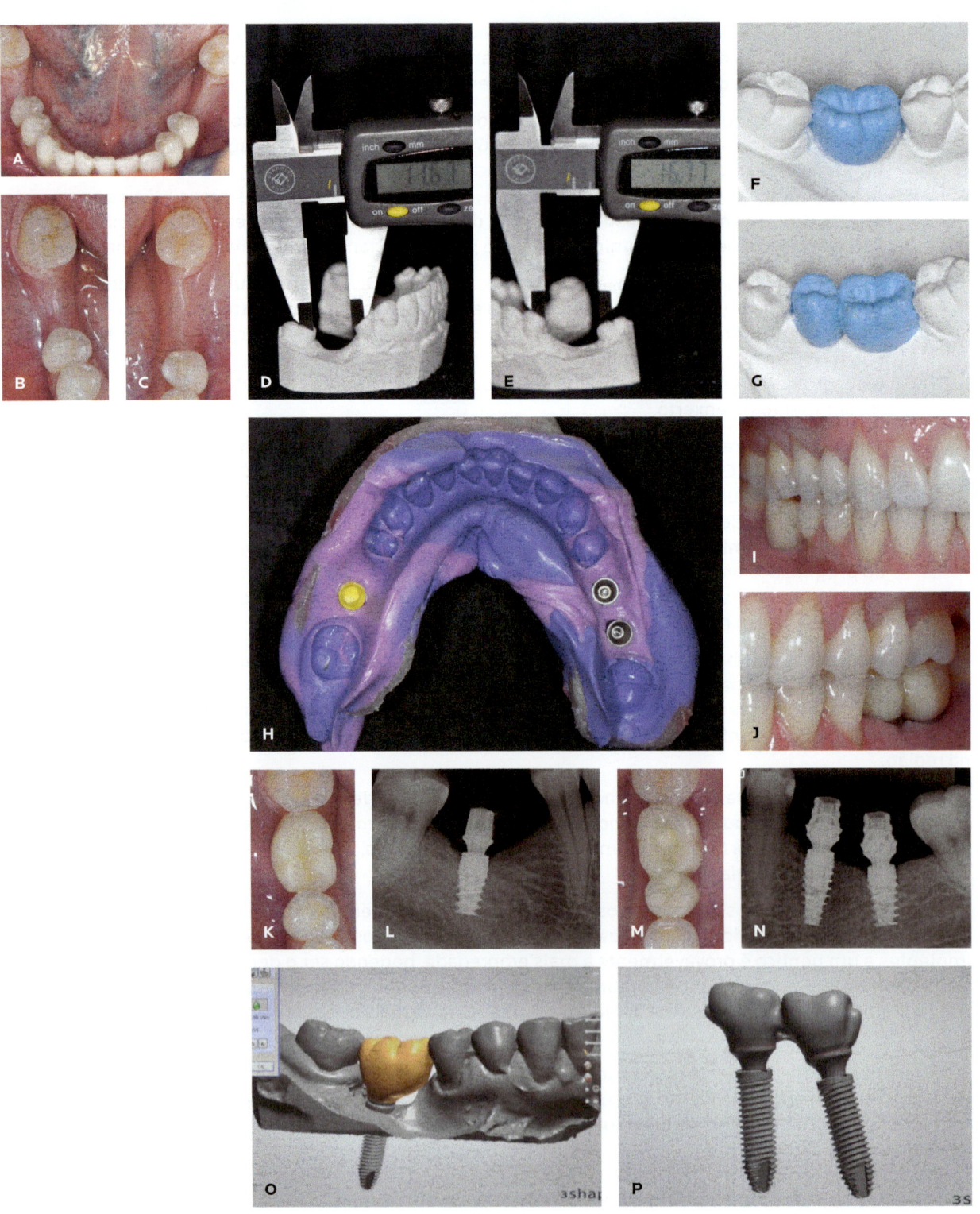

Figura 7.4 – (continua)

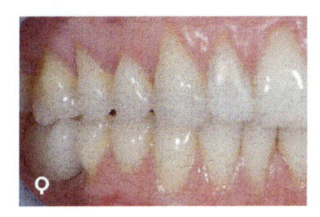

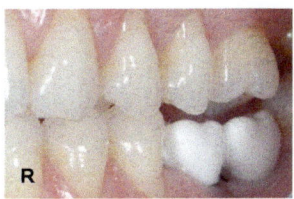

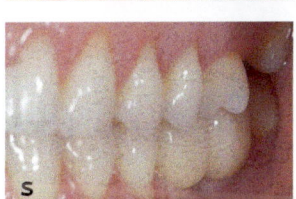

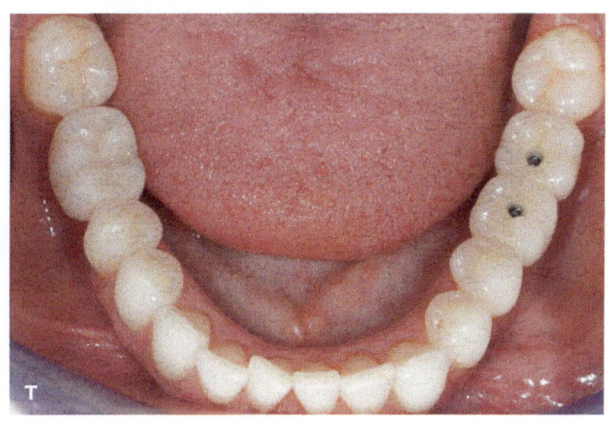

Figura 7.4 – (continuação) (A) Aspecto clínico inicial. (B) Ausência do dente 46. (C) Ausência dos dentes 35 e 36. (D) Espaço protético permitindo a colocação de um implante. (E) Espaço protético indicando a colocação de 2 implantes. (F) Enceramento diagnóstico do lado direito. (G) Enceramento diagnóstico do lado esquerdo. (H) Moldagem de transferência, sendo que um lado é o transferente de moldeira fechada e o outro são os transferentes de moldeira aberta unidos com resina Pattern. (I) Prótese provisória imediata cimentada sobre pilar universal, sem contato oclusal (TPD Sergio Sá Carneiro). (J) Prótese provisória imediata aparafusada sobre 2 mini-pilares cônicos, sem contato oclusal (TPD Sergio Sá Carneiro). (K) Vista oclusal da coroa provisória do lado direito. (L) Radiografia de controle do lado direito. (M) Vista oclusal das coroas provisórias do lado esquerdo. (N) Radiografia de controle do lado esquerdo. (O) Desenho virtual da coroa total a ser usinada em dissilicato de lítio pelo sistema CAD/CAM NeoShape® (TDP Roberta Casarini). (P) Desenho virtual da estrutura protética para usinagem em zircônia (sistema NeoShape®). (Q) Prova da coroa total em dissilicato de lítio. (R) Prova da estrutura em zircônia. (S) Prótese parcial fixa aparafusada sobre implante instalada. (T) Vista oclusal da reabilitação final (TPD Simone Mello).

CONSIDERAÇÕES FINAIS

Para definir o plano de tratamento reabilitador a ser realizado, é de extrema importância avaliar a saúde geral e a expectativa do paciente, bem como sua motivação para o tratamento; realizar uma avaliação clínica e radiográfica; fazer o enceramento diagnóstico e analisar os cuidados periodontais presentes, as estruturas dentárias remanescentes e a relação oclusal.

Avaliando-se esses critérios, parte-se para a decisão de quando colocar o implante e quando aplicar carga sobre o mesmo. A decisão pela extração e colocação imediata do implante, instalação precoce ou tardia, vai ser definida individualmente, avaliando-se os fatores descritos neste capítulo.

8

Reabilitação total fixa

JOSÉ CÍCERO DINATO
LEANDRO SOEIRO NUNES
THIAGO REVILLION DINATO

OBJETIVO DE APRENDIZAGEM:

- Compreender a reabilitação total fixa na maxila e na mandíbula edêntulas.

ATENÇÃO

A avaliação do paciente com indicação para implante passa por várias etapas, e uma das mais importantes é a definição da **quantidade e da qualidade do osso alveolar** disponível, que permitirá um planejamento adequado e a escolha da melhor alternativa de tratamento.

Apesar dos novos paradigmas nos campos de prevenção e tratamento em saúde bucal, infelizmente ainda há uma significativa parcela da população mundial que faz uso ou necessita de próteses totais.

Segundo o Levantamento Epidemiológico em Saúde Bucal, realizado em 1986 em zonas urbanas no Brasil, 50% da população entre 50 e 59 anos – maior faixa etária pesquisada – era edêntula e 72% usava ou necessitava de prótese total.[1]

De acordo com o relatório do Levantamento das Condições de Saúde Bucal da População Brasileira, realizado em 2003 (SB Brasil), 57,91% das pessoas entre 54 e 64 anos usam prótese total superior e 24,84%, total inferior.[2]

A **população idosa** no Brasil configura um contingente de quase 15 milhões de pessoas, podendo chegar a mais de 30 milhões em um período de 20 anos, segundo dados de 2000 do IBGE.[3] Apesar disso, ações programáticas de saúde bucal voltadas à terceira idade são praticamente inexistentes no Brasil. Também são restritos os serviços odontológicos públicos destinados ao público adulto, limitando-se, muitas vezes, a práticas mutiladoras.[4]

Portanto, estima-se que a prevalência de portadores de próteses totais no Brasil irá permanecer extremamente elevada por muito tempo.

A maioria dos portadores de prótese totais vive insatisfeita com os resultados obtidos nesse tipo de reabilitação. Os problemas, fonéticos, funcionais, estéticos e principalmente emocionais que surgem com o uso prolongado da prótese total causam às pessoas dificuldade de se relacionar social e afetivamente.

Os implantes osseointegrados representam hoje uma alternativa confiável na reabilitação dos pacientes edêntulos, tanto em maxila como em mandíbula.

Indicações para utilização de implantes são claras e determinadas a partir de exame clínico, modelos de estudo, fotografias, enceramento diagnóstico, diagnóstico por imagem, análise oclusal e expectativa do paciente. Também são fatores determinantes para o sucesso em longo prazo dos implantes osseointegrados:

- a técnica cirúrgica precisa dentro dos padrões de assepsia;
- o tipo de incisão;
- a irrigação durante a instrumentação;
- os cuidados com a inserção do implante;
- a seleção adequada dos materiais regenerativos;
- a sutura;
- o minucioso planejamento protético, orientando o correto posicionamento dos implantes.

MAXILA EDÊNTULA

As **opções reconstrutivas** na maxila são diversas e dependem necessariamente da quantidade de osso alveolar remanescente. A **escolha da técnica** a ser empregada deve envolver uma análise criteriosa das limitações impostas pelo paciente, tanto de ordem local como sistêmica.[5] Aspectos como diagnóstico da disponibilidade óssea, diagnóstico da compensação protética, avaliação da relação interarcos e expectativa do paciente são muito importantes e devem receber atenção especial durante o planejamento. Desde a situação ideal, em que o paciente apresenta osso alveolar por toda a maxila, até a atrofia óssea severa, é possível planejar diferentes tipos de reabilitação fixa apoiada sobre implantes:

ATENÇÃO

A maxila edêntula apresenta algumas características específicas que necessitam ser consideradas quando uma reabilitação implantossuportada é planejada.

- seis a oito implantes distribuídos de acordo com a conveniência protética e remanescente ósseo;
- quatro implantes colocados na região anterior, inclinando os mais distais para posterior;
- enxertos ósseos para colocação imediata ou tardia de implantes;
- dois a quatro implantes na região anterior e dois implantes zigomáticos ou quatro implantes zigomáticos;
- quatro implantes e confecção de sobredentadura com recobrimento total do palato, ou seis implantes sem o recobrimento do palato. Com quatro implantes, se terá uma prótese mucossuportada e implantorretida, e com seis implantes, uma prótese totalmente implantossuportada com ou sem apoio mucoso.

Na **técnica convencional** de colocação de implantes, busca-se posicioná-lo de forma que a carga funcional aplicada possa ser transmitida de forma axial no seu eixo longitudinal.

Na maxila, a **pneumatização dos seios maxilares** pode possibilitar a instalação de implantes com inclinação distal e paralelos à parede anterior dos seios maxilares.[6,7] Esses pontos anatômicos permitem a emergência dos implantes posteriores próximos à região do primeiro pré-molar. Como a maior capacidade mastigatória ocorre na região dos segundos pré-molares e primeiros molares, a reabilitação destes dentes é realizada com extensões para posterior. Entretanto, o *cantilever* formado gera forças de alavancas que podem ser prejudiciais à osseointegração e/ou aos componentes protéticos.

SAIBA MAIS

A técnica de implantes inclinados surgiu como uma adaptação da técnica convencional e pode ser útil em casos seletos de múltiplas fixações em maxila e mandíbula devido às condições anatômicas e funcionais. Porém, geralmente necessita de maior cuidado no desenho da prótese e para se obter passividade dos componentes protéticos.[6,8-10]

Experiências clínicas sugerem que o comprimento máximo do *cantilever* para distal não deve exceder 20 mm na mandíbula e 10 mm na maxila. Entretanto, Bidez e Misch[11] ressaltaram que outras variáveis, como qualidade óssea, número e diâmetro das fixações e tipo de arco antagonista, também devem ser consideradas para estabelecer a extenção do *cantilever*.

As técnicas de implantes inclinados se baseiam justamente no aumento do polígono de sustentação para alcançar uma melhor distribuição de carga aos componentes protéticos e à interface osso-implante. Porém, a magnitude de estresse aceitável para prótese, implante e osso permanece ainda sem resposta.[12,13]

Aparício e colaboradores[9] colocaram 101 implantes em 25 pacientes com **atrofia severa de maxila**. Foi utilizada uma combinação de implantes inclinados com implantes instalados de forma axial no rebordo alveolar remanescente, como uma alternativa à cirurgia de elevação do assoalho do seio maxilar. Foram instalados 59 implantes de forma axial e 42 em posição inclinada. Após cinco anos de acompanhamento, os índices de sucesso foram de 95,2% para os implantes inclinados e 91,3% para os implantes axiais. Os autores concluíram que a técnica é bastante segura e efetiva, representando uma alternativa aos procedimentos de elevação do assoalho do seio maxilar.[9]

Bezerra e colaboradores[14] relataram a utilização de implantes osseointegrados inclinados acompanhando a anatomia da parede anterior dos seios maxilares e concluíram que, quando comparadas com as técnicas de enxertia óssea ou fixações zigomáticas, as vantagens seriam: menor morbidade, utilização do rebordo residual e de áreas com tecido ósseo de maior densidade, menor tempo de tratamento, menor custo e ausência de áreas doadoras.[14]

Nunes e colaboradores[15] demonstraram que a altura óssea na região posterior decresce de pré-molar para molar, com um alto número de áreas com insuficiente altura óssea para a colocação de implantes. Este estudo realizado em 122 tomografias do tipo *cone beam* demonstrou elevada percentagem de regiões na maxila posterior com altura óssea alveolar menor do que 5 mm (54,12% nos primeiros molares e 44,64% nos segundos molares).[15]

O levantamento do assoalho do seio maxilar e a enxertia deste local é um procedimento bem aceito na literatura, sendo o mais utilizado para aumentar o volume ósseo insuficiente na maxila posterior. Esta técnica foi primeiramente publicada por Boyne e James,[16] em 1980, os quais utilizaram osso autógeno removido da crista ilíaca para o preenchimento da nova cavidade produzida após o acesso de Caldwell-Luc e levantamento da membrana Schneideriana do assoalho do seio maxilar.

De 1980 a 2005, Aghaloo e Moy[17] realizaram uma revisão sistemática na literatura sobre procedimentos de enxertos e concluíram que o levantamento do assoalho do seio maxilar é um **procedimento previsível**, bem documentado, e os índices de sucesso dos implantes colocados no osso enxertado, independentemente do material utilizado, são similares ou melhores do que no osso não enxertado.

> **ATENÇÃO**
> O assoalho do seio maxilar parece ser ideal para o uso de vários substitutos ósseos, devido ao seu alto potencial osteorregenerativo.[18]

Relatos na literatura descrevem a utilização de diversos materiais de enxertos durante o levantamento do assoalho do seio maxilar, incluindo enxerto autógeno, enxerto alógeno particulado (DFDBA), hidroxiapatita bovina, materiais aloplásticos e fatores de crescimento. Com o objetivo de diminuir a morbidade cirúrgica e realizar procedimentos menos invasivos, novas pesquisas vêm sendo reaizadas acerca da utilização de substitutos ósseos, que possibilitem neoformação óssea com resultados satisfatórios quando utilizados especificamente em levantamento de seios maxilares.

Nunes e colaboradores[19] demonstraram, por meio de estudo experimental em coelhos, a biocompatibilidade e a osteocondutividade da hidroxiapatita bovina e do β-TCP, quando utilizados em levantamento de seio maxilar.

A colocação dos implantes osseointegrados pode ser realizada no mesmo momento da enxertia (técnica simultânea) no seio maxilar ou em um segundo estágio (técnica em dois estágios).

O rebordo alveolar residual deve oferecer resistência suficiente para a obtenção de estabilidade primária, portanto, é recomendada uma altura óssea mínima de 5 mm quando se realiza a instalação do implante simultaneamente com o levantamento do assoalho do seio maxilar. Quando a altura óssea remanescente é menor do que 5 mm, recomenda-se uma abordagem em dois estágios, ou seja, realiza-se primeiro a enxertia e, após o período de cicatrização, realiza-se a instalação dos implantes.

> **LEMBRETE**
> A técnica de fixação zigomática vem sendo utilizada desde 1989 e pode reduzir em até 75% a necessidade de enxertos ósseos da crista ilíaca na maxila.[20,21]

A técnica de **fixação zigomática**, assim chamada pelo seu local de ancoragem e seu desenho diferenciado, surgiu como alternativa aos enxertos ósseos em região posterior de maxila. É caracterizada por um implante rosqueável longo, com comprimento que varia entre 30 a 52,5 mm, tendo emergência próxima à região de primeiros molares. Após transfixação do seio maxilar, sua ancoragem é feita em corpo de zigoma (osso de ótima qualidade), em uma angulação mesial próxima a 45°.

A ancoragem zigomática também pode ser empregada em casos de atrofia severa do maxilar, na qual ocorre extensa reabsorção do processo alveolar e ampla pneumatização do seio maxilar, impedindo a instalação de fixações convencionais. Como qualquer outro procedimento, apresenta algumas **desvantagens**, tais como:

- extensa exposição do zigoma;
- difícil acesso cirúrgico;
- necessidade de sedação endovenosa ou anestesia geral para realização do procedimento;
- riscos de injúrias sinusais e orbitais.[22]

Um alto índice de sucesso dos implantes zigomáticos tem sido relatado na literatura.[22-24] Todavia, como todo procedimento cirúrgico, não está livre de complicações e, segundo Penarocha e colaboradores[25] e Nakai e colaboradores, (2003), são necessários mais estudos para avaliar os resultados em longo prazo.[26]

Dentre as complicações relacionadas à técnica, pode-se citar:

- hematomas periorbitários e conjuntivais;
- hemorragias nasais;
- queimaduras e lacerações do lábio ou da pele;
- parestesia infraorbtária;
- perda de osseointegração da porção alveolar;
- sinusite crônica;
- abscessos cutâneos;
- emergência palatina das fixações;
- saliência da fixação na região do zigoma;
- mucosite;
- peri-implantite.[27,28]

De acordo com Nary Filho e Matsumoto,[28] é importante ter sempre em mente que as fixações zigomáticas representam o último recurso para reabilitações maxilares. A técnica não pode ser banalizada e deve ser direcionada somente para situações especiais em que as técnicas de reconstrução falharam ou foram consideradas inviáveis.

MANDÍBULA EDÊNTULA

A utilização de implantes osseointegrados na odontologia foi originalmente introduzida por Brånemark e colaboradores,[29] para o tratamento de pacientes edêntulos totais, que recebiam quatro a cinco fixações na mandíbula e uma prótese fixa sobre os implantes.[10]

Assim, as próteses totais inferiores passaram a ser substituídas por próteses fixas suportadas por apenas quatro ou cinco implantes, com resultados extremamente previsíveis. A utilização de apenas dois implantes permite a retenção de uma sobredentadura, que pode ser utilizada em casos de menor disponibilidade óssea.

Hoje em dia, busca-se atentamente a satisfação do paciente, com procedimentos menos traumáticos, menor tempo cirúrgico, melhor pós-operatório, função imediata, longevidade e baixo custo. Algumas técnicas e recursos tecnológicos têm permitido resultados excelentes nas reabilitações sobre implantes, tanto nos planejamentos cirúrgicos como protéticos. Entre eles, é possível destacar: função imediata, implantes inclinados, *all-on-4*, cirurgia sem retalho e planejamento virtual 3D com tecnologia CAD/CAM.

LEMBRETE

As **próteses totais inferiores**, que sempre foram um grande desafio na odontologia, motivaram os estudos do Prof. Brånemark no desenvolvimento dos implantes osseointegrados. Pacientes considerados inválidos orais, que apresentavam mandíbulas edêntulas, foram os primeiros a receber esse tipo de tratamento.

O tradicional protocolo Brånemark de colocação de implantes compreende uma fase cirúrgica inicial, um período de espera cicatricial e uma segunda fase cirúrgica, que, em média, ocorre de 4 a 6 meses após a colocação dos implantes. Após esse período, são colocados os pilares de cicatrização ou permanentes e, a seguir, dá-se início a fase protética. Tal conceito vem sendo modificado graças a um maior conhecimento da osseointegração. A aplicação de carga imediata em implantes osseointegrados, por exemplo, permite a diminuição do tempo de espera para o término do trabalho reabilitador e tem sido realizada com maior frequência, sempre que determinados pré-requisitos são seguidos.

Um fator importantíssimo para a indicação e realização de carga imediata é a estabilidade inicial do implante, isto é, o seu grau de fixação no momento da sua colocação.[13] Os primeiros estudos de carga imediata surgiram a partir de 1979 com os trabalhos de Ledermann, no qual três a quatro implantes foram fixados em região anterior de mandíbula, e no mesmo dia conectados por barra, servindo de ancoragem para sobredentaduras.[30]

Ledermann,[31] em um estudo de acompanhamento de 81 meses, avaliou 476 implantes que, no período de observação, obtiveram um sucesso de 91,2% (42 implantes falharam).

Tarnow e colaboradores[32] selecionaram 10 pacientes edêntulos e fixaram 107 implantes. Em cada paciente, cinco implantes, no mínimo, receberam carga imediata, enquanto que os demais permaneceram submersos por um período de 4 a 6 meses. Após 12 meses de avaliação, 67 dos 69 implantes com carga imediata, e 37 dos 38 implantes submersos, permaneciam osseointegrados e em função.

TABELA 8.1 – **Publicações função imediata em desdentados totais (resumos, revisões, relatos de casos, estudos em animais e *in vitro* foram excluídos)**

Autor	Ano	Sistema de implante	Indicação
Aalam e colaboradores[33]	2005	Sistema Brånemark Mk III	Mandíbula edêntula
Balshi e colaboradores[34]	2005	Sistema Brånemark	Maxila edêntula
Brånemark e colaboradores[35]	1999	Sistema Brånemark	Mandíbula edêntula
Chiapasco e colaboradores[36]	2001	Sistema Brånemark	Mandíbula edêntula
Chiapasco e colaboradores[37]	2003	Sistema Brånemark ITI Friatec	Mandíbula edêntula *Overdenture*
Chow e colaboradores[38]	2001	Sistema Brånemark (maquinado)	Mandíbula edêntula
De Bruyn e Collaert[39]	2002	Sistema Brånemark (maquinado)	Mandíbula edêntula
Enquist e colaboradores[40]	2004	Sistema Brånemark	Mandíbula edêntula
Hatano[41]	2001	Sistema Brånemark (maquinado)	Mandíbula edêntula
Hatano e colaboradores[42]	2003	Sistema Brånemark (machined&TiUnite)	Mandíbula edêntula
Henry e colaboradores[43]	2003	Sistema Brånemark (maquinado)	Mandíbula edêntula
Horiuchi e colaboradores[44]	2000	Sistema Brånemark	Maxila edêntula Mandíbula edêntula
Maló e colaboradores[7]	2003	Sistema Brånemark (maquinado)	Mandíbula edêntula
Maló e colaboradores[10]	2005	Sistema Brånemark TiUnite Mk III & Mk IV	Maxila edêntula
Olsson e colaboradores[45]	2003	Sistema Brånemark (TiUnite)	Maxila edêntula
Östman e colaboradores[46]	2005	Sistema Brånemark	Maxila edêntula
Schnitman e colaboradores[47]	1990	Sistema Brånemark	Mandíbula edêntula
van Steenberghe e colaboradores[48]	2002	Sistema Brånemark (maquinado)	Maxila edêntula
van Steenbergh e colaboradores[49]	2004	Sistema Brånemark (Novum)	Mandíbula edêntula
van Steenberghe e colaboradores[50]	2005	Sistema Brånemark Mk III TiUnite	Maxila edêntula
Wolfinger e colaboradores[51]	2003	Brånemark System	Mandíbula edêntula

Becker e colaboradores[52] realizaram um estudo longitudinal multicêntrico para avaliar os resultados clínicos de carga imediata em implantes do sistema Brånemark. Foram colocados 135 implantes em 63 pacientes adultos. Após um ano, seis implantes foram perdidos e um permaneceu sepultado, o que resulta em uma taxa de sucesso de 95,6%.

Procedimentos com função imediata têm sido documentados em diversas publicações clínicas independentes (Tab. 8.1). Os estudos abrangem todas as regiões orais e indicações de implantes

Pacientes	Implantes	Mom. da carga	Acompanhamento	Sucesso %
16	90	Imediata	3 anos	96,6
55	522	Imediata	1-4 anos	99
50	150	Imediata	1 ano	98
10	40	Em até 3 dias	> 2 anos	97,5
82	328	Dia após cirurgia	3-8 anos	96,1
27	123	Imediata	3-30 meses	98,3
36	184	0 - 52 dias	1-2 anos	93
26	104	Após 2-3 semanas	1 ano	93
35	105	Imediata	2-36 meses	97,7
43	129	Imediata	-	97,6
51	153	Imediata ou em até 1 semana	1 ano	90,7
14	140 44 max 96 mand	Imediata	8-24 meses	97,2
44	176	Imediata	6 meses	96,7 98,2
32	128	Em até 3 horas	1 ano	97,6
10	61	Entre 1-9 dias	1 ano	93,4
20	123	Em até 12 horas	1 ano	99,2
10	28	Imediata	8-10 anos	85,7
8	61	Imediata	1 ano	100
50	150	Em até 10 dias	1 ano	92,7
27	184	Imediata	1 ano	100
10 d	40 d	Imediata	5 anos	80

(reabilitações unitárias, parciais, totais fixas e sobredentaduras) e demonstram altos índices de sucesso. Os maiores têm sido obtidos com múltiplos implantes, em locais com densidade óssea suficiente e implantes com superfície tratada. As situações de mais alto risco têm sido encontradas em casos unitários na região posterior, em combinação com qualidade óssea insuficiente, implantes curtos, supraestruturas longas e hábitos parafuncionais.

REABILITAÇÃO PROTÉTICA

LEMBRETE

A reabilitação total fixa sobre implante inicia-se na primeira consulta, no momento em que o paciente é avaliado.

Embora a correta colocação de implantes seja o foco de muitos pesquisadores, uma avaliação atenta e criteriosa do paciente é uma etapa importantíssima do tratamento. De acordo com Smith e colaboradores,[53] ela pode ser iniciada por uma avaliação da saúde geral, levando em consideração dados atuais e pregressos, bem como exames específicos de laboratório.

O sucesso da prótese implantossuportada depende fundamentalmente da posição correta do implante, e este posicionamento só pode ser adequado se os dentes a serem reabilitados forem visualizados antes da cirurgia, por meio de modelos de estudo articulados, enceramento diagnóstico, guia tomográfico e tomada tomográfica. Esses procedimentos ajudarão a confirmar a presença ou não de osso alveolar na região. Além disso, um protocolo de trabalho deve ser seguido, a fim de se alcançar os melhores resultados.

No exame clínico intra e extrabucal, a avaliação de aspectos como postura labial, espaço interoclusal, tonicidade muscular, regularidade do rebordo, saúde da mucosa alveolar, presença de queilite angular, DTM, dificuldade em estabelecer a RC, entre outros, é essencial para o sucesso do tratamento.

Além do exame clínico, modelos de estudo, enceramento diagnóstico, guia radiográfico e/ou tomográfico, diagnóstico por imagem, definição do diagnóstico, plano de tratamento, guia cirúrgico e procedimentos clínicos são condutas de rotina quando se escolhe realizar a reabilitação sobre implantes osseointegrados.

O caso clínico a seguir exemplifica os cuidados no planejamento e execução de uma prótese total fixa sobre implantes. O passo a passo inicia-se com o primeiro contato do profissional com o paciente e segue até a colocação da prótese permanente, passando por todas as consultas clínicas.

PARA PENSAR

É muito importante não limitar tempo na primeira consulta com o paciente, pois é o momento para ouvir sua história odontológica, bem como as suas angústias e os motivos que levaram à perda dos dentes.

Na primeira consulta, é importante fazer um **inventário de saúde** para se conhecer um pouco do estado geral do paciente, entender o motivo da perda dos dentes e suas expectativas.

Com certeza, o edentulismo influencia significativamente na vida pessoal e profissional do paciente, por isso deve-se ter muito respeito e dedicar atenção a cada detalhe do relato, a fim de compreender suas expectativas e conquistar sua confiança.

O exame clínico extraoral deve ser realizado com e sem a prótese total que o paciente habitualmente usa. Um dos pontos mais críticos na estética facial dos portadores de PT é o suporte labial. Existem situações em que o volume ósseo e gengival, somados à flange em resina da PT, deixa o lábio superior com um volume inadequado, e situações em que o volume da flange acaba sendo exagerado para compensar o suporte labial e a estética facial.

Os procedimentos clínicos e laboratoriais descritos a seguir ilustram o passo a passo de uma reabilitação total fixa sobre implantes (Figs. 8.1 a 8.5).

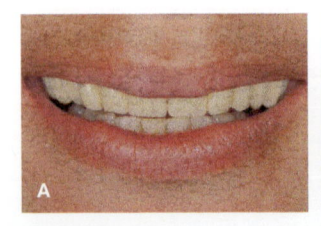

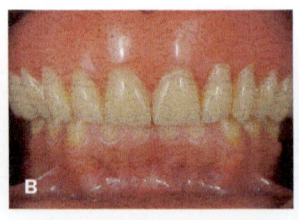

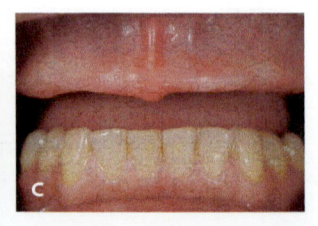

Figura 8.1 – (continua)

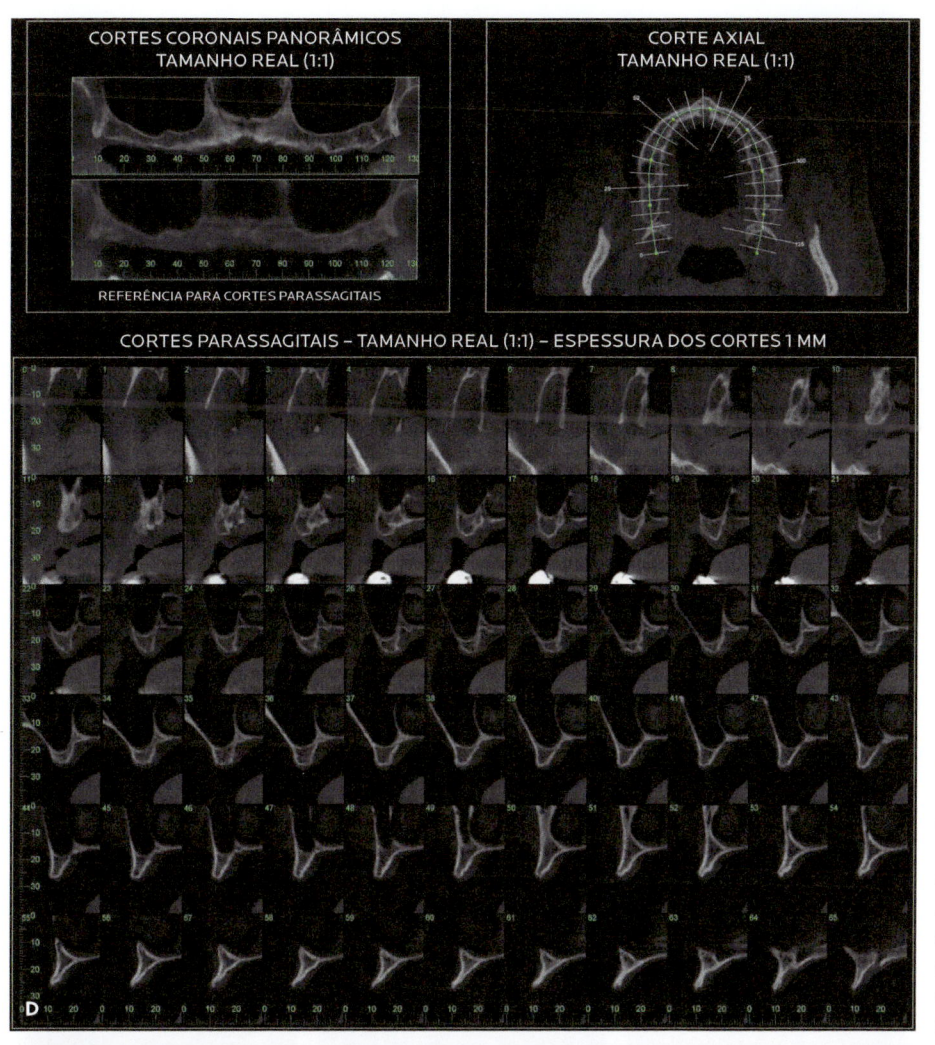

Figura 8.1 – (continuação) (A) Sorriso inicial da paciente com prótese total superior. (B e C) Vista frontal intraoral com e sem a prótese total superior. (D e E) Tomografias computadorizadas de feixe cônico inicial da maxila do lado direito e do lado esquerdo.

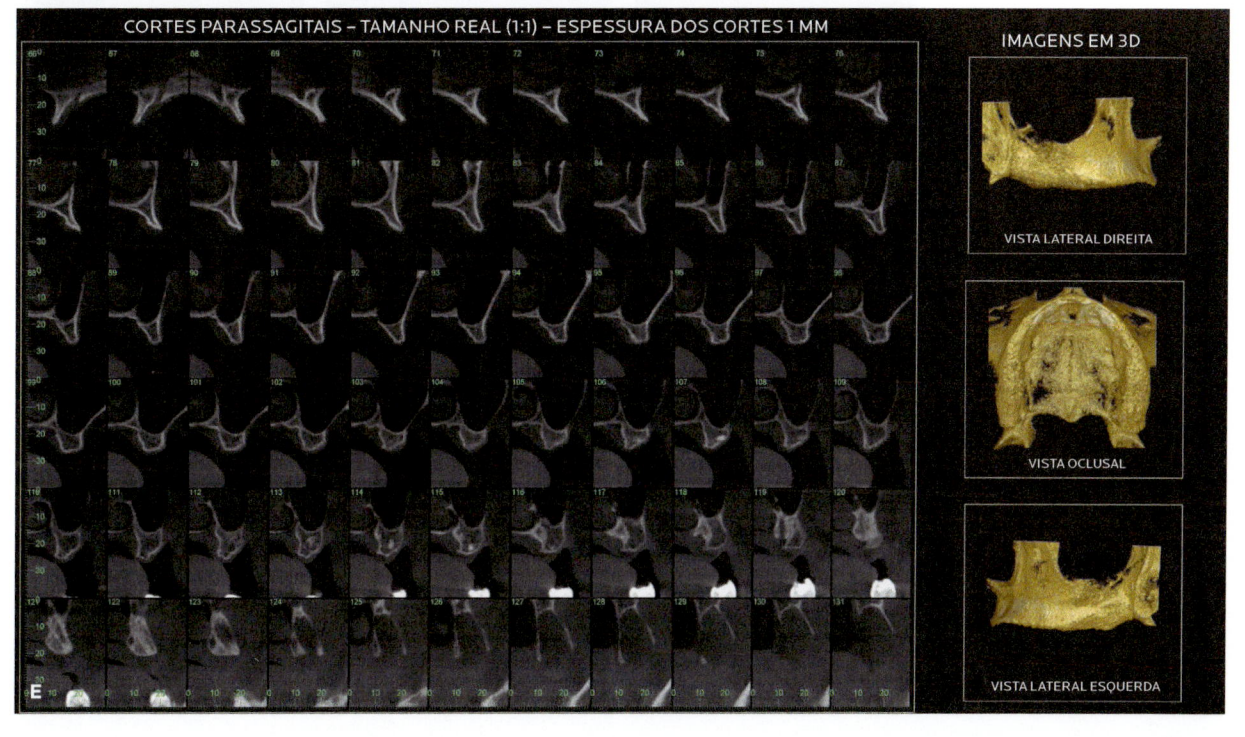

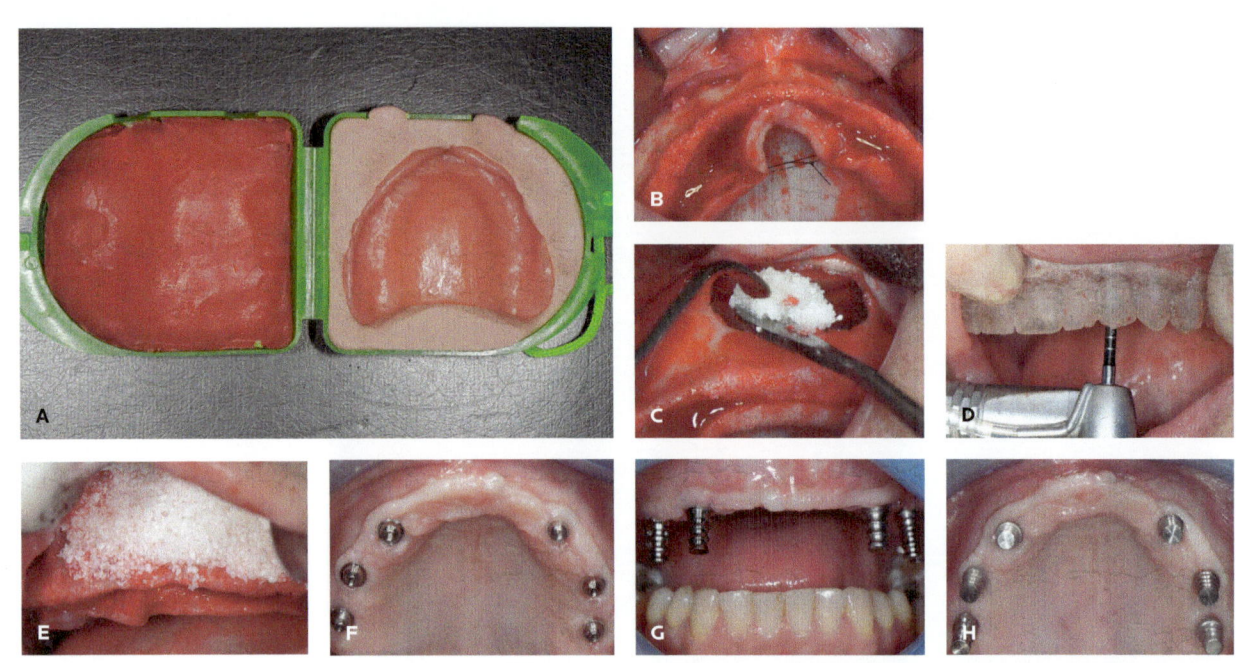

Figura 8.2 – (A) Duplicação da prótese total superior para confecção do guia cirúrgico. (B) Cirurgia de reconstrução óssea e colocação imediata de implantes. Nota-se grande perda óssea. (C) Enxerto na cavidade do seio maxilar com substituto ósseo derivado do componente mineral de ossos bovinos (GeistlichBio-Oss). (D) Perfuração para colocação dos implantes orientada pelo guia cirúrgico. (E) Enxerto ósseo com biomaterial (GeistlichBio-Oss) por toda a área vestibular do rebordo. (F) Aspecto da gengiva 45 dias após a colocação dos pilares na segunda fase da cirurgia. (G) Colocação dos transferentes de moldeira fechada para moldagem de localização dos minipilares cônicos (Neodent®). (H) Aspecto oclusal com os transferentes. Observar posicionamento ideal dos implantes conseguido por meio do uso do guia.

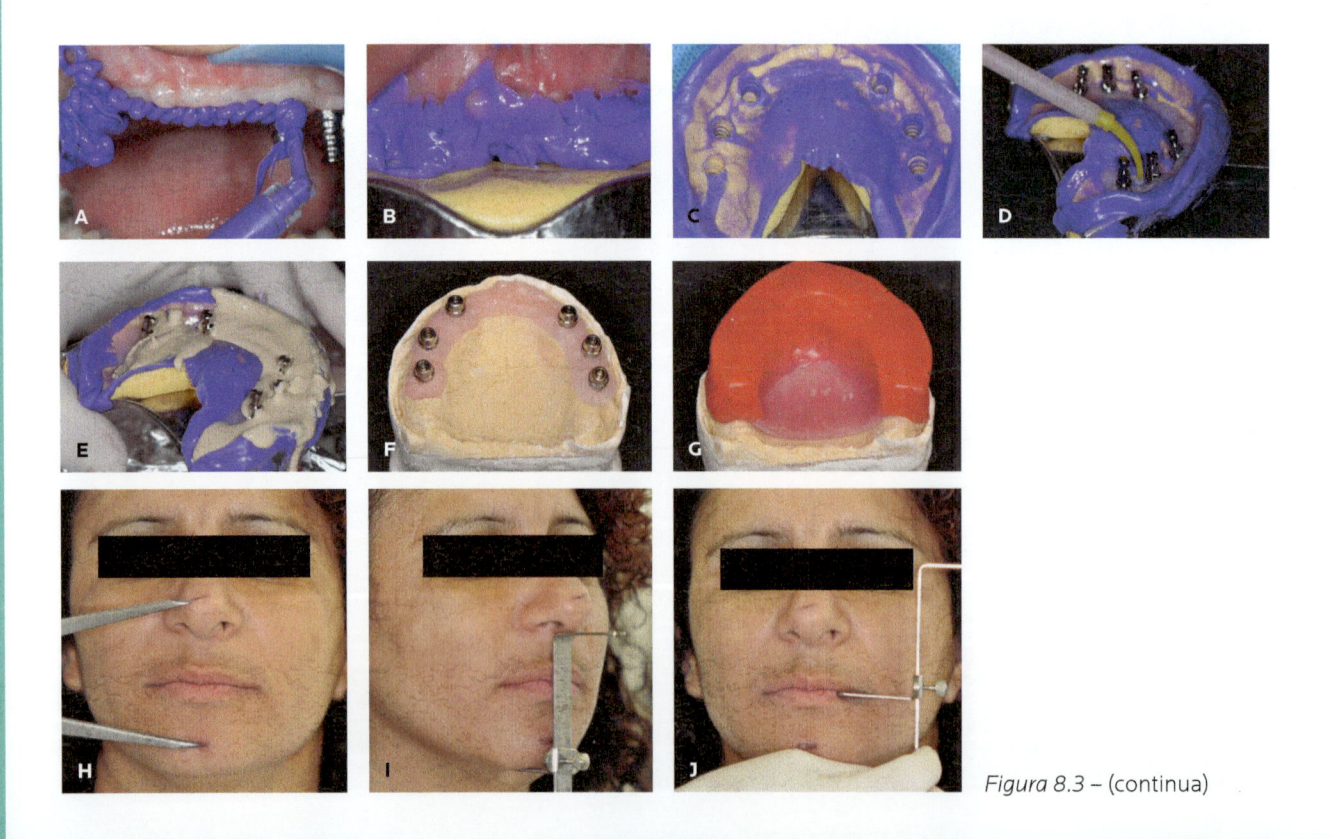

Figura 8.3 – (continua)

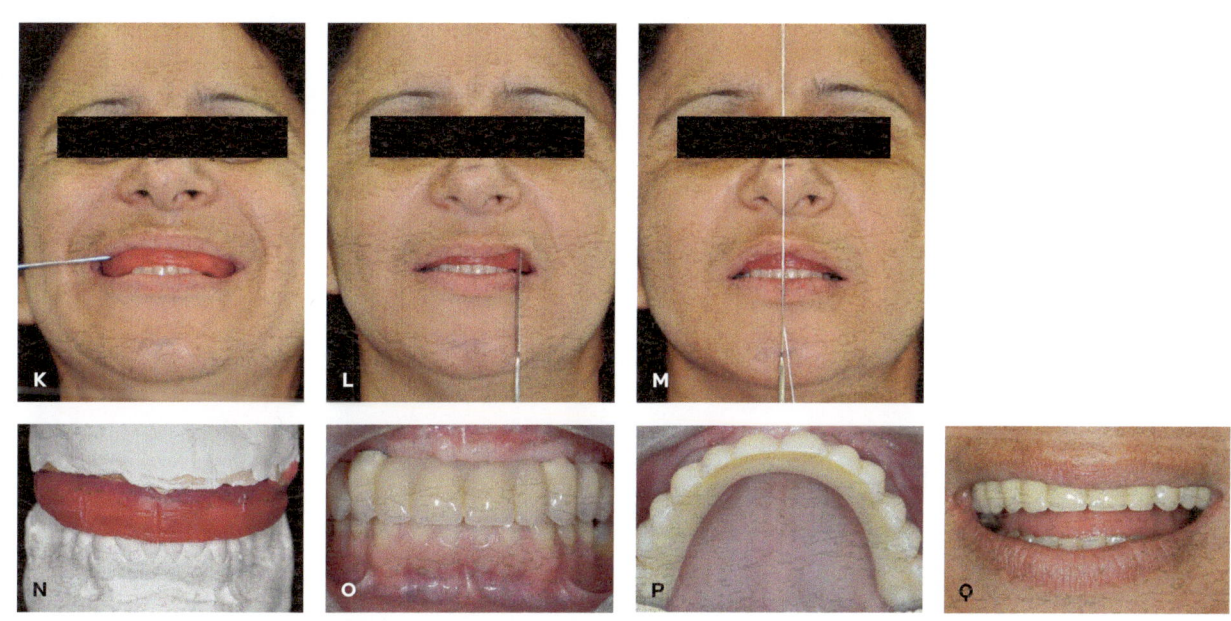

Figura 8.3 – (continuação) (A e B) Moldagem com silicone por adição regular em boca e pesado na moldeira de estoque (Elite H-D Zhermack). (C) Avaliação da precisão do molde. (D) Colocação dos transferentes aparafusados nos análogos no interior do molde e aplicação da gengiva artificial (Gingifast – Zhermack). (E) Vazamento do gesso (Elite Rock – Zhermack). (F) Modelo com as tampas de cicatrização. (G) Rodete de cera para registro interoclusal e referências estéticas. (H, I e J) Registro da dimensão vertical de oclusão em relação cêntrica. (K, L e M) Registro das referências de linha média, linha alta do sorriso e distância intercaninos. (N) Rodete de cera com as orientações para seleção e montagem dos dentes montado no articulador. (O e P) Vistas frontal e oclusal da prótese fixa provisória sobre os implantes em posição. (Q) Aspecto do sorriso após instalação da prótese fixa provisória sobre os implantes (TPD Sérgio Sá carneiro).

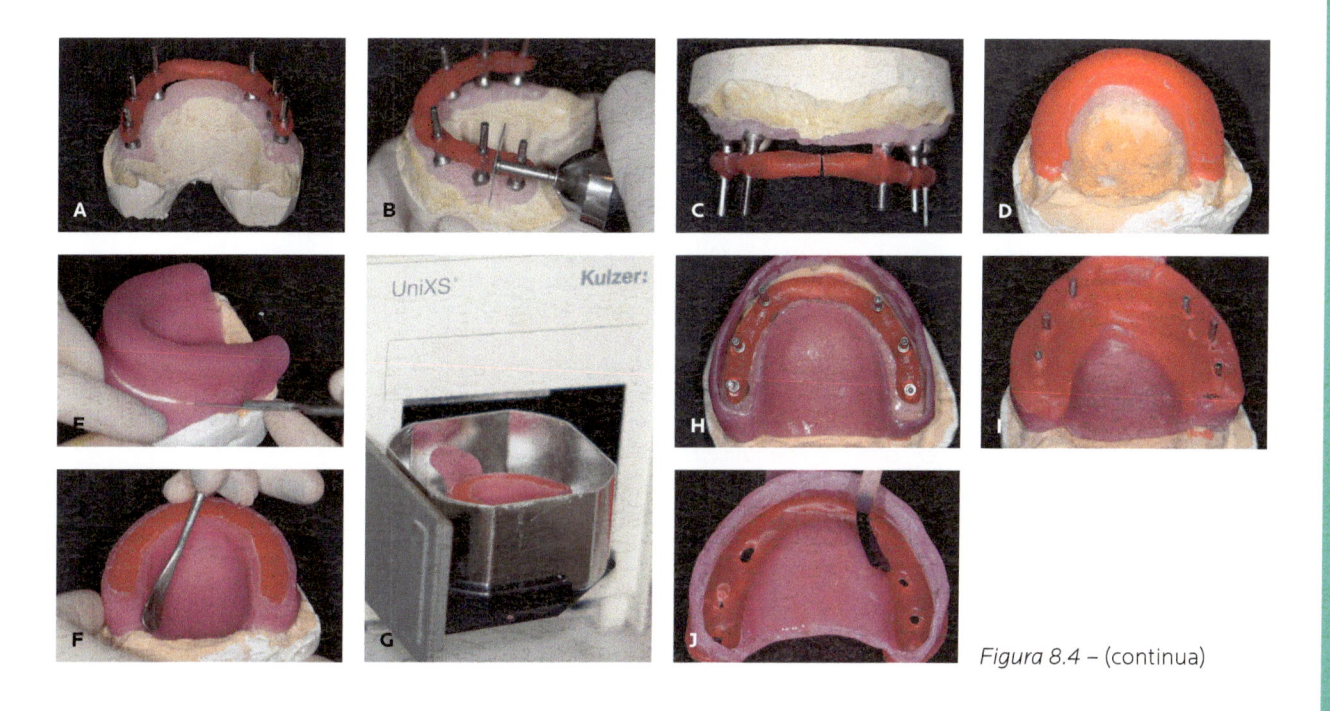

Figura 8.4 – (continua)

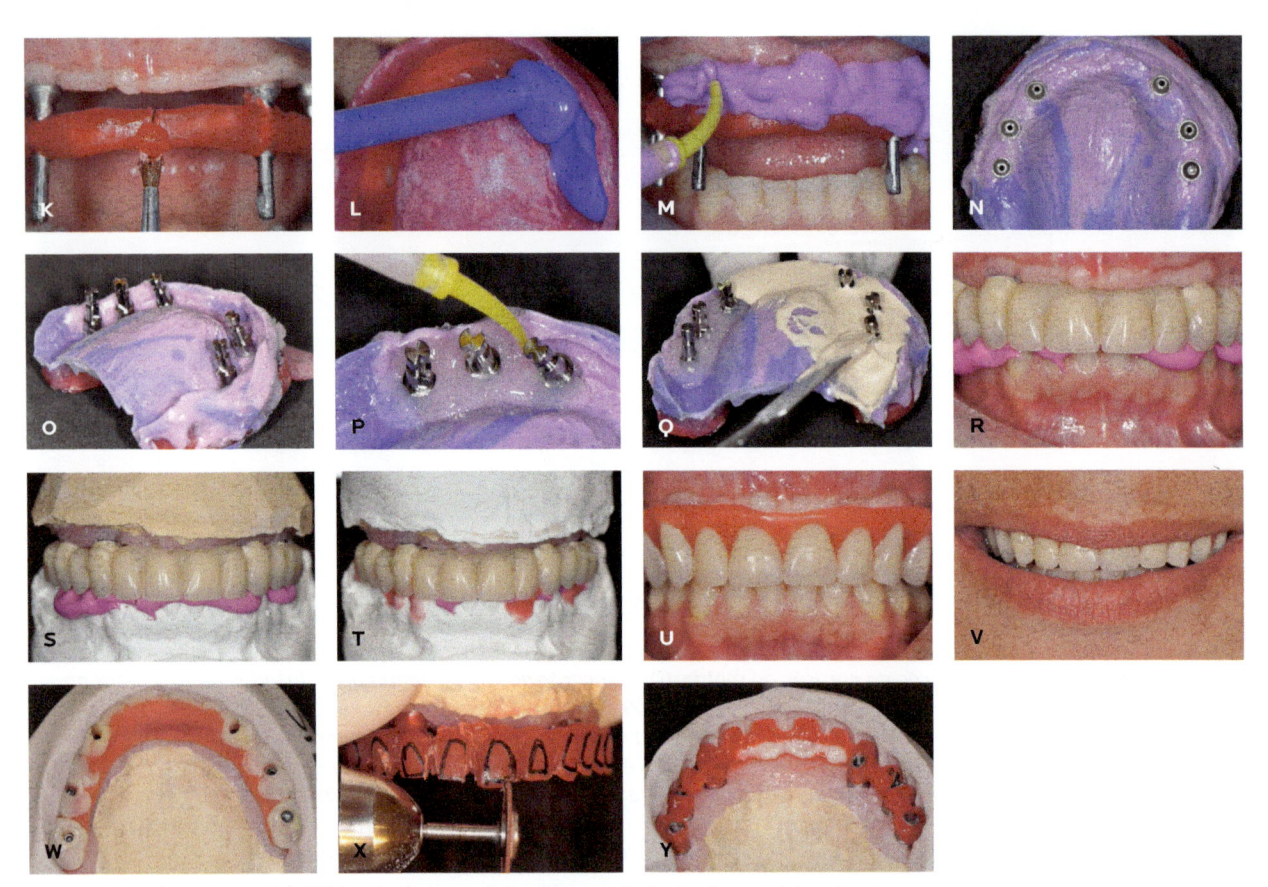

Figura 8.4 – (continuação) *(A)* União dos munhões de transferência de moldeira aberta no modelo de gesso. *(B)* Disco fino separando a barra de resina para posterior união em boca. *(C)* Desgaste mínimo da barra, o suficiente para união em boca com resina de baixa contração. *(D)* Alívio em cera para confecção de moldeira individual. *(E)* Ajuste da resina fotopolimerizável no modelo de gesso para confecção da moldeira individual. *(F)* Abertura oclusal da moldeira para ser recoberta por cera antes da moldagem. *(G)* Fotopolimerização da moldeira individual. *(H)* Prova da moldeira individual no modelo de gesso, verificando o alívio necessário para o material de moldagem. *(I)* Cobertura da moldeira individual com cera e perfuração através dos parafusos de fixação dos transferentes. *(J)* Aplicação do adesivo específico para polivinilsiloxanos (Elite Iperlink – Zhermack). *(K)* União dos transferentes com resina Pattern (PatternResin – GC). *(L)* Aplicação do silicone por adição regular na moldeira individual (Elite H-D – Zhermack). *(M)* Aplicação do silicone por adição leve nos transferentes em boca (Elite H-D – Zhermack). *(N)* Avaliação da precisão e detalhes do molde. *(O)* Aparafusamento dos análogos dos minipilares aos transferentes.
(P) Aplicação da gengiva artificial (Gingifast – Zhermack). *(Q)* Vazamento do gesso especial tipo IV (Elite Rock – Zhermack). *(R)* Registro interoclusal utilizando a prótese total fixa provisória sobre os implantes com silicone por adição (Occlufast Rock – Zhermack).
(S) Articulação do modelo inferior com a prótese provisória superior. *(T)* Montagem dos modelos no articulador. *(U)* Prova dos dentes em cera. *(V)* Avaliação da estética e contatos oclusais com os dentes montados em cera. *(W)* Muralha em silicone para planejamento do volume da estrutura metálica (Zetalabor – Zhermack). *(X)* Redução da estrutura em resina para confecção da matriz da estrutura metálica. *(Y)* Avaliação do espaço necessário para o recobrimento estético e aprovação do desenho da estrutura em resina para escaneamento e usinagem em titânio.

Noções de Prótese Sobre Implante

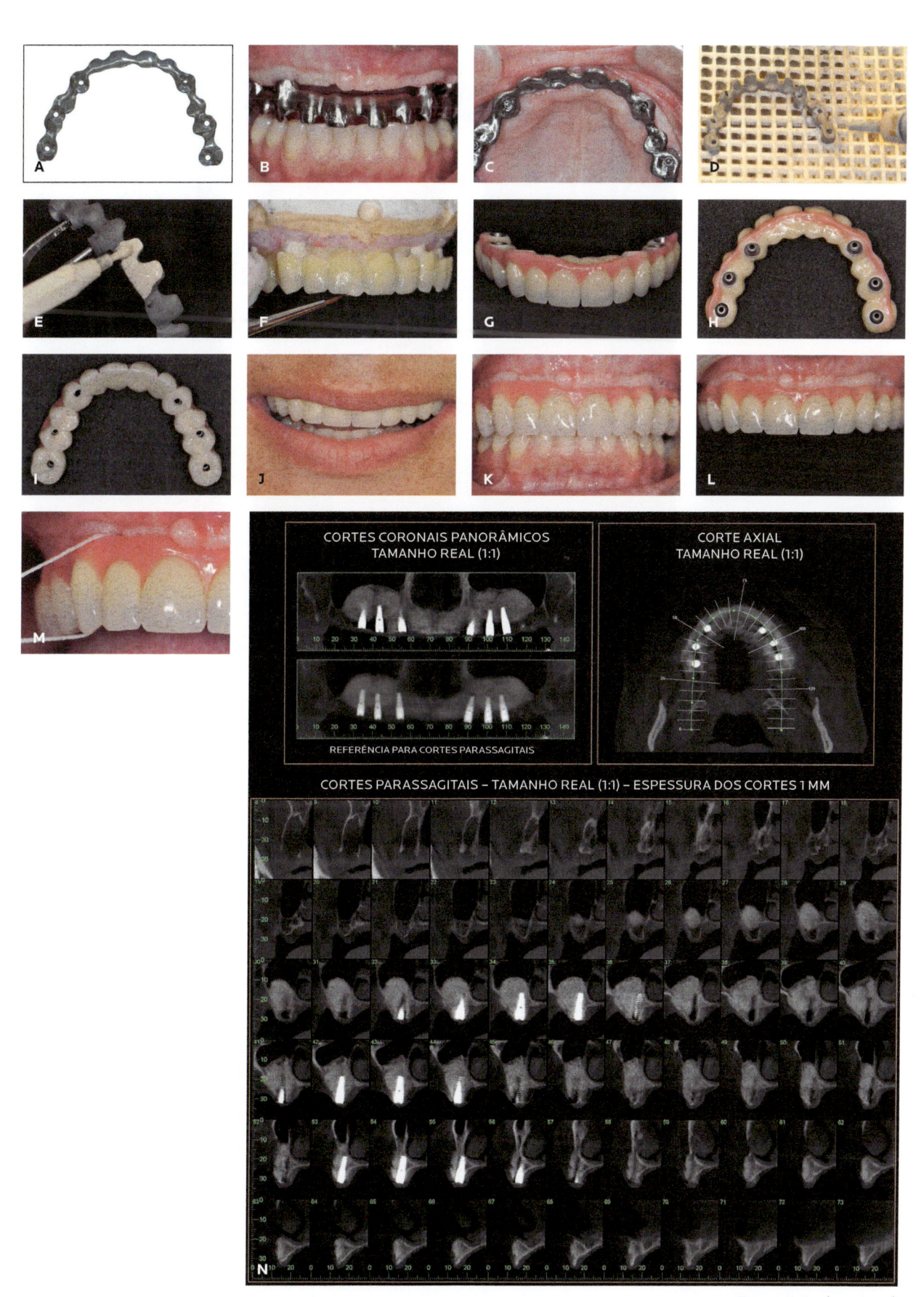

Figura 8.5 – (continua)

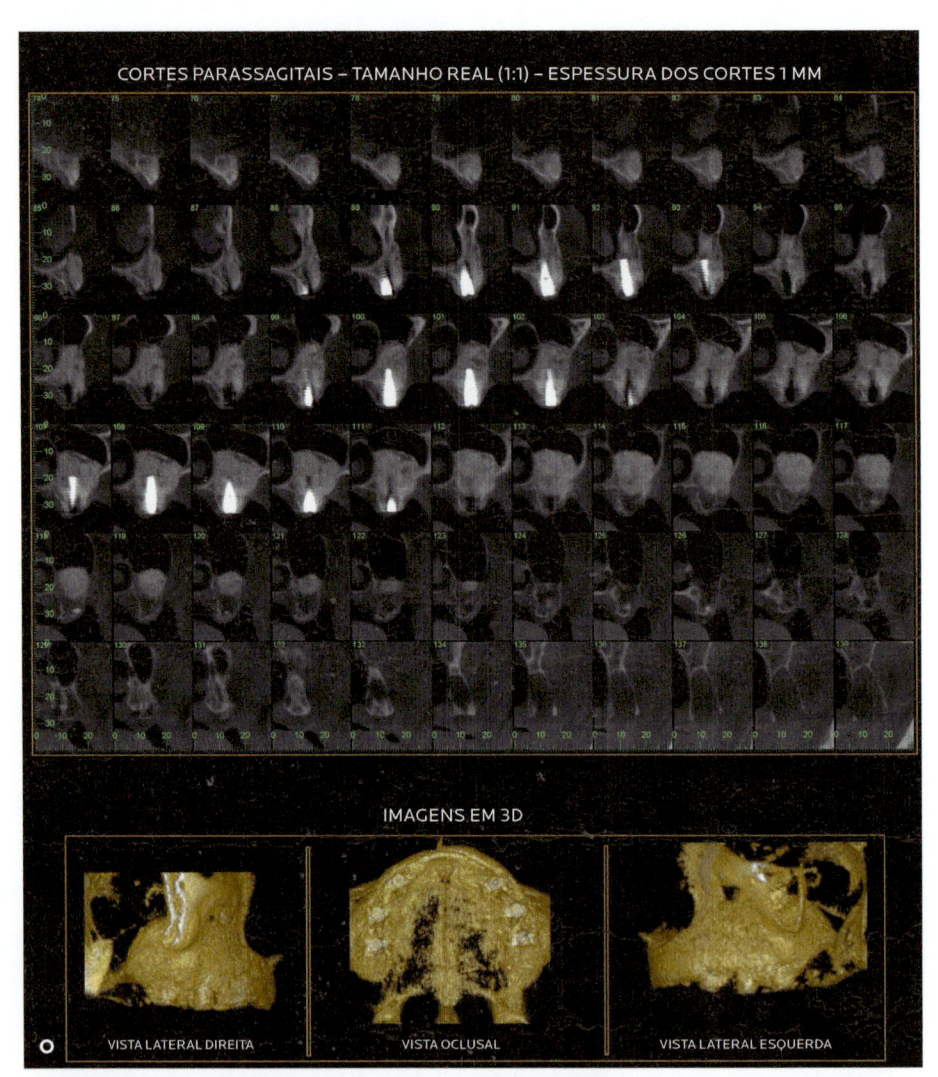

Figura 8.5 – (continuação) *(A) Desenho virtual 3D da estrutura protética a ser usinada em titânio através do sistema CAD/CAM NeoShape® (Neodent®) (TPD Roberta Casarini). (B) Prova da estrutura usinada em titânio. (C) Vista oclusal da estrutura metálica com atenção para a emergência adequada dos implantes. (D) Jateamento da estrutura com Rocatec (3M ESPE), que é um sistema de união adesiva livre de retenções mecânicas para metais, cerâmicas e resinas. (E) Aplicação da camada de opaco sobre estrutura. (F) Aplicação da resina indireta Sinfony (3M ESPE), um compósito micro-híbrido fotopolimerizável de elevada resistência. (G) Aspecto final da resina Sinfony aplicada (monobloco) sobre a estrutura usinada em titânio (TPD Simone Mello). (H e I) Vista da base e vista oclusal da prótese total fixa. (J) Avaliação do sorriso e estética final. (K e L) Avaliação dos contatos oclusais e espaço para higiene. (M) Orientação de controle e manutenção peri-implantar. (N e O) Tomografias computadorizadas demonstrando o sucesso na reconstrução alveolar e a estabilidade dos implantes.*

CONSIDERAÇÕES FINAIS

Os implantes osseointegrados têm, hoje em dia, papel fundamental na reabilitação do paciente edêntulo. Até recentemente, a prótese total só poderia ser substituída por outra, tendo como objetivos a busca de uma melhor adaptação e dentes com anatomia mais adequada ou com uma oclusão mais bem definida. Isto é, sem alternativas de fato em relação a outras possibilidades de tratamento.

As expectativas dos pacientes eram, muitas vezes, frustradas pelas poucas vantagens obtidas com as novas próteses. Eles chegavam a reunir uma série de próteses totais confeccionadas ao longo do tempo, porém sem encontrar uma solução satisfatória para a falta dos dentes naturais.

Atualmente, a tecnologia e o avanço das pesquisas, bem como o maior conhecimento dos aspectos biológicos envolvidos, permitiram uma mudança radical na **qualidade de vida** dos pacientes.

A osseointegração definiu um **novo conceito** de planejamento nas reabilitações protéticas dos pacientes edêntulos, menos mutiladora, mais previsível e com soluções mais próximas do ideal.

Sabe-se que a experiência da perda de todos os dentes é sempre traumática e envolve aspectos emocionais e sociais complexos, que, muitas vezes, causam constrangimentos e dificultam as relações pessoais do paciente. Ou seja, além dos fatores estéticos e funcionais, há aspectos psicológicos envolvidos.

Em uma sociedade já tão indiferente para os valores humanos fundamentais e para a plena realização do indivíduo, os profissionais da saúde podem estar atentos para minimizar o sofrimento daqueles que estão sob seus cuidados, colaborando com o que está ao seu alcance. Experiências clínicas de mais de 40 anos na implantodontia proporcionaram aos pacientes edêntulos uma das coisas mais importantes para o seu relacionamento social, profissional e afetivo: a esperança de resgate de sua **autoestima**.

9

Sobredentaduras

LUIS ARTUR ZENNI LOPES
THIAGO REVILLION DINATO
JOSÉ CÍCERO DINATO

OBJETIVOS DE APRENDIZAGEM:

- Estudar os diferentes mecanismos de retenção de sobredentaduras.
- Vantagens e desvantagens dos sistemas resilientes e não resilientes.

A ausência total dos dentes e suas manifestações bucais levam a modificações estéticas e fonéticas importantes e, principalmente, a prejuízos significativos na **capacidade mastigatória** e na **qualidade de vida** dos indivíduos.

As limitações funcionais e estéticas das próteses totais convencionais, retidas e suportadas por fibromucosa, estimularam a busca por outras soluções de reabilitação. As sobredentaduras, que são próteses totais removíveis, retidas ou suportadas por raízes ou implantes dentários, foram introduzidas para compensar tais deficiências.

A indicação dos implantes dentários nos pacientes totalmente edêntulos proporciona uma maior retenção e estabilidade das próteses totais, melhorando a capacidade mastigatória e a satisfação dos indivíduos, com diferentes graus de sucesso, dependendo do número de implantes colocados e do sistema de retenção e suporte da prótese total utilizado na reabilitação.

CLASSIFICAÇÃO

As sobredentaduras são comumente classificadas de acordo com o sistema de retenção utilizado, recebendo a nomenclatura de semirrígidos ou rígidos e resilientes,[1] ou resilientes e não resilientes.[2,3] A escolha do sistema de retenção a ser utilizado e dos dispositivos de encaixes correspondentes depende do número e distribuição dos implantes dentários no arco.

- As sobredentaduras sobre implantes podem ser consideradas resilientes quando são retidas pelos implantes e suportadas por fibromucosa. Neste caso, um número menor de implantes é necessário, bem como de dispositivos de retenção que não sejam rígidos, direcionando uma maior carga sobre a mucosa e uma menor carga sobre os implantes.

- As sobredentaduras não resilientes são suportadas e retidas por implantes e, nestes casos, necessitam de um número maior de implantes e dispositivos de retenção rígidos, que transmitam uma maior carga aos implantes e mínima ou nenhuma carga à mucosa sobre a qual se encontra a sobredentadura.

INDICAÇÃO

As sobredentaduras estão indicadas sempre que não existir a possibilidade de realização de uma prótese fixa sobre implantes na reabilitação do paciente. De modo geral, incluem-se aqui considerações de ordem financeira, ausência de osso alveolar adequado, suporte labial satisfatório e receio de procedimentos cirúrgicos maiores por parte do paciente.

Quando existe deficiência do sistema de adesão e retenção da prótese total convencional, as sobredentaduras se tornam uma opção. Elas também estão indicadas em situações em que a remoção é imperativa para que o paciente possa fazer a **higienização**. Nos casos de maxila atrófica, por exemplo, os implantes são posicionados mais para palatino, deixando a área gengival da prótese muito extensa para compensar o insuficiente suporte labial. Assim, além da dificuldade estética e de higiene, o pouco suporte ósseo indicaria a confecção de uma sobredentatura para a reabilitação oral do paciente.

> **ATENÇÃO**
>
> Quando as técnicas de reconstrução óssea para reabilitação total fixa não forem aceitas ou não estiverem indicadas para o paciente, a sobredentadura com um número menor de implantes pode ser sugerida.

A reabilitação estética e fonética com sobredentadura, nos casos de edentulismo e perda de grande volume tecidual, é uma opção importante na clínica odontológica, por restabelecer estruturas perdidas na sua totalidade, sem prejuízos para a manutenção pelo paciente. No entanto, quando o aspecto financeiro for determinante, soluções simplificadas e menos dispendiosas podem ser indicadas, utilizando-se de um número menor de implantes e sistemas mais acessíveis, bem como de uma manutenção passível de ativação e de baixo custo de reparo para o paciente.

PLANO DE TRATAMENTO

O suporte labial e a altura da linha do sorriso devem ser analisados, pois uma linha alta associada a uma grande perda tecidual, tanto vertical quanto horizontal, pode ser compensada com uma prótese total dentogengival removível, conforme ilustrado na Figura 9.1. Entretanto, um perfil convexo do paciente pode contraindicar a presença da flange vestibular, pois esta levaria ao aumento do volume labial na região anterior da maxila com comprometimento da estética facial (Fig. 9.2).

> **LEMBRETE**
>
> A decisão do plano de tratamento deve ser criteriosa e embasada nas informações coletadas do paciente, somadas ao exame físico, modelos de gesso montados no articulador, exame de imagens e fotografias.

As relações intermaxilares verticais e transversais também devem ser observadas, principalmente após a montagem diagnóstica dos dentes, uma vez que a relação da posição dos dentes com o osso subjacente é determinante na indicação da reabilitação.

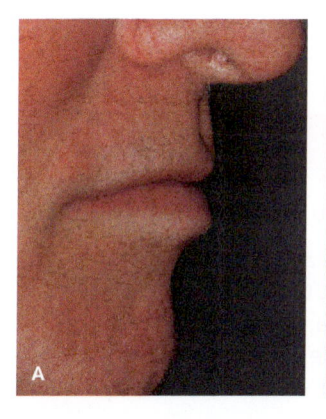

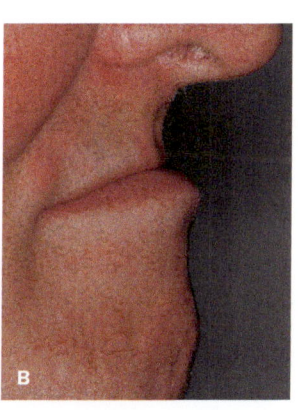

Figura 9.1 – (A e B) Paciente com perda de grande volume tecidual levando a um perfil côncavo e à necessidade de reabilitação dentogengival para prover suporte labial.

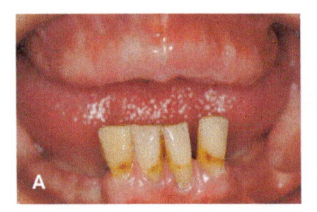

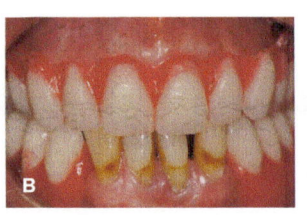

Figura 9.2 – (A, B e C) Situação clínica em que a perda dos dentes superiores, associada ao volume da prótese dentogengival, comprometeu a estética facial com o aumento do suporte labial. A melhor indicação nesses casos é uma prótese fixa.

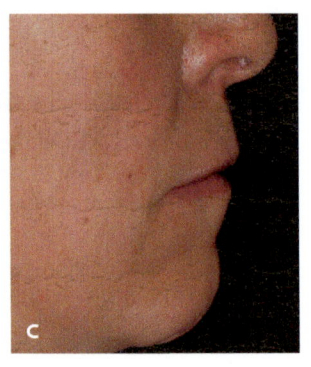

EXAME CLÍNICO

ATENÇÃO

Um criterioso exame clínico intra e extraoral é fundamental para o planejamento.

A saúde e a ausência de lesões nas mucosas, língua, palato, lábios, assoalho da língua e demais estruturas da cavidade oral devem ser observadas. Na presença de dentes remanescentes na arcada antagonista, é importante também avaliar as condições periodontais, características da oclusão, ausência de cáries e outras patologias que possam comprometer a reabilitação caso sejam ignoradas e não encaminhadas para tratamento.

Além disso, o perfil socioeconômico do paciente, suas expectativas, grau de exigência e de comprometimento com o tratamento, bem como as condições clínicas e sistêmicas, compõem o valioso sistema de dados necessários para bem definir e orientar o plano de tratamento. Não se pode ignorar também a importância das informações obtidas com modelos de estudo articulados, guia de diagnóstico com os dentes montados, guia tomográfico e exames de imagem.

Seja implantorretida (semirrígida ou resiliente) ou implantossuportada (rígida ou não resiliente), a sobredentadura deve sempre ser indicada a partir de embasadas informações e critérios, para que o profissional possa planejar com segurança o número e a localização dos implantes, como também o sistema e os dispositivos de retenção que serão selecionados para o caso.

SISTEMAS DE RETENÇÃO

Os sistemas mais comumente utilizados nas sobredentaduras e oferecidos no mercado por diferentes fabricantes e distribuidores são:

1) Barras com clipes de retenção
2) Pilares esféricos (Sistema bola, o'ring) com fêmeas na forma de cilindro metálico, anel e colchete
3) Sistema *Locator*® e Sistema ERA®
4) Magnetos

BARRAS COM CLIPES DE RETENÇÃO

Este sistema pode ser utilizado nas reabilitações **implantomucossuportadas** ou **implantossuportadas**.[4]

O número e a distribuição dos implantes determinam o comportamento biomecânico da prótese, direcionando a carga sobre mucosa e implantes ou totalmente sobre implantes. Quando 2 ou mais implantes são dispostos linearmente na região anterior de maxila ou mandíbula, mesmo sendo unidos por uma barra, uma maior carga deverá ser direcionada para a mucosa e uma menor, sobre os implantes, caracterizando um sistema resiliente ou semirrígido e influenciando diretamente na forma da secção transversal da barra, que deve ser esférica ou oval, dando liberdade à rotação da prótese.

Porém, quando 4 ou mais implantes forem distribuídos na maxila ou mandíbula, promovendo um desenho geométrico que permita que a prótese seja totalmente suportada por implantes, não direcionando nenhuma carga à mucosa subjacente, a secção transversal da barra pode ser paralela, pois neste caso não haverá movimento rotacional da prótese.

BARRA CLIPE SOBRE DOIS IMPLANTES NA MANDÍBULA

A sobredentadura mandibular sobre 2 implantes caracteriza uma prótese implantomucossuportada, portanto, um sistema resiliente[1] ou semirrígido. Este sistema implica um posicionamento criterioso dos implantes no sentido anteroposterior, preferencialmente acompanhando uma linha imaginária que passa entre os caninos, de modo que o volume basal da prótese lingual ou vestibular não seja influenciado pela posição da barra e seus componentes de retenção.

Já a posição lateral dos implantes deve ser equidistante em relação à linha média, respeitando uma distância máxima de 20 mm de barra;[5,6] também deve permitir a confecção de uma barra que não sofra deflexão e reservar espaço suficiente para instalação de dois clipes de retenção. Considerando-se que este tipo de reabilitação será retida por implantes e suportada por mucosa, a forma da barra é determinante para que os movimentos rotacionais em torno do seu eixo sejam livres, levando uma menor carga aos implantes e maior carga à mucosa de suporte. A barra esférica é a que permite uma maior liberdade de movimento rotacional, indicada para essas situações clínicas (Fig. 9.3).

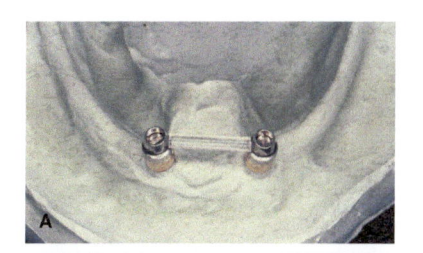

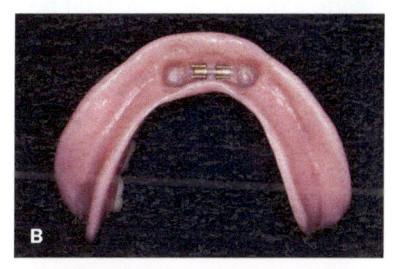

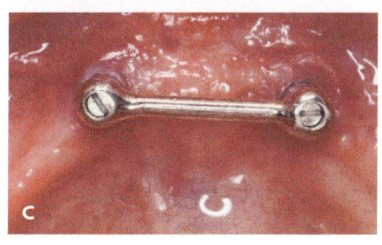

Figura 9.3 – (A, B e C) Sobredentadura sobre dois implantes na mandíbula, sistema resiliente com barra de forma esférica, requisito necessário para permitir liberdade rotacional para a prótese.

POSIÇÃO DA BARRA EM RELAÇÃO À MUCOSA

A barra deve estar posicionada a no mínimo 2 mm de altura em relação ao rebordo,[7,8] favorecendo a manutenção sob a barra e região peri-implantar. Esse espaço deve ser somado ao que é necessário para acomodar os componentes do sistema barra clipe, que é de pelo menos 6 mm, mais o espaço necessário para a altura da base da prótese junto com os dentes artificiais que serão utilizados, de aproximadamente 5,5 mm.[9] Portanto, é necessária uma **altura mínima de 14 mm** para a indicação de uma sobredentadura com o sistema barra clipe. A indicação dessa solução se dá a partir da montagem diagnóstica dos dentes artificiais e confecção de uma muralha de silicone para observar a existência de espaço suficiente para os componentes (Fig. 9.4).

MOLDAGEM FUNCIONAL

A técnica de moldagem deve respeitar os mesmos requisitos exigidos para confecção de uma prótese total convencional, uma vez que a sobredentadura apresenta o mesmo tipo de suporte e a mesma área chapeável. Dessa forma, devem-se obter modelos de estudo para confecção de moldeira individual, vedamento periférico e moldagem funcional com poliéteres ou silicones, transferindo simultaneamente as posições dos pilares sobre implantes ou as plataformas dos implantes para os modelos de trabalho.

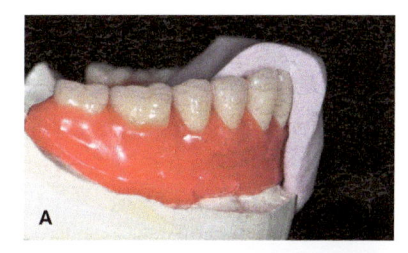

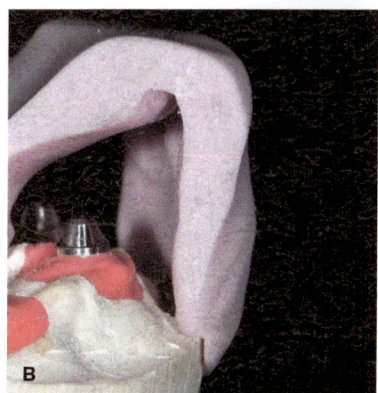

Figura 9.4 – (A) Muralha confeccionada sobre montagem diagnóstica. (B) Muralha sobre o modelo funcional onde se observa espaço suficiente para indicação do sistema barra clipe.

VANTAGENS E DESVANTAGENS

VANTAGENS: o sistema barra clipe apresenta uma melhor estabilidade e retenção da sobredentadura e menor necessidade de manutenção dos componentes de retenção, comparativamente ao sistema bola.[10,11]

DESVANTAGENS: tanto o sistema barra clipe como o sistema bola desencadeiam uma maior reabsorção óssea posterior quando comparada à região anterior (onde os implantes estão presentes), devido à maior carga oclusal posterior, provocada pelo movimento de rotação da sobredentadura.

As restrições das sobredentaduras sobre 2 implantes anteriores estão relacionadas com maior dificuldade de higienização (em comparação aos sistemas em que os implantes são isolados), limitação da altura dos componentes em relação ao espaço interoclusal, maior complexidade das manobras clínicas e laboratoriais e constante reabsorção óssea posterior, podendo causar lesão ao nervo alveolar inferior.

BARRA CLIPE SOBRE 3 OU MAIS IMPLANTES NA MANDÍBULA

Nos casos em que 3 ou mais implantes estejam posicionados na região anterior da mandíbula e dispostos de forma linear, gerando uma alavanca posterior extensa, uma opção de reabilitação a ser considerada pode ser **barra e clipe de retenção com uma sobredentadura**.

> A prótese total fixa deve ser evitada, uma vez que a área de potência (alavanca posterior) excede em uma vez e meia a área de resistência necessária para este tipo de reabilitação.

Em situações como essas, o suporte mucoso soma-se ao suporte dos implantes, resultando em um comportamento biomecânico mais apropriado e de menor risco. Porém, se o número e a distribuição dos implantes se apresentarem de forma adequada, habilitando o caso para uma reabilitação através de prótese fixa, esta deverá ser a primeira opção em relação aos aparelhos removíveis, justificada pela melhor função mastigatória, conforto, segurança e satisfação do paciente.

No caso clínico apresentado na Figura 9.5, foi indicada uma sobredentadura retida e suportada por 4 implantes com um sistema de barra e clipe de retenção. A indicação é justificada pela deficiência de coordenação motora do paciente para fazer a sua higiene oral, e a prótese removível favorece tal condição. A sequência da reabilitação pode ser observada na Figura 9.6, que ilustra as etapas clínicas e laboratoriais até a conclusão do caso.

BARRA CLIPE SOBRE 4 OU MAIS IMPLANTES NA MAXILA

A sobredentadura superior sobre quatro implantes, quando estes estão bem distribuídos nos segmentos anterior e posterior da maxila, permite fazer uma reabilitação que caracteriza um sistema rígido, ou seja, uma prótese implantossuportada sem a cobertura do palato. Questões como qualidade e quantidade de osso e altura e diâmetro dos implantes devem ser observadas como **fatores de risco**.

Estudo recente de reabilitações totais sobre 4 ou 6 implantes na maxila, posicionados no segmento anterior e região de pré-molares, unidos com barra e uma sobredentadura, apresentou resultados semelhantes em relação à sobrevivência dos implantes, estabilidade tecidual, saúde peri-implantar e satisfação dos pacientes.[12] O estudo sugere que a reabilitação sobre 4 implantes apresenta como vantagem um menor custo em comparação à reabilitação sobre 6 implantes conectados por uma barra.

Nessas reabilitações, a forma da secção transversal da barra pode ser paralela, proporcionando melhor resistência à deflexão e maior

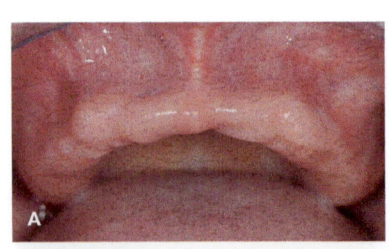

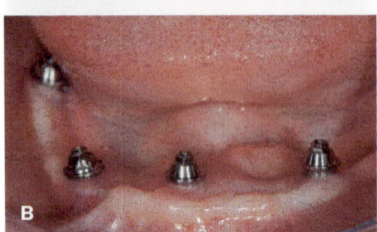

Figura 9.5 – (A) Caso clínico de reabilitação de maxila edêntula com uma prótese total convencional. (B) Reabilitação da mandíbula com quatro implantes e uma sobredentadura removível.

Fonte: Caso clínico gentilmente cedido pelo aluno Artur Stelzer, que o realizou sob orientação do Prof. Luis Artur Zenni Lopes, no Curso de Especialização de Prótese da ULBRA, Canoas/RS.

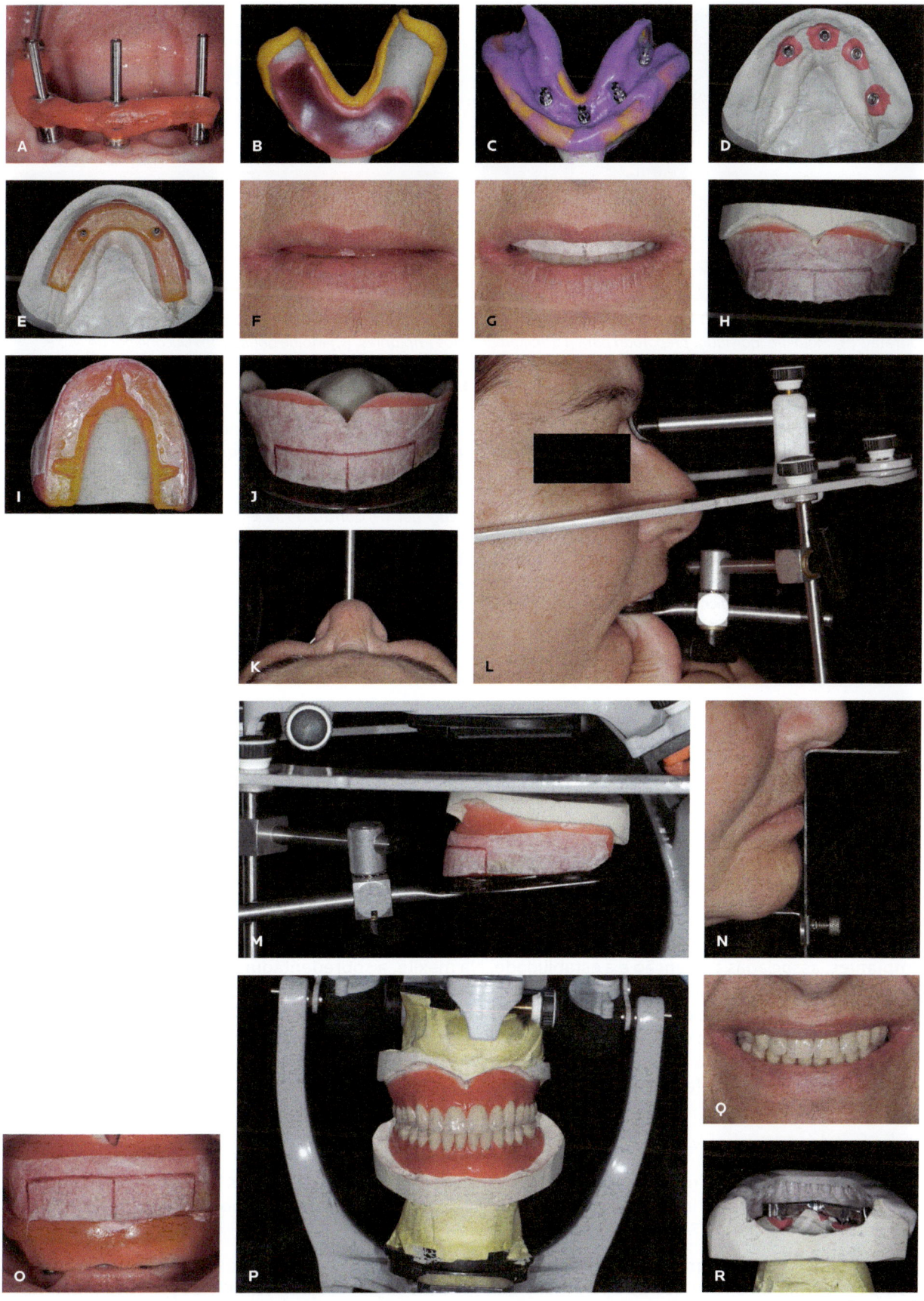

Figura 9.6 – (continua)

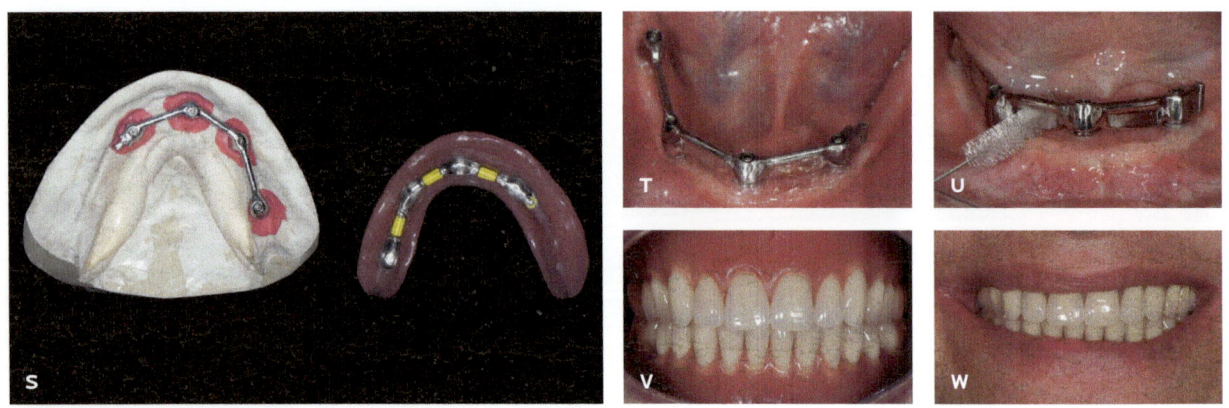

Figura 9.6 – (continuação) *(A) Transferentes de moldeira aberta instalados sobre os pilares e esplintados com resina acrílica duralay. (B) Moldeira individual preparada para a transferência dos implantes. (C) Molde obtido com silicone por adição e respectivos análogos posicionados sobre os transferentes. (D) Modelo funcional com gengiva artificial. (E) Plano de orientação em cera confeccionado sobre o modelo inferior para registro maxilomandibular. (F) Relação da altura do rodete de cera superior com o tubérculo do lábio e corredor bucal. (G e H) Registro das referências da linha média, linha alta do sorriso e distância intercaninos. (I) Confecção de chaves de oclusão nas faces oclusal e incisal do rodete superior. (J e K) Registro com godiva de baixa fusão no garfo de mordida e posicionamento na cavidade oral. (L) Transferência da posição espacial da maxila com arco facial. (M) Modelo superior assentado sobre o registro pronto para ser fixado ao ramo superior do articulador. (N) Ajuste do rodete inferior com base na dimensão vertical de oclusão, registrado com o compasso de Willis. (O) Fixação dos rodetes na DVO na posição de RC com pasta de óxido de zinco e eugenol. (P) Conclusão da montagem dos dentes em cera no articulador. (Q) Provas funcional e estético da montagem dos dentes artificiais superiores e inferiores. (R) Muralha com registro da posição dos dentes artificiais e barra posicionada sobre os análogos dos pilares. (S) Sobredentadura inferior acrilizada com os clipes de retenção posicionados no interior da estrutura metálica de reforço. (T) Barra instalada sobre os pilares. (U) Instrução de higiene para a manutenção da saúde gengival peri-implantar. (V) Prótese total superior convencional e sobredentadura inferior instaladas após refinamento do ajuste oclusal. (W) Harmonia facial obtida com as próteses.*

Fonte: Caso clínico gentilmente cedido pelo aluno Artur Stelzer, que o realizou sob orientação do Prof. Luis Artur Zenni Lopes, no Curso de Especialização de Prótese da ULBRA, Canoas/RS.

retenção e estabilidade da sobredentadura. Os mesmos critérios de posicionamento da barra em relação à mucosa devem ser observados, conforme descrito anteriormente na reabilitação mandibular com barra clipe sobre 2 implantes.

A moldagem funcional deve reproduzir precisamente toda a área chapeável da mucosa relacionada com o aparelho, sem a necessidade de vedamento periférico, uma vez que esse tipo de aparelho conta com os princípios biomecânicos de retenção e estabilidade proporcionados pela barra e clipes de retenção semelhantes a uma prótese fixa.

VANTAGENS: as principais vantagens são as características funcionais proporcionadas pelo suporte dos implantes, associadas à retenção e à estabilidade. Na maxila, a sobredentadura apresenta-se como principal opção de reabilitação nas situações clínicas de grandes perdas teciduais, com comprometimento estético facial importante pela perda de suporte labial. A flange vestibular em direção ao fundo de sulco permite substituir tecidos com uma prótese dentogengival, favorecendo um suporte labial adequado, sem a preocupação com a higienização pelo paciente, por ser um aparelho removível. Nessas situações, o aparelho removível é preferível ao fixo, inclusive por facilitar a solução de problemas fonéticos.

SISTEMA MK1 E BARRA CLIPE NA MAXILA

A sobredentadura sobre implantes unidos por barra e associados ao sistema MK1 é confeccionada sobre um número mínimo de 4 implantes, sendo considerada um sistema rígido, como ilustrado no caso clínico apresentado na Figura 9.7.

Possui características semelhantes às de uma prótese fixa, apresentando a mesma rigidez e, ao mesmo tempo, permitindo a remoção do aparelho, o que facilita a higienização. A limitação fonética presente em algumas situações na prótese fixa, resultado da passagem do ar entre prótese e fibromucosa, é

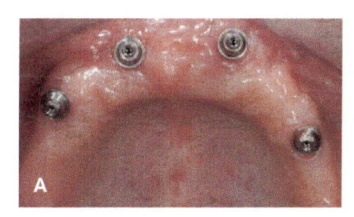

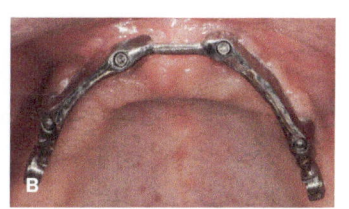

Figura 9.7 – (A) Caso clínico de reabilitação da maxila edêntula com 4 implantes e uma prótese total removível. (B) Barra instalada sobre os pilares com clipe de retenção na região anterior associado ao encaixe MK1 bilateral na região posterior.

Fonte: Caso clínico gentilmente cedido pelo aluno André Tubino, que o realizou sob orientação do professor Luis Artur Zenni Lopes no Curso de Especialização de Implantodontia da ULBRA, Canoas/RS.

compensada nesse sistema, assim como o suporte labial necessário nas situações com grandes perdas teciduais.

O sistema MK1 foi idealizado pelo alemão Manfred Kipp (MK) e apresenta-se comercialmente composto de 2 chaves, 4 elementos primários calcináveis e 2 dispositivos de travamento. Nos casos de sobredentadura, a fêmea é conectada à barra unida aos implantes, responsáveis pela função de suporte e retenção da sobredentadura.

Trata-se de um aparelho de fácil manipulação pelo paciente, já que o travamento da prótese pode ser feito com um leve toque no pino responsável pela sua fixação, movimentando o pino na extensão palatina em direção vestibular. Para o destravamento, basta que uma chave seja colocada no orifício pré-determinado na face vestibular da prótese, pressionando o pino de travamento na direção palatina até que ela possa ser destacada.

Nos casos de sobredentadura com encaixes do tipo MK1, é comum utilizar 2 destes dispositivos na região posterior, um de cada lado e onde houver menor comprometimento estético, pois há necessidade do orifício para destravamento do encaixe, permitindo que a prótese seja destacada (Fig. 9.8). Os pinos estabilizam e fixam a prótese à barra na região posterior. Na região anterior, com objetivo de evitar o deslocamento da prótese, deve-se usar algum dispositivo que faça a retenção do aparelho; uma opção pode ser um clipe sobre a barra conforme ilustrado no caso clínico da Figura 9.9.

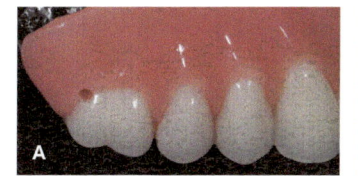

Figura 9.8 – (A e B) Acesso lateral posterior para destravamento do pino de retenção com a chave específica do encaixe MK1.

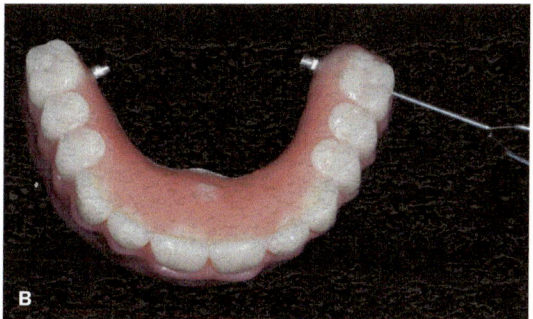

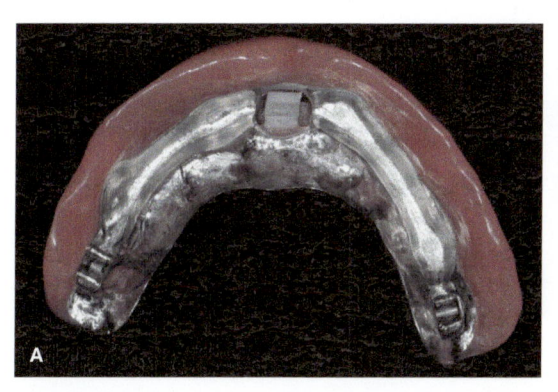

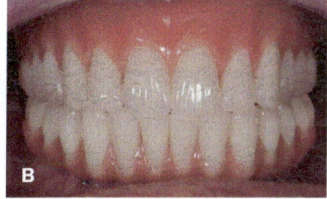

Figura 9.9 – (A e B) Reabilitação concluída, sobredentadura superior e uma prótese total fixa suportada por implantes na mandíbula.

PILARES ESFÉRICOS

Frente à necessidade de uma reabilitação mais simplificada e de menor custo, pode-se pensar em realizar sobredentaduras sobre 2 implantes e dispositivos de retenção resilientes, em que o macho é um pilar esférico aparafusado sobre o implante e a fêmea pode ser na forma de anel, colchete ou cilindro em aço, que recebe buchas em *nylon* com diferentes graus de retenção.

O caso clínico da Figura 9.10 apresenta os pilares esféricos (Sistema Neodent®) instalados e a fêmea na forma de uma cápsula metálica com um *teflon* interno. Esses sistemas de retenção podem ser ativados com a simples substituição dos componentes responsáveis pela retenção.

A Figura 9.11 mostra as duas chaves necessárias para instalação e remoção dos componentes de retenção. A chave que apresenta rosca é usada para fazer a captura e a remoção dos componentes que precisam ser substituídos; a outra chave, com ponta esférica, serve para posicionar o componente novo no interior da cápsula metálica (Fig. 9.12).

Os sistemas de pilares esféricos e fêmeas totalmente metálicas são sistemas mais rígidos em comparação aos anteriores e mais críticos de serem ativados, havendo necessidade da substituição de componentes mais caros. A Figura 9.13 ilustra esse tipo de componentes, como a sua substituição decorrente de uma falha na lamela que é parafusada na matriz elíptica (Sistema Straumann®) (Fig. 9.14). A fêmea que apresentou problema foi substituída e capturada em boca; o componente que estava íntegro não foi substituído, pois ainda apresentava capacidade retentiva após 4 anos de uso.

A simplicidade da reabilitação, a possibilidade de ativação dos sistemas de retenção e o custo dos materiais são fatores importantes na escolha dos dispositivos de retenção. Tais dispositivos estão indicados nos casos em que a higiene oral deve ser facilitada para o paciente, quando a distância interoclusal é limitada para uma barra/clipe e quando se busca simplicidade de execução, tanto laboratorial quanto nas etapas clínicas.

Entre as desvantagens desses sistemas está a necessidade de ativações periódicas, que podem se tornar mais frequentes em pacientes com hábitos parafuncionais, levando a um desgaste maior com perda de retenção, e também em casos em que há falta de paralelismo entre os pilares.

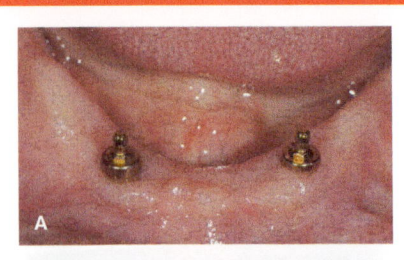

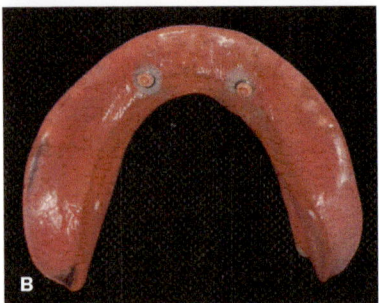

Figura 9.10 – (A) Pilares esféricos instalados (sistema da Neodent®). (B) Prótese total concluída com as cápsulas metálicas capturadas em boca.

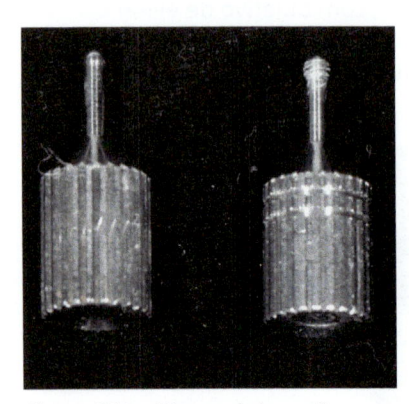

Figura 9.11 – Chaves de inserção e remoção dos componentes de retenção.

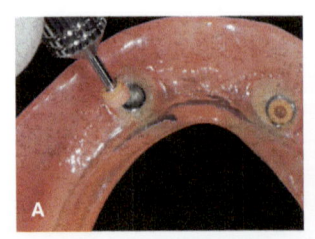

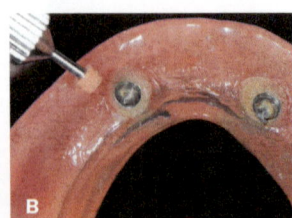

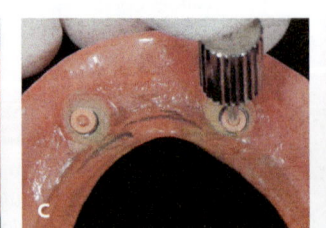

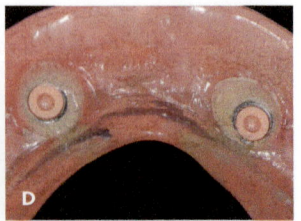

Figura 9.12 – (A) Remoção do componente desgastado do interior da cápsula. (B, C e D) Reposição dos componentes novos no interior da cápsula metálica.

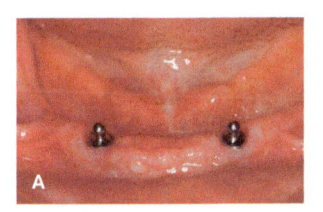

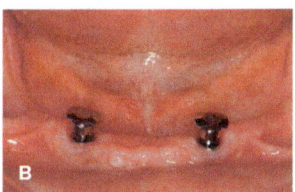

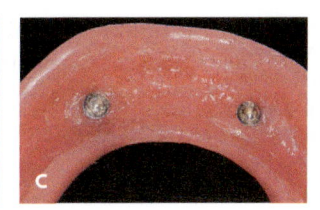

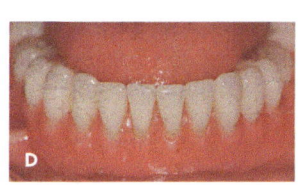

Figura 9.13 – (A) Pilares esféricos do sistema Straumann®. (B) Matriz elíptica instalada sobre os pilares para ser capturada em boca. (C e D) Conclusão da captura e prótese instalada sobre os pilares.

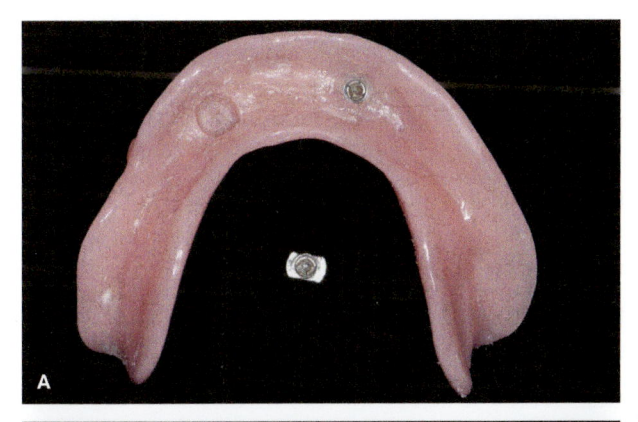

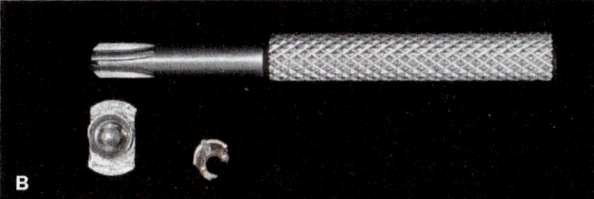

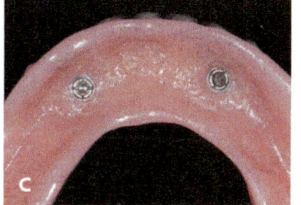

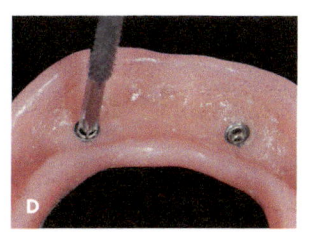

Figura 9.14 – (A) Remoção da matriz elíptica do interior da sobredentadura para que a mesma seja substituída. (B) Matriz elíptica e lamela de titânio danificada que deverá ser substituída (Sistema Straumann®). (C e D) Matriz elíptica nova capturada em boca e ajuste do grau de retenção por meio de chave própria do sistema.

Como já mencionado, tanto o sistema de pilares esféricos como o sistema barra clipe desencadeiam uma maior reabsorção óssea posterior em comparação à região anterior (onde os implantes estão presentes), e isto se deve à maior carga oclusal posterior, provocada pelo movimento de rotação da sobredentadura.

Após a definição do plano de tratamento com uma sobredentadura mucossuportada e implantorretida, deve-se escolher o sistema de retenção a ser utilizado. A partir disso se fará a opção pelo sistema e posição dos implantes que serão instalados.

LEMBRETE

A maioria dos sistemas de pilares esféricos é compatível com os implantes de conexão externa e interna.

SISTEMA LOCATOR® E SISTEMA ERA®

A sobredentadura na maxila com limitado espaço interoclusal contraindica o uso de barra e clipe de retenção. Em casos assim, encaixes com uma menor altura devem ser preferidos, como os Sistemas Locator® e ERA®. O uso de 2, 4 ou mais implantes pode ser indicado na maxila com uma sobredentadura com cobertura do palato. O número e a distribuição dos implantes na maxila influenciam a transferência de carga para o palato.

SAIBA MAIS

O dispositivo de retenção Locator® é comercializado no Brasil para os implantes de conexão externa de plataforma regular, e no mercado internacional para mais de 70 sistemas de implantes.

Damghani e colaboradores[13] observaram uma carga significativamente maior no palato quando somente 2 implantes foram usados na maxila com o Locator®. O uso de 4 implantes, com uma distância de 16 mm entre eles, não apresentou diferença estatística comparativamente ao grupo com 8 implantes, também usando o Locator®. O estudo permite concluir que o uso de 4 implantes, com este sistema de retenção, apresenta o mesmo comportamento biomecânico que o uso de 8 implantes, sendo esta uma alternativa de tratamento.

> Os pilares são confeccionados com altura de 1 a 6 mm para diferentes situações de altura gengival. O sistema Locator® apresenta chaves específicas para instalação e torque do pilar e para instalação e remoção dos componentes de retenção, que são selecionados de acordo com a necessidade de retenção (Fig. 9.15). A posição do pilar pode ser transferida para o modelo funcional com o uso de transferente e réplica do pilar.

O Locator® é indicado em situações de espaço interoclusal limitado, uma vez que apresenta uma altura de 3,17 mm da plataforma até o topo da fixação. Implantes com inclinações de até 40° podem ser corrigidos com os mesmos pilares, eliminando a necessidade de angulados.

Após a instalação e torque dos pilares, a cápsula metálica pode ser capturada em boca (Fig. 9.16), posicionando-a sobre os pilares com os componentes de cor preta, os quais serão substituídos

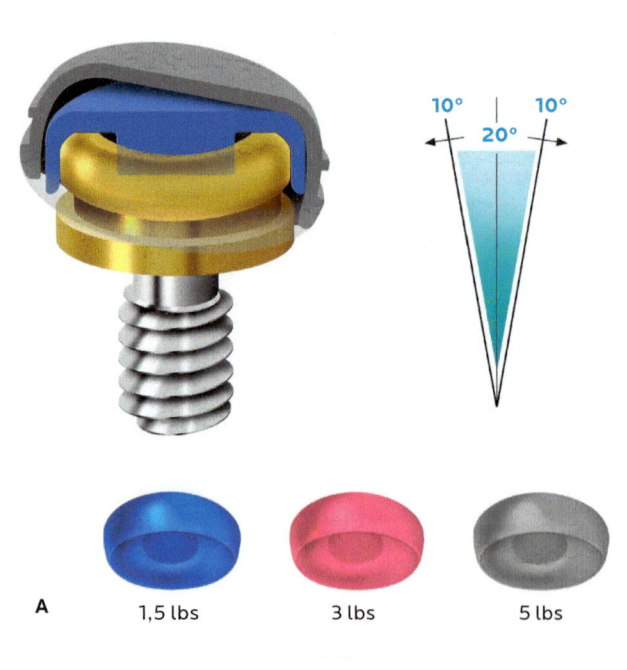

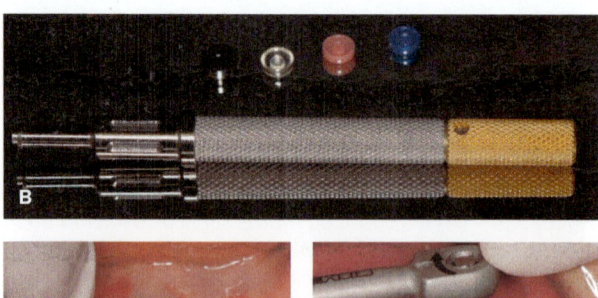

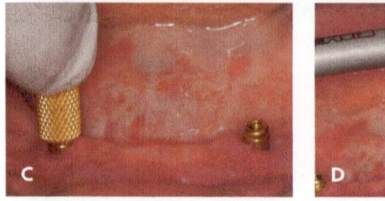

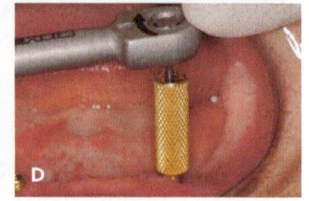

Figura 9.15 – (A) Pilar, cápsula metálica e dispositivos de retenção, sendo o incolor de maior retenção, o rosa, intermediário e o azul, de menor retenção. (B) Componentes e chave própria do sistema para instalação e torque do pilar, instalação e remoção dos componentes de retenção. (C e D) Instalação e torque dos pilares sobre implantes de plataforma regular de hexágono externo.

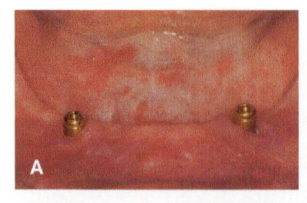

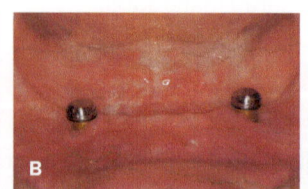

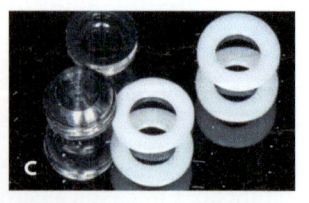

Figura 9.16 – (A e B) Pilares instalados e cápsulas metálicas posicionadas sobre os pilares para que sejam feitas as capturas. (C) Para a captura da cápsula metálica em boca, usa-se o componente preto no seu interior. Os dispositivos de cor branca são usados para a proteção do pilar, evitando o escoamento da resina acrílica e a retenção ao pilar.

pelos dispositivos de retenção depois da captura. O azul apresenta uma capacidade retentiva de 1.5, o rosa, 3 e o incolor, 5 libras. A opção é feita considerando a necessidade de retenção de acordo com a situação clínica presente. O componente de retenção azul foi selecionado para o caso clínico (Fig. 9.17). Tem a vantagem de apresentar grande capacidade retentiva, durabilidade dos componentes e simplicidade na ativação ou substituição dos dispositivos de retenção, quando há perda da retenção da prótese.[14]

Os conectores ERA® consistem em um componente fêmea de metal que é fixado ao implante (Fig. 9.18) e uma jaqueta metálica opcional que é fixada no interior da base da prótese e que aloja o macho de *nylon* de alta densidade responsável pela retenção (Fig. 9.19). O componente macho, de cor preta, é usado na captura da jaqueta metálica intraoralmente, criando uma resiliência vertical de 0,4 mm. Em seguida, substitui-se o componente preto de processamento por um dos seis machos de retenção de cores diferentes. A cor indica diferentes graus de retenção (Fig. 9.20).

O macho é ancorado mecanicamente no interior da jaqueta metálica ou diretamente na resina acrílica da base da dentadura, fornecendo tanto resiliência vertical quanto movimento de dobradiça. Na perda da capacidade retentiva dos machos pelo uso, estes são removidos com um tipo de broca desenvolvida especialmente para este fim, e os novos são encaixados muito facilmente.

Os pilares ou intermediários desenhados para os implantes com hexágono externo têm alturas de 3 e 5 mm. Para os implantes com conexão interna, a altura é de 2 e 4 mm. A fêmea apresenta-se em uma única peça na configuração de 0°, e em duas peças nas configurações de 5°, 11° e 17°, para corrigir a divergência de implante.

Após a instalação, o uso constante da prótese acarreta a perda de retenção em médio e longo prazo. Nessas situações, preconiza-se a substituição do macho de retenção por outro componente de igual

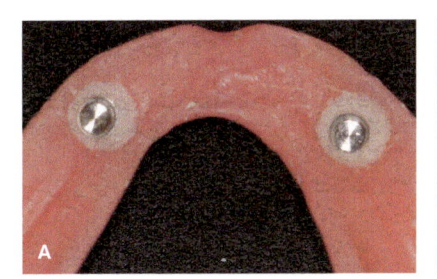

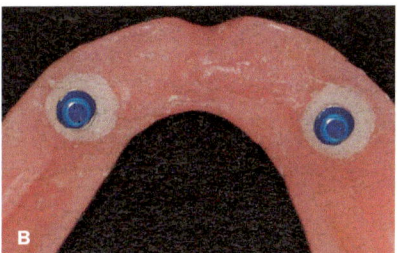

Figura 9.17 – (A e B) Cápsula metálica capturada após a remoção dos componentes preto e substituídos pelos dispositivos de retenção, que neste caso foram indicados os de cor azul.

Fonte: Caso clínico gentilmente cedido pelo aluno Marcelo Dorneles, que o realizou sob orientação do professor Luis Artur Zenni Lopes no Curso de Especialização de Prótese da ULBRA, Canoas/RS.

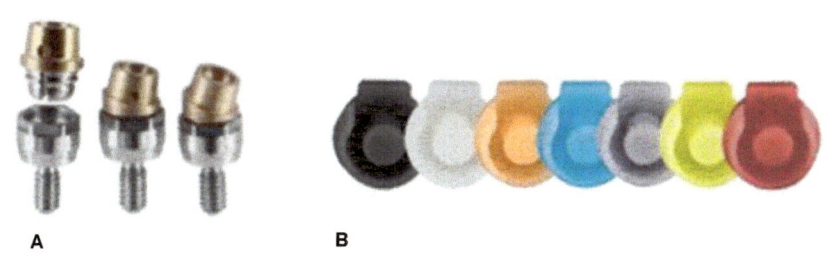

Figura 9.18 – (A) Pilares do Sistema ERA reto (0°), 11° e 17°. (B) Macho de processamento de cor preta; os demais machos possuem diferentes graus de retenção.

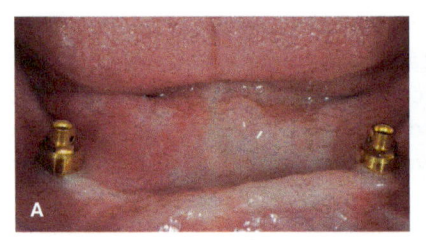

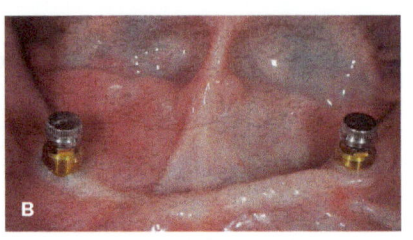

Figura 9.19 – (A) Pilares instalados nos implantes. (B) Cápsulas metálicas sobre os implantes, as quais não podem interferir no assentamento da prótese.

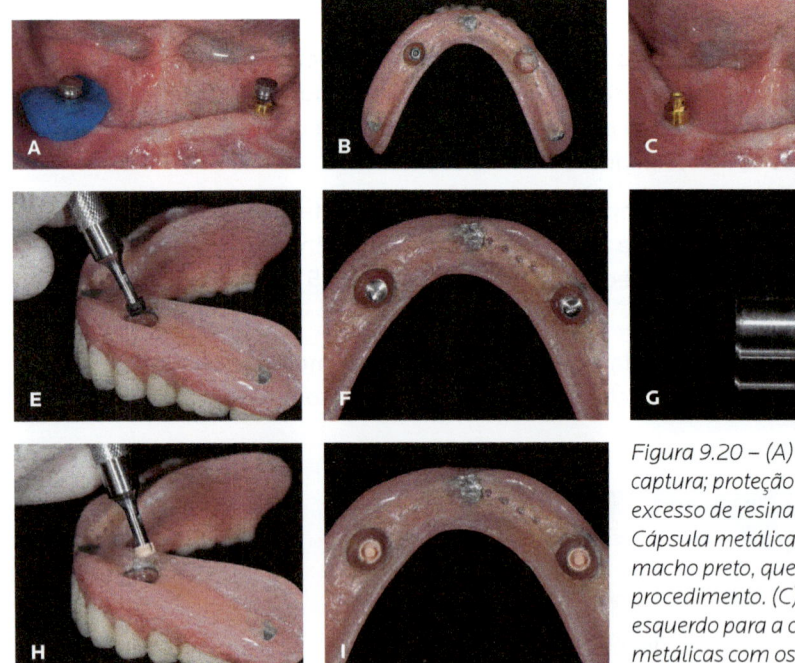

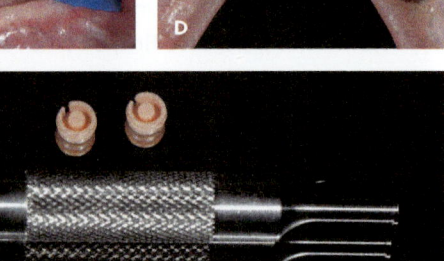

Figura 9.20 – (A) Preparo da cápsula do lado direito para a captura; proteção com lençol de borracha para evitar que o excesso de resina venha dificultar a remoção da prótese. (B) Cápsula metálica do lado direito capturada em boca, com o macho preto, que é o componente utilizado neste procedimento. (C) Preparo com lençol de borracha do lado esquerdo para a captura. (D) Após a captura das cápsulas metálicas com os machos pretos. (E e F) Remoção dos machos de processamento com chave própria do Sistema. (G, H e I) Seleção dos machos de retenção e seu posicionamento no interior das cápsulas metálicas com a chave do Sistema ERA®.

ou maior capacidade de retenção. As características do caso e o perfil do paciente irão determinar tal decisão.

Outras vantagens desse sistema são preço acessível, facilidade no uso, ação de retenção duradoura e maior conforto ao paciente.

SISTEMA MAGNETO

O sistema de retenção com magnetos apresenta como principal vantagem em relação aos demais sistemas uma melhor distribuição das cargas oclusais, gerando menor tensão ao osso peri-implantar. Simplicidade de execução dos procedimentos clínicos e laboratoriais, menor necessidade de espaço vertical e custo mais acessível também são referidos como vantagens.[15,16] Apesar dos benefícios, é sistema pouco utilizado em função da instabilidade horizontal da prótese e do ruído metálico causado pelo contato dos componentes quando em função.[17] Entretanto, em estudo recente pacientes relataram excelente nível de satisfação durante o primeiro ano, especialmente aqueles que estavam insatisfeitos com outros sistemas de retenção.[18]

As novas gerações de magnetos apresentam uma força magnética maior, mais estável e uma proteção contra a corrosão causada pelo contato com a saliva.[19] A estabilidade da capacidade retentiva do sistema magneto Dyna foi observada em um tempo de 5 anos de simulação, comprovando a sua eficácia.[20]

CONSIDERAÇÕES FINAIS

O perfil do paciente e sua condição socioeconômica, coordenação motora e fatores locais e sistêmicos são aspectos decisivos para se realizar um adequado diagnóstico e plano de tratamento. O número e a disposição dos implantes influenciam o comportamento biomecânico, a retenção e a estabilidade da sobredentadura. A característica do suporte das sobredentaduras pode levar a diferentes necessidades de manutenção de componentes ou do aparelho protético.

Em relação às complicações e substituição dos componentes, a literatura apresentou uma maior necessidade de manutenção nas próteses com pilares esféricos, comparativamente ao sistema barra clipe. Também revelou um melhor comportamento e uma menor necessidade de manutenção do sistema Locator® em relação aos demais.

10

Implantodontia virtual

JOSÉ CÍCERO DINATO
LEANDRO SOEIRO NUNES
THIAGO REVILLION DINATO
FÁBIO SÁ CARNEIRO SCZEPANIK

OBJETIVOS DE APRENDIZAGEM:

- Conhecer sobre os temas planejamento virtual e cirurgia guiada.
- Compreender o sistema CAD/CAM para confecção de prótese sobre implante.

LEMBRETE

O sistema CAD também pode ser aplicado à ortodontia, permitindo o planejamento virtual de tratamentos ortodônticos.

SAIBA MAIS

O termo **CAD/CAM** é um acrônimo das palavras *Computer Aided Design* e *Computer Aided Manufacturing*, que, em livre tradução, significam "desenho guiado por computador" e "fabricação guiada por computador". Outro termo utilizado para nomear o mesmo sistema é o CAD/CIM, no qual a segunda sigla é originária de *Computer Integrated Machining*.

Desde que o protocolo original para colocação de implantes foi desenvolvido e descrito por Brånemark e colaboradores,[1] extensivos trabalhos de pesquisa têm sido realizados para aprimorar os resultados em longo prazo e diminuir o tempo de tratamento e o número de intervenções. Além disso, aliados ao grande desenvolvimento tecnológico que ocorreu nos últimos anos na área da computação, os métodos de diagnóstico por imagem tornaram-se mais populares e acessíveis. Atualmente, o diagnóstico pré-operatório é, em geral, realizado com tomografias computadorizadas que fornecem imagens tridimensionais. A tomografia computadorizada do tipo *cone beam* oferece uma imagem com **excelente qualidade** e **menor radiação** quando comparada à tomografia computadorizada convencional.[2]

De forma simplificada, é possível dizer que o sistema CAD pode ser dividido em procedimentos intraoral e laboratorial, e é um sistema composto por um escâner, que faz a varredura das estruturas a serem copiadas, seja em boca ou em modelos de gesso, e um computador com um *software*, que irá receber os dados e gerar uma imagem tridimensional das estruturas escaneadas. Não obstante, o *software* permite que o operador do sistema – seja o cirurgião-dentista ou um técnico em prótese dentária – faça o desenho virtual dos elementos necessários à reabilitação protética, reconfigurando forma e função com extrema acuidade e precisão. A partir deste desenho-guia, é possível, então, evoluir para o desenho virtual final de coroas totais, *inlays*, *onlays*, facetas, pilares personalizados, pontes fixas, *copings* e infraestruturas de pontes, entre outras.

O sistema CAM irá produzir, por meio de uma **fresadora** e da impressão digital em 3D sobre diferentes materiais, a reabilitação desejada. Pode-se optar por blocos de cerâmica feldspática, zircônia, dissilicato de lítio, titânio, cromo e cobalto e resinas para próteses temporárias, dependendo da estrutura a ser fresada e do seu objetivo. Portanto, o sistema CAD-CAM interliga escâner, *software* e fresadora para os objetivos finais de reabilitação do paciente.

A osseointegração e a tecnologia virtual definiram um novo conceito de planejamento e confecção das reabilitações protéticas dos pacientes edêntulos, com procedimentos menos mutiladores e mais previsíveis e com soluções mais próximas do ideal. Novas técnicas de tratamento têm sido introduzidas com o auxílio da tomografia computadorizada e da tecnologia CAD/CAM, permitindo planejamentos cirúrgicos computadorizados em ambientes virtuais e tridimensionais, cirurgias menos invasivas, posicionamento adequado dos implantes, diminuição do desconforto pós-operatório[3-6] e fabricação de estruturas protéticas mais precisas, mais rápidas e mais eficientes.

A perda de elementos dentários é sempre uma experiência traumática, que envolve aspectos emocionais e sociais complexos, gera constrangimentos desnecessários e dificulta as relações sociais. É por meio da boca que nos comunicamos com o mundo, portanto é preciso pensar na saúde bucal de forma sistêmica e em uma relação de causa e efeito com a saúde global de cada pessoa. Isso significa preservar ou restaurar condições biológicas e psicológicas adequadas, de modo que os indivíduos consigam exercer funcionalmente a mastigação, a deglutição e a fonação, além de exercitarem a autoestima e o relacionamento social, sem inibição ou constrangimento.

Assim, o cirurgião-dentista deve estar atento e plenamente capacitado para, dentro das possibilidades, repor os elementos dentários perdidos, minimizando as consequências disso para o paciente. Experiências clínicas de mais de 40 anos na implantodontia contribuem para o seu trabalho, com técnicas consagradas e estudos longitudinais de sucesso.

PARA PENSAR

Profissionais da saúde devem estar sempre preparados para zelar pelo bem-estar físico, mental e social dos pacientes, e não simplesmente pela ausência de doença.

DEFINIÇÃO DE TERMOS

Em 2009, Hammerle e colaboradores[7] publicaram o Consenso sobre as indicações e recomendações clínicas aos procedimentos assistidos por computador na implantodontia. Os autores relatam que a visualização do volume ósseo no pré-operatório pode possibilitar a colocação de implantes mais precisamente no osso disponível, com consequente redução da necessidade de enxertos. O planejamento computadorizado também ajuda a evitar complicações com os acidentes anatômicos e pode ser utilizado em cirurgias sem retalho, diminuindo a morbidade. O aumento na precisão da colocação dos implantes consequentemente melhora o resultado protético e facilita a fabricação de próteses previamente à cirurgia. Finalmente, pode levar ao aumento nos índices de sobrevivência dos implantes.

Neste Consenso, definiram-se os termos apropriados para representar as diferentes técnicas que envolvem o auxílio da tecnologia virtual para a realização de cirurgias de colocação de implantes.

CIRURGIA GUIADA (ESTÁTICA): uso de um guia cirúrgico estático que reproduz a posição virtual do implante diretamente do planejamento computadorizado, com base nas informações importadas das tomografias computadorizadas. Não permite modificações transoperatórias da posição do implante.

CIRURGIA NAVEGADA (DINÂMICA): uso de um sistema de navegação que reproduz a posição do implante diretamente no momento da cirurgia, a partir dos dados da tomografia computadorizada. Permite alterações transoperatórias no posicionamento do implante.

CIRURGIA GUIADA

Softwares específicos foram desenvolvidos para a implantodontia a fim de permitir o planejamento da instalação dos implantes. No entanto, a transferência das informações para a fase cirúrgica foi a principal dificuldade encontrada e, já se sabe, a precisão dessa transferência é fundamental, pois evita danos às estruturas anatômicas importantes, reproduzindo no ato operatório exatamente o que foi planejado.

Atualmente estão disponíveis no mercado vários sistemas de planejamento virtual e cirurgia guiada, entre eles o NeoGuide (Neodent®), Slice Guide (Conexão Sistema de Prótese), Facilitate (Astra Tech Dental®), Navigator System (Biomet 3i), EasyGuide (Keystone Dental®), SimPlant (Materialise Dental®), Nobel Guide System (Nobel Biocare®) e Straumann Guided Surgery (Straumann®).

> Com a utilização de sistemas de planejamento virtual, é possível importar para o computador os arquivos obtidos nas tomografias e reconstruir tridimensionalmente toda a maxila ou mandíbula do paciente a ser reabilitado. Isso permite um planejamento preciso do posicionamento do implante em relação ao osso alveolar remanescente e ao dente a ser reposto.

O primeiro passo a ser realizado é a confecção de um **guia tomográfico** que reproduza com exatidão a futura prótese do paciente e esteja bem adaptado ao seu rebordo alveolar. O desenho correto do guia tomográfico é um pré-requisito para o sucesso do tratamento, visto que o resultado final da reabilitação é determinado por este guia.

Os implantes são colocados por meio de cirurgias sem retalho e, desde que haja estabilidade inicial, os implantes podem receber função imediatamente após sua colocação.[8]

Segundo Sudbrink,[9] o uso de um programa de computador que simule o procedimento cirúrgico proporciona grande precisão e previsibilidade no tratamento, permitindo inclusive a confecção de próteses provisórias fixas para serem instaladas no momento da cirurgia.

Um dos primeiros relatos de utilização de guias cirúrgicos planejados no computador e utilizados durante a colocação dos implantes foi feito por van Steenberghe e colaboradores,[10] em 8 pacientes, nos quais os guias cirúrgicos eram assentados no rebordo alveolar após o descolamento do retalho. Encorajado pelos bons resultados do trabalho, o conceito evoluiu para a sua utilização em cirurgias sem retalho. Esta abordagem menos invasiva foi realizada em um estudo preliminar, em que o guia cirúrgico ficava apoiado no tecido gengival. Os resultados foram excelentes em curto prazo.

> As vantagens de um acesso cirúrgico mínimo incluem menor sangramento pós-operatório, menor desconforto, menor edema, mínima perda óssea e cirurgia e recuperação mais rápidas.

No relato de Fortin e colaboradores,[11] os pacientes que se submeteram ao procedimento cirúrgico sem retalho tomaram menos comprimidos para dor quando comparados ao grupo de pacientes que se submeteu à colocação de implantes com a técnica convencional.

No Consenso sobre as indicações e recomendações clínicas aos procedimentos assistidos por computador na implantodontia, os autores sugerem que a cirurgia sem retalho é clinicamente efetiva, que a incidência de complicações transoperatórias (3,2%) pode ser clinicamente relevante e que este tipo de técnica deve ser reservada para cirurgiões experientes e treinados.[12]

Utilizando o sistema Procera Nobel Guide®, van Steenberghe e colaboradores[10] colocaram 184 implantes Brånemark Mk III com superfície TiUnite em 27 pacientes com maxila edêntula e volume ósseo suficiente para a colocação de, no mínimo, 6 implantes. Após um ano de acompanhamento, todos os implantes e próteses permaneceram em função, resultando em 100% de sucesso.

Com a utilização deste mesmo sistema de planejamento, Komyiama e colaboradores[13] trataram 29 pacientes com 176 implantes. O índice médio de sobrevivência após 18 meses de acompanhamento foi de 89% (19 implantes foram perdidos). As reabilitações protéticas permaneceram estáveis em 26 das 31 arcadas tratadas. As conclusões dos autores foram que os pacientes não apresentaram dor nem desconforto pós-operatórios, entretanto houve alta ocorrência de complicações.

CIRURGIA NAVEGADA

Os sistemas de cirurgia navegada computadorizada utilizam rastreamento óptico da peça de mão, com câmeras de vídeo e tecnologia infravermelha semelhantes a um GPS (*Global Positioning System*). A partir das informações obtidas com a tomografia computadorizada pré-operatória, realiza-se o planejamento computadorizado para a seleção do melhor sítio para colocação do implante. Durante a cirurgia, o sistema permite a visualização do procedimento cirúrgico em uma tela de computador, guiando o cirurgião em "tempo real".

> A posição da peça de mão cirúrgica é constantemente relacionada aos dados da imagem do paciente, fornecendo capacidade de navegação por imagem, através do estabelecimento de uma relação entre a tomografia computadorizada e os dados do sítio cirúrgico. Emissores de radiação infravermelha estão presentes na peça de mão e são detectados por uma câmera detectora que os rastreia com precisão. A posição da arcada do paciente é inicialmente registrada utilizando esferas cerâmicas específicas em um guia acrílico. O paciente utiliza o guia acrílico durante o exame tomográfico e durante o procedimento cirúrgico, a fim de estabelecer a interface entre a imagem no computador e a posição atual da arcada.

Com o objetivo de avaliar a precisão deste sistema, comercialmente conhecido por *Image Guided Implantology System* (IGI, Denx Advanced Dental Systems, Moshav Ora, Israel), Casap e colaboradores[14] realizaram cirurgias experimentais em sete modelos acrílicos. A discrepância espacial média encontrada foi de 0,35 ± 0,14 mm (0,06 – 0,72 mm). A conclusão dos autores foi que o sistema demonstrou ser seguro e preciso, minimizando o potencial risco de injúrias a estruturas anatômicas. O mesmo grupo de autores publicou um relato de caso utilizando este sistema, no qual foram colocados implantes na mandíbula de uma paciente.[14] Todo o planejamento reverso foi realizado, permitindo a visualização da reabilitação protética na tomografia computadorizada. Após o planejamento computadorizado, por meio do qual os autores escolheram os sítios para instalação dos implantes, foi realizada a intervenção cirúrgica utilizando a cirurgia navegada. Segundo os autores, os implantes foram colocados de acordo com o planejado, porém eles não realizaram nenhuma avaliação pós-operatória para confirmar a precisão do sistema.

PRECISÃO DA TRANSFERÊNCIA

Diversos estudos têm sido realizados para avaliar a precisão da transferência do planejamento realizado no computador para o ato cirúrgico.[3,5,9,10,15-18] As análises da precisão dos sistemas são importantes para se entender as limitações da técnica, bem como evitar injúrias a estruturas anatômicas importantes, interferências entre implantes e desadaptações nas próteses implantossuportadas confeccionadas previamente à cirurgia.

Um dos métodos válidos para verificar a precisão do procedimento cirúrgico foi descrito por Maes e colaboradores[19] e consiste na sobreposição de tomografias computadorizadas realizadas antes e depois da cirurgia (*voxel-based registration*). Nesta técnica, as informações da segunda tomografia (realizada após a colocação dos implantes) são sobrepostas às informações da primeira tomografia, por meio da maximização de informações dos valores de cinza dos *voxels* (*volumetric pixels*). Assim, a posição e orientação dos implantes colocados clinicamente são comparadas com a posição virtual. Isso permite calcular a distância dos ápices e plataformas entre os implantes planejados e os instalados, bem como as variações na profundidade e angulação dos mesmos (Fig. 10.1).

> **ATENÇÃO**
>
> Embora a implantodontia guiada por computadores seja uma tecnologia muito bem-vinda, com potencial para cirurgias mais previsíveis e menos invasivas, sua performance clínica tem de ser criticamente avaliada.

Di Giacomo e colaboradores[12] utilizaram o programa de planejamento SimPlant para a colocação de 21 implantes em 4 pacientes. Após a cirurgia, novas TCs foram realizadas. Os resultados demonstraram uma grande distância entre o posicionamento planejado e o obtido em todos os pacientes. Os autores relatam que as diferenças encontradas entre a posição planejada e a alcançada podem ser resultantes da micromovimentação do guia cirúrgico durante o procedimento, já que não foram utilizados parafusos para estabilizar o guia.

No relato de Nickenig e Eitner,[20] 102 pacientes receberam 250 implantes em cirurgias realizadas com guias cirúrgicos planejados no computador. Na comparação entre a posição virtual obtida no planejamento e na radiografia pós-operatória, somente em 9 casos houve diferenças na angulação dos implantes. A conclusão dos autores é que a instalação de implantes após o planejamento virtual é confiável para a

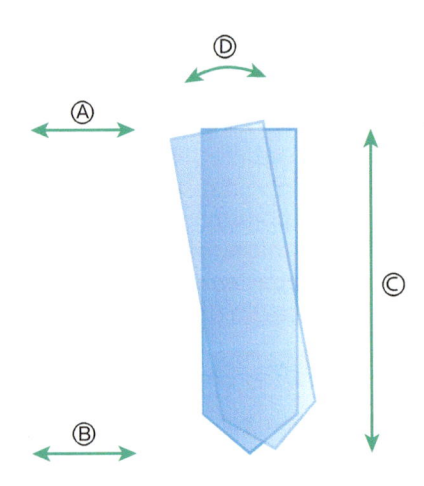

Figura 10.1 – Direção dos desvios. (A) Desvio no ponto de entrada. (B) Desvio no ápice. (C) Desvio em altura. (D) Desvio angular.

Fonte: Adaptada de Schneider e colaboradores.[18]

seleção da posição e do tamanho dos implantes, evitando complicações com os acidentes anatômicos em cirurgias sem retalho.

Com o objetivo de avaliar a precisão e a *performance* clínica dos recursos tecnológicos utilizados na implantodontia, Jung e colaboradores[17] realizaram uma revisão sistemática de 32 artigos científicos selecionados de acordo com os critérios de inclusão determinados pelos autores. Com relação à precisão, os estudos que utilizaram guias cirúrgicos (sistemas estáticos) revelaram um erro médio de 1,12 mm (máximo de 4,5 mm) no ponto de entrada no osso e 1,2 mm (máximo de 7,1 mm) no ápice. Com os sistemas de navegação guiada (sistemas dinâmicos), o erro médio foi de 0,62 mm (máximo de 3,4 mm) no ponto de entrada e 0,68 mm (máximo de 3,5 mm) no ápice. Os sistemas dinâmicos demonstraram uma precisão média maior e estatisticamente significante tanto no ponto de entrada quanto no ápice.

Nos estudos clínicos revisados, foram colocados 506 implantes utilizando planejamento virtual, e o índice médio de falha foi de 3,36% (0 a 8,45%) após um período de observação mínimo de 12 meses. Em 4,6% dos casos houve complicações transoperatórias que incluíram limitada distância interoclusal para uso do guia cirúrgico, limitada estabilidade primária ou necessidade de procedimentos adicionais de enxertia. Os autores relatam que, em situações selecionadas, a utilização desse tipo de tecnologia tem seu uso justificado. Entretanto, a **curva de aprendizado** para a técnica pode ser muito íngreme, sendo necessária cautela nos estágios iniciais de aprendizado.[17]

Em outra revisão sistemática da literatura, os autores constataram que muitos erros podem ser cometidos durante as fases do planejamento, levando a desvios consideráveis no final do tratamento. Problemas de estabilidade do guia durante a tomografia, adaptação do guia ao rebordo ou dentes remanescentes, falhas no processo laboratorial, entre outros, podem desencadear grandes alterações no posicionamento final do implante. Os autores encontraram um erro médio no ponto de entrada (8 estudos, 321 implantes) de 1,07 mm (0,76 – 1,22 mm) e no ápice (7 estudos, 281 implantes) um desvio médio de 1,63 mm (1,26 – 2 mm).[9]

Em um estudo com 17 cadáveres, Petersson e colaboradores[6] avaliaram o posicionamento de 145 implantes Brånemark colocados em mandíbula e maxila. Através de análises tomográficas, os resultados do estudo demonstraram diferenças estatisticamente significantes para as cinco variáveis analisadas (ápice, plataforma, profundidade, angulação e desvio de translação). O desvio médio apresentado na plataforma do implante foi de 1,06 mm (0,97 – 1,16 mm) e o desvio médio no ápice do implante foi de 1,25 mm (1,13 – 1,36 mm).[21]

Utilizando o sistema Procera Nobel Guide®, Komyiama e colaboradores[22] instalaram 139 implantes em 25 arcadas edêntulas. Modelos plásticos foram criados antes da cirurgia a partir do guia cirúrgico e um ano após a colocação dos implantes. Os modelos foram escaneados e os desvios calculados no ápice e plataforma do implante. Os desvios médios encontrados foram de 0,59 mm na maxila e 0,4 mm na mandíbula no ápice do implante. Na plataforma do implante, os desvios médios foram de 0,59 mm na maxila e 0,39 mm na mandíbula.

Alta precisão na instalação dos implantes é essencial para evitar injúrias a estruturas anatômicas importantes. Embora se deseje uma transferência precisa entre o planejamento computadorizado e o procedimento cirúrgico, um valor universal em milímetros relacionado a um "aceitável" desvio não pode ser definido, pois em algumas situações pequenos desvios podem causar enormes danos, ao passo que em outras, esses desvios podem ser tolerados ou compensados.

> **ATENÇÃO**
>
> É importante entender as limitações da técnica e procurar realizar todos os passos da maneira mais criteriosa, minimizando os erros potenciais, para que, no final, se tenha um adequado posicionamento dos implantes, reproduzindo de maneira fiel o que foi planejado no computador.

CIRURGIA GUIADA EM PACIENTES PARCIALMENTE EDÊNTULOS

A maior parte dos estudos sobre cirurgia guiada é realizada em pacientes totalmente edêntulos.[4,9,10,21-25] Algumas particularidades devem ser observadas no tratamento de pacientes parcialmente edêntulos. A presença de dentes remanescentes com restaurações metálicas, núcleos intracanais e implantes osseointegrados geram artefatos que podem interferir na precisão do planejamento. A cirurgia guiada pode criar um sentimento de "segurança cirúrgica", mas é preciso entender que existem limitações no sistema e que se deve respeitar a curva de aprendizado para utilizá-la.[25]

Em pacientes totalmente edêntulos, o guia cirúrgico fica apoiado na mucosa ou, em casos de cirurgias com retalhos, diretamente no osso. Já nos pacientes parcialmente edêntulos, os dentes remanescentes e/ou implantes podem servir de suporte para o guia. Com o objetivo de avaliar a precisão de diferentes tipos de guias cirúrgicos, Ersoy e colaboradores[26] realizaram cirurgias em 21 pacientes com ausências unitárias (n = 7), parciais (n = 7) e totais (n = 7). Quatro diferentes tipos de guias foram confeccionados:

1) mucosa-suportado;
2) osso-suportado;
3) dente-suportado;
4) dente e osso-suportado.

Os autores não encontraram diferenças no desvio de posicionamento dos implantes entre as cirurgias com e sem retalho, e o desvio angular médio encontrado foi de 5° e 4,7°, respectivamente. Na análise dos 94 implantes colocados, o desvio linear médio foi de 1,22 mm na porção cervical e 1,51 mm no ápice dos implantes. Diferenças estatisticamente significantes foram encontradas nas medidas de desvio linear apical entre implantes unitários e parciais, bem como entre os implantes unitários e totalmente edêntulos.[8]

Com o objetivo de avaliar a colocação de implantes em pacientes parcialmente edêntulos com o auxílio da cirurgia guiada, Nikzad e Azari[27] reabilitaram 16 pacientes com 57 implantes. Após a cirurgia, os pacientes responderam um questionário sobre **dor e desconforto**, e a média das respostas variou entre pouca ou nenhuma dor. Após um ano de acompanhamento, 2 implantes falharam e a perda óssea média foi de 0,6 mm na porção mesial e 0,5 mm na porção distal.

Em um estudo realizado para verificar a precisão na colocação de implantes em pacientes parcialmente edêntulos, Van Assche e colaboradores[28] instalaram 21 implantes em 8 pacientes. Dois anos após a colocação dos implantes, os pacientes foram submetidos à nova tomografia do tipo *cone beam*, e a posição dos implantes foi comparada ao planejamento. O desvio angular médio no longo eixo do implante foi de 2,7° (variando entre 0,4 e 8°) e o desvio horizontal médio foi de 0,7 mm (variando entre 0,1 e 1,4 mm) na porção cervical e 1,0 mm (variando entre 0,2 e 3 mm) no ápice (Tab. 10.1).[25]

TABELA 10.1 – **Sumário de estudos *in vivo* realizados em pacientes parcialmente edêntulos utilizando guias estáticos para cirurgia guiada**

Estudos *in vivo*	P	Guias cirúrgicos	Implantes	Entrada (mm)	Ápice (mm)	Ângulo (°)
Di Giacomo e colaboradores (2005)	1	2	4	0,4 (0,1 - 1,1)	2 (0,8 – 3)	6,9 (1,9 – 12,2)
Ersoy e colaboradores (2008)			26	1,1 ± 0,6	1,3 ± 0,7	4,4 ± 1,6
Orzan e colaboradores (2009)			30	0,9 ± 0,4	0,9 ± 0,6	2,9 ± 1,3
Van Assche e colaboradores (2010)	8	8	19	0,6 ± 0,3	0,9 ± 0,4	2,2 ± 1,1

P, número de pacientes; Entrada, desvio médio na plataforma do implante; Ápice, desvio médio no ápice do implante; Ângulo, desvio angular médio.
Fonte: Adaptada de Van Assche e colaboradores.[28]

REABILITAÇÃO PROTÉTICA UTILIZANDO SISTEMA CAD/CAM

SAIBA MAIS

No início da utilização do sistema CAD/CAM na odontologia, só existiam escâneres de laboratório, e as fresagens eram feitas fora do país pelos fabricantes dos sistemas.

A revolução promovida pelo sistema CAD/CAM está modificando profundamente o método de produção e os parâmetros de qualidade da prótese odontológica. O processo se tornou mais preciso, mais rápido e mais eficiente. Atualmente, há vários serviços pelo Brasil, e as clínicas e laboratórios interessados podem ter os seus próprios equipamentos de fresagem, que agora estão menores e mais acessíveis, agregando tempo e agilidade ao processo.

Dentre tantas vantagens, o CAD/CAM abriu as portas para outra grande transformação em curso: a dos **materiais**. Os modernos equipamentos são capazes de fazer a fresagem de materiais metálicos e não metálicos resistentes, como a zircônia, o titânio e o cromo-cobalto, o que seria inviável em um processo convencional de manufatura. Alguns materiais, que antes só podiam ser trabalhados por meio de fundição, agora podem também ser usinados, melhorando a qualidade, a precisão e a longevidade das reabilitações, e abrindo as portas para uma redefinição nas possibilidades estéticas na reabilitação oral e na odontologia restauradora.

É preciso lembrar, porém, que os computadores não trabalham sozinhos. A alta previsibilidade técnica ainda depende de uma série de variáveis, que vão desde um planejamento competente até o ajuste final da prótese na boca do paciente. Todos os pequenos e grandes erros cometidos na clínica serão milimetricamente reproduzidos na estrutura que sai da fresadora. A tecnologia depende de uma perfeita operação do sistema, da capacitação, do treinamento continuado do profissional e do acompanhamento das muitas inovações que o mercado oferece.

Caso o clínico opte por instalar o equipamento em seu consultório, ele precisará conhecer a fundo o processo de funcionamento do sistema CAD/CAM e as especificidades de cada uma de suas etapas, agregando à experiência clínica o domínio da tecnologia e diferenciando-se na oferta de serviços de qualidade aos seus pacientes.

LEMBRETE

Como é comum a qualquer inovação disponibilizada ao mercado, a adoção e o uso desses sistemas pressupõem conhecimento, treinamento e disponibilidade para a aprendizagem de seu manuseio.

Vale salientar que o profissional poderá, ainda, optar pela terceirização dos serviços de fresagem, nos vários sistemas disponíveis no mercado brasileiro. Porém, mesmo que não vá operar diretamente o equipamento, ele precisa entender o processo em seus detalhes para explorar o que cada sistema tem de melhor a oferecer. Conhecendo bem a técnica de escaneamento, as possibilidades, virtudes e limites do *software*, o funcionamento da fresadora e as características do material que está sendo trabalhado, o cirurgião-dentista ou o técnico em prótese dentária poderão realizar um bom planejamento, tomar as decisões acertadas e aperfeiçoar os resultados.

Para estar apto a aproveitar dos benefícios que o sistema CAD/CAM oferece, é fundamental conhecer os recursos, os elementos e as etapas que envolvem essa tecnologia. A **produção de próteses** via sistema CAD/CAM acontece em quatro etapas bem definidas.

PRIMEIRA ETAPA: compreende a moldagem das arcadas e a confecção dos modelos em gesso. Moldam-se as arcadas com silicone por adição ou poliéteres e produzem-se os modelos, a serem escaneados na segunda etapa. A moldagem deve ser feita cuidadosamente, com a técnica adequada e seguindo-se as orientações dos fabricantes dos materiais, pois parte dos insucessos com CAD/CAM acontece por falhas nesta etapa do trabalho.

É possível, ainda, fazer o escaneamento diretamente das arcadas em boca, sem a confecção de modelos em gesso. O escaneamento em boca depende da utilização do escâner intraoral e da boa varredura de todas as superfícies dos dentes e estruturas adjacentes, tornando desnecessárias a moldagem e a confecção do modelo de trabalho. Trata-se de uma grande vantagem, não só por conta do tempo economizado, mas também pela garantia de uma imagem 3D fiel da boca do paciente, uma vez que se eliminam possíveis falhas na moldagem. Entretanto, por se tratar de uma tecnologia relativamente recente, os escâneres intraorais ainda apresentam algumas limitações na confecção de próteses subgengivais. Outra opção de utilização dos escâneres intraorais é o escaneamento dos modelos de gesso previamente confeccionados.

SEGUNDA ETAPA: os modelos de gesso são escaneados e o sistema irá gerar um modelo de trabalho virtual, ou um desenho digital de três dimensões, que servirá de referência para o desenho da prótese. Caso tenha sido feito o escaneamento direto em boca, este modelo de trabalho já terá sido gerado.

TERCEIRA ETAPA: é a construção virtual ou o desenho da prótese por meio de um *software* específico para essa função. Os sistemas mais utilizados no mercado são:

- 3Shape CAD Design Software® – 3Shape A/S (DK)
- Neoshape® – Neodent®, Curitiba, Brasil
- Cerec® – Sirona Dental System GmbH (DE)
- iTero System® – Cadent LTD (IL) / Straumann®
- Lava™ – 3M Espe (US)
- Cercon® – Dentsply, York, Pensylvania, EUA
- Procera® – Nobel Biocare®, Gotemburgo, Suécia
- E4D® – D4D Technologies, LLC (US)

Definido o desenho da prótese, o *software* ajuda a fazer os ajustes necessários para que os elementos protéticos tenham assentamento perfeito sobre o preparo ou sobre a conexão protética. Como a tecnologia oferece precisão milimétrica na construção das peças, até mesmo o espaço necessário para o material de cimentação deve ser previsto.

> **ATENÇÃO**
>
> Caso o projeto seja de uma prótese sobre implantes, o protesista pode optar por utilizar pilares pré-fabricados ou produzir pilares personalizados esculpidos pela fresadora, dependendo da característica do caso e do paciente.

QUARTA ETAPA: é nela que finalmente começa a fresagem da prótese que foi desenhada no computador. Os sistemas mais novos apresentam equipamentos bastante versáteis, com cinco eixos de posicionamento, o que garante resultados precisos e em menor tempo.

Há uma grande variedade de marcas comerciais de blocos de materiais metálicos e não metálicos disponíveis no mercado brasileiro e internacional. Parte dos fabricantes de sistemas CAD/CAM, no entanto, recomendam que seus usuários utilizem apenas matérias-primas produzidas por eles mesmos, ou por seus parceiros. A explicação é que a escolha de um material com diferentes parâmetros pode afetar a calibragem do equipamento ou levar a resultados de qualidade inferior.

Terminado o trabalho de fresagem, dependendo do material utilizado, existe a necessidade de levar a prótese recém-criada para um forno de cristalização (no caso da cerâmica de dissilicato de lítio) ou de sinterização (no caso da zircônia). Os dois processos garantem a resistência e a estabilidade dos materiais.

> **LEMBRETE**
>
> O mais importante para o profissional é que ele tenha acesso às vantagens funcionais, estéticas e operacionais que o sistema CAD/CAM tem a oferecer. Os pacientes ficarão extremamente satisfeitos ao perceberem que estão sendo reabilitados com o auxílio de uma moderna e inovadora tecnologia.

Seguramente, esta inovadora tecnologia fornece uma rede de benefícios, que atingem cirurgiões-dentistas, técnicos em prótese dentária e pacientes. Mas para colher os benefícios dessa novidade o profissional deve acompanhar a evolução da técnica e de suas especificidades, conhecendo todas as alternativas disponíveis no mercado brasileiro, bem como as formas de acesso ao conhecimento e aos centros de produção.

CASOS CLÍNICOS

A presente descrição de dois casos clínicos objetiva apresentar, em detalhes, o planejamento e a realização dos procedimentos que envolvem a reabilitação de uma paciente totalmente edêntula, utilizando planejamento virtual e cirurgia guiada, e a reabilitação de uma paciente parcialmente edêntula, utilizando o sistema CAD/CAM.

CASO CLÍNICO 10.1

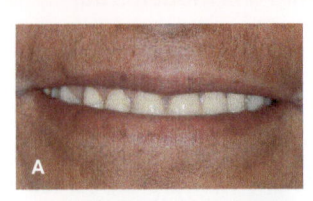

Na Figura 10.2 é apresentada a etapa de planejamento virtual e cirurgia guiada.

MODELOS DE ESTUDO E ENCERAMENTO DIAGNÓSTICO

Na Figura 10.3 são apresentados modelos de estudo e enceramento diagnóstico.

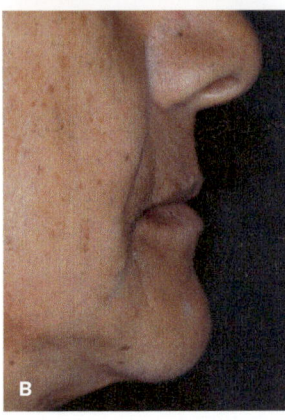

Figura 10.2 – (A) A paciente de 60 anos, portadora de prótese total superior e relatando não suportar o uso da prótese total inferior, buscou tratamento com prótese fixa sobre implantes dentários na arcada inferior. (B) A anamnese inicial não apresentava nenhum tipo de contraindicação para o tratamento e o exame extraoral mostrava perda de dimensão vertical e desarmonia estética.

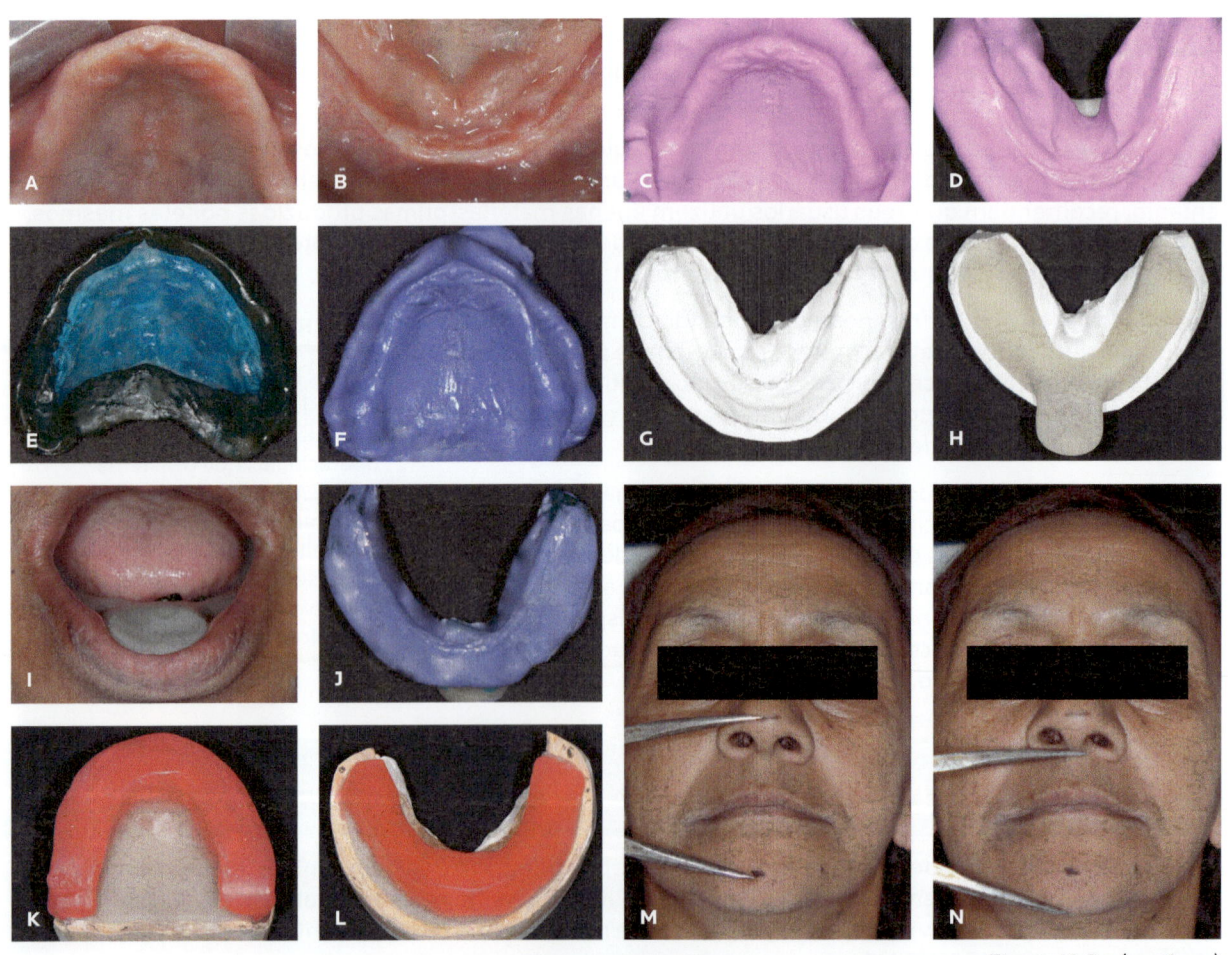

Figura 10.3 – (continua)

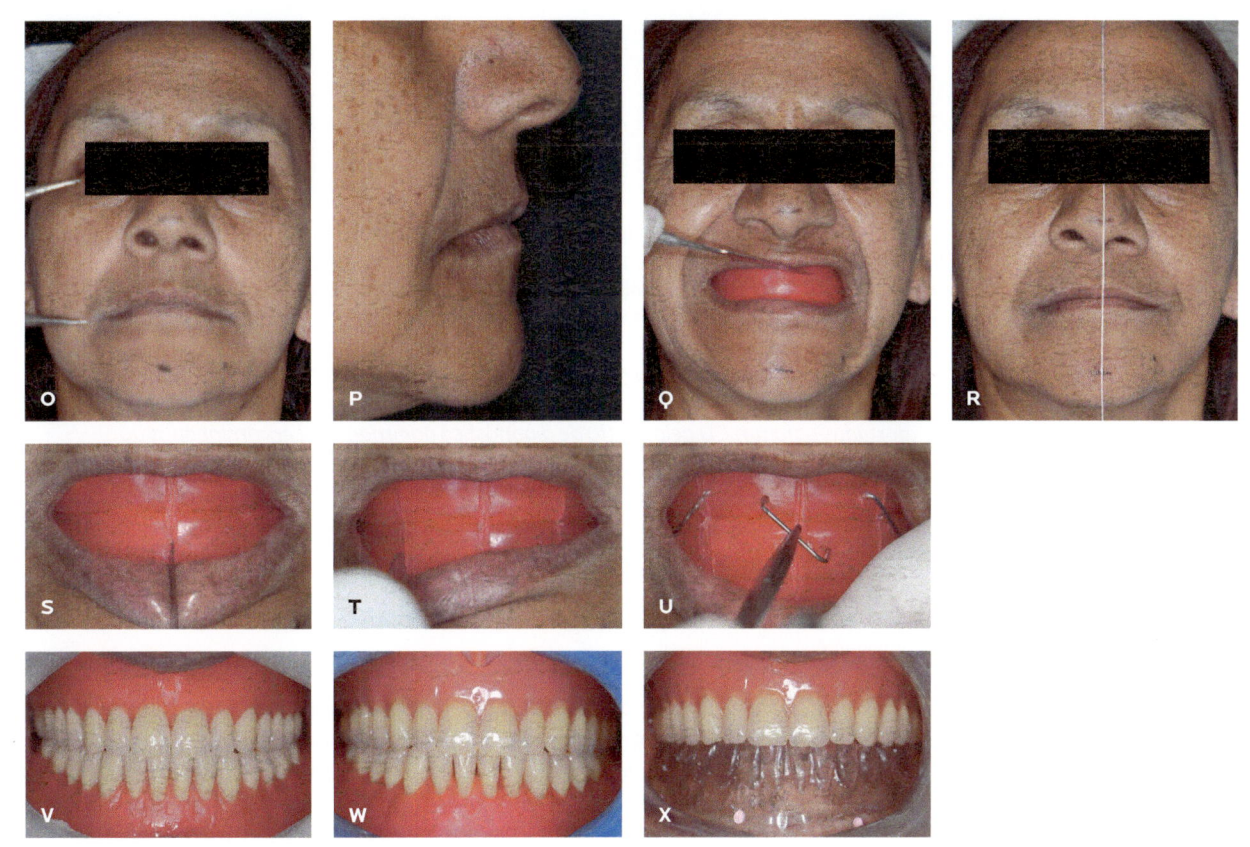

Figura 10.3 – (continuação) (A a D) Foram realizadas moldagens anatômicas com hidrocoloide irreversível (hydrogum 5, Zhermack, Itália), utilizando-se moldeiras de estoque para pacientes edêntulos de ambas as arcadas. (E a J) Em seguida, foram confeccionadas moldeiras individuais em resina acrílica envolvendo toda a área chapeável, selamento periférico com godiva de baixa fusão (Kerr, EUA) e moldagem funcional com poliéter (impregum, 3M ESPE, Alemanha). (K a V) Placas de resina acrílica com roletes de ceras superior e inferior foram utilizadas para tomada de registro interoclusal e transferência para um articulador semiajustável (ASA) com ajuda do arco facial. Os modelos posicionados no articulador permitiram uma correta montagem dos dentes artificiais (Ivostar, Ivoclar Vivadent, Principado de Liechtenstein) aprovados em conjunto com a paciente. (W e X) A montagem dos dentes em cera da arcada inferior foi duplicada com silicone de condensação em ambiente laboratorial para confecção de um guia tomográfico em resina acrílica, por meio da isomodelagem, e a prótese total superior foi acrilizada e finalizada.

GUIA TOMOGRÁFICO

A Figura 10.4 ilustra o processo de confecção do guia tomográfico.

TOMOGRAFIA COMPUTADORIZADA

A Figura 10.5 ilustra a etapa de tomografia computadorizada (TC).

LEMBRETE

A forma e fidelidade do guia tomográfico são fundamentais para a obtenção de um guia cirúrgico adequado e preciso.

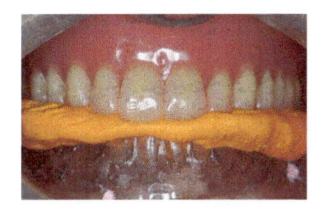

Figura 10.4 – A confecção do guia tomográfico em resina acrílica de aproximadamente 3 a 4 mm de espessura é de fundamental importância para o sucesso do tratamento, desde que reproduza com exatidão o posicionamento dos dentes a serem reabilitados e esteja bem adaptado ao rebordo alveolar do paciente. Foram acrescentados, aleatoriamente, 4 a 6 pontos de guta percha na flange e base do guia. Em seguida, realizou-se um registro interoclusal em silicone pesado (Elite H-D Putty Soft, Zhermack, Itália) para que a paciente utilizasse o conjunto no momento da tomada tomográfica.

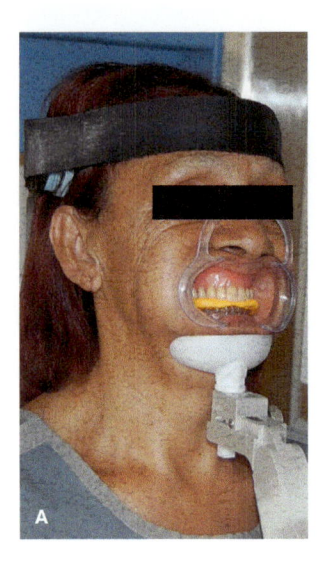

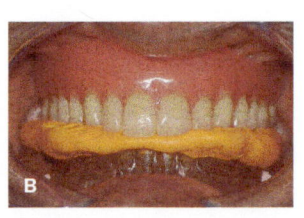

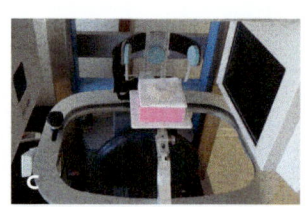

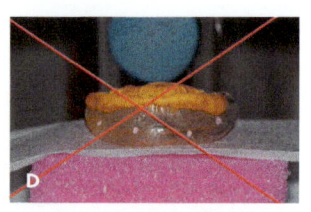

Figura 10.5 – (A e B) O protocolo das tomografias consiste em uma técnica de escaneamento duplo. Em um primeiro momento, foi realizada a TC da paciente, utilizando o guia tomográfico e o registro interoclusal em silicone, que garantiram o correto posicionamento do guia durante o exame. Após essa etapa, foi realizada uma TC do guia isoladamente, sem o registro em silicone. (C e D) É fundamental a remoção do registro em silicone para não mascarar a sobreposição das imagens das duas tomografias. Os resultados desses exames (arquivos com extensão Dicom – Digital Imaging and Communications in Medicine) são exportados para um CD pelo centro de diagnóstico por imagem e encaminhados ao cirurgião-dentista. Esse duplo escaneamento permite a fusão ou sobreposição da TC da paciente com a TC do guia com altíssima precisão,[29] viabilizando o planejamento do tratamento, em um ambiente interativo e 3D.

PLANEJAMENTO VIRTUAL

O arquivo com as imagens em Dicom são enviadas, via Internet, para o centro de planejamento e produção NeoGuide (Neodent®), onde profissionais especializados na técnica irão converter essas imagens em um programa 3D e realizar o planejamento da posição dos implantes. Em seguida, esse planejamento prévio é enviado ao cirurgião-dentista, também pela Internet, de modo que ele possa fazer as alterações necessárias, aprovar e reenviar ao centro de produção, para que o guia cirúrgico possa ser fabricado pelo processo de esteriolitografia.

O programa de computação gráfica permite a visualização concomitante dos três planos espaciais (sagital, axial, coronal) das estruturas ósseas e dentes a serem reabilitados na mesma imagem. Esse recurso permite o planejamento da colocação dos implantes em regiões com quantidade óssea adequada, inclinações favoráveis e posicionamento ideal em relação à prótese.[8]

O ambiente tridimensional é altamente interativo e permite ao profissional visualizar os cortes parassagitais ao longo do rebordo alveolar e ter uma visão geral de toda a maxila ou mandíbula. Com as ferramentas do programa (rotação, translação e aproximação), todos os detalhes podem ser inspecionados.

Nessa fase, os implantes são selecionados e posicionados virtualmente nos locais desejados, e o profissional pode escolher seu comprimento, diâmetro, posição e inclinação, além da altura dos pilares intermediários da futura prótese. Os pinos de fixação, de 1,5 mm de diâmetro e 12 mm de comprimento, que manterão o guia imóvel durante o procedimento cirúrgico, são posicionados virtualmente e o planejamento finalizado (Fig. 10.6). As informações obtidas são enviadas via Internet para a confecção do guia prototipado em estereolitografia (Bioparts).

GUIA CIRÚRGICO

O guia cirúrgico prototipado confeccionado na central de produção NeoGuide (Neodent®) tem a mesma forma do guia tomográfico e recebe cilindros metálicos que irão orientar o posicionamento dos implantes.

Após o recebimento do guia cirúrgico, pode-se realizar a cirurgia e, em seguida, uma moldagem de transferência para confecção do modelo de trabalho, onde será fabricada a prótese. Pode-se, ainda, encaminhar o guia prototipado ao laboratório de prótese dentária para que seja confeccionado novo modelo de gesso. Nesta fase acontece a transferência da relação maxilomandibular definida no início do tratamento e montada em ASA com os novos modelos, para confecção da prótese temporária ou permanente.

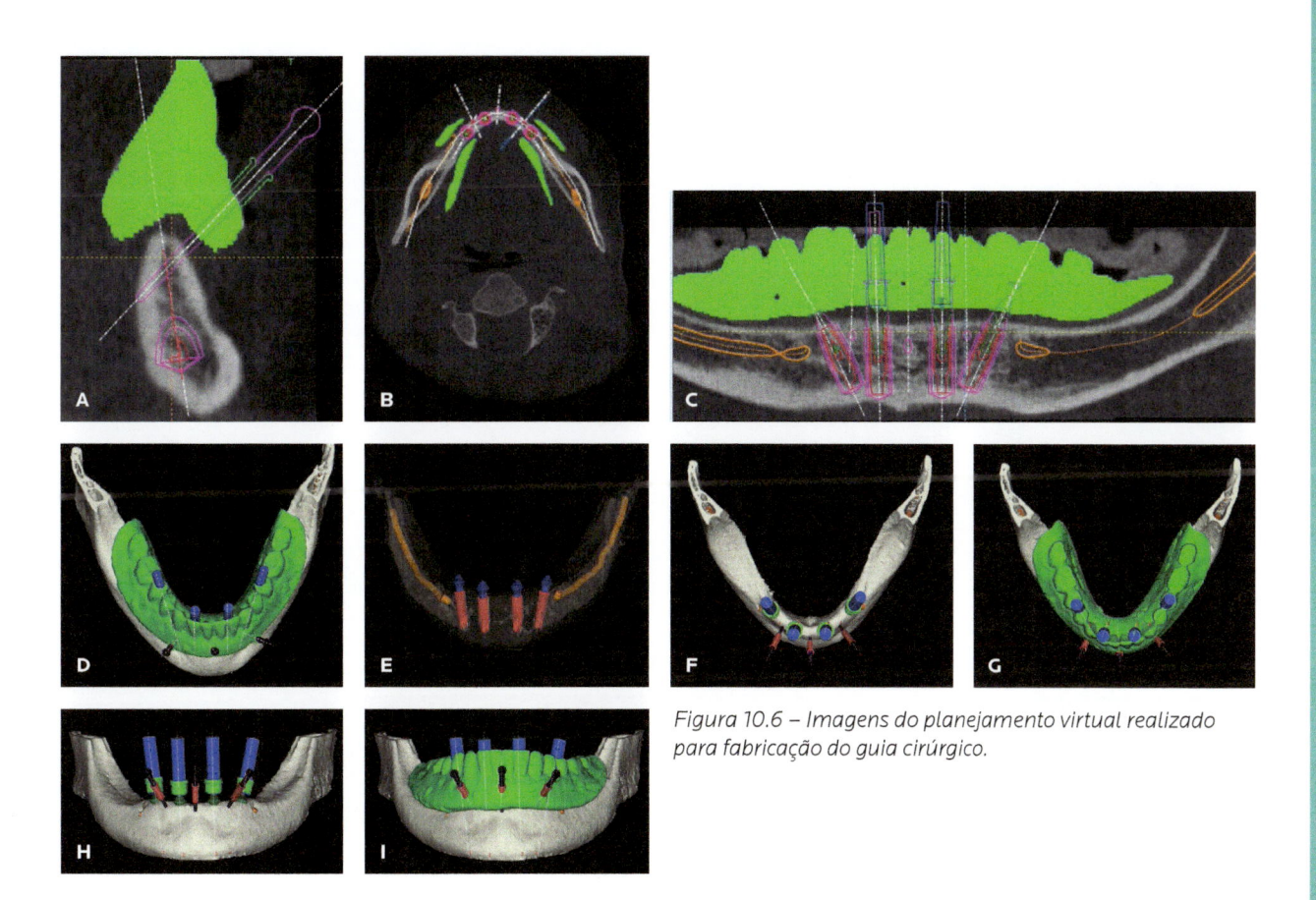

Figura 10.6 – Imagens do planejamento virtual realizado para fabricação do guia cirúrgico.

PROCEDIMENTO LABORATORIAL
A Figura 10.7 apresenta a etapa de procedimento laboratorial.

PROCEDIMENTO CIRÚRGICO
As etapas do procedimento cirúrgico são ilustradas na Figura 10.8.

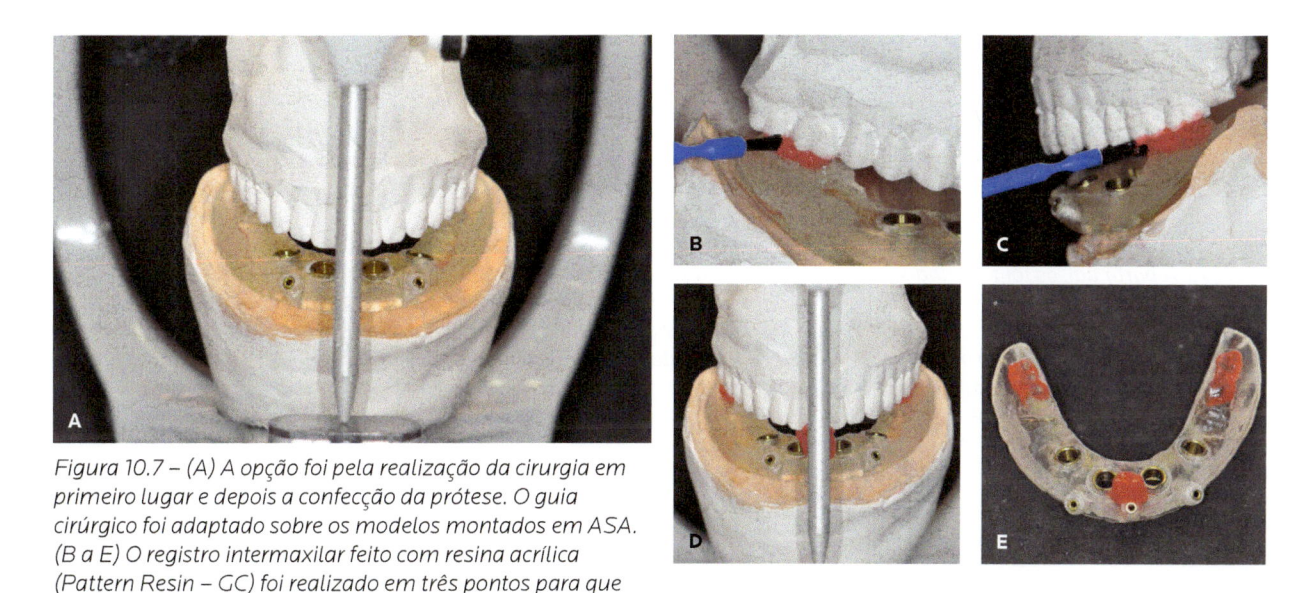

Figura 10.7 – (A) A opção foi pela realização da cirurgia em primeiro lugar e depois a confecção da prótese. O guia cirúrgico foi adaptado sobre os modelos montados em ASA. (B a E) O registro intermaxilar feito com resina acrílica (Pattern Resin – GC) foi realizado em três pontos para que possa ser reproduzido em boca.

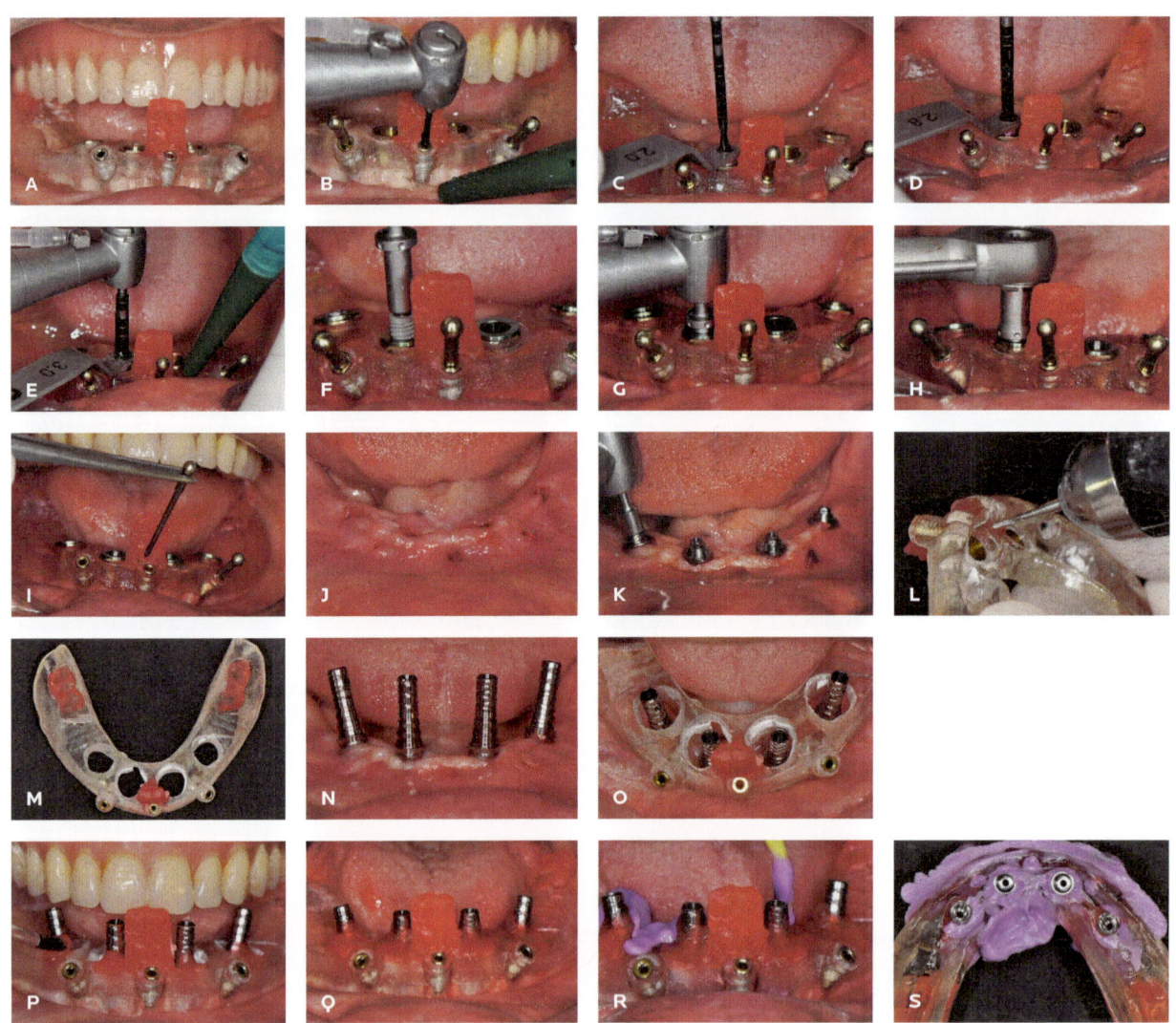

Figuras 10.8 – (A e B) Para a realização do procedimento cirúrgico, a paciente foi previamente anestesiada e o guia cirúrgico foi posicionado com o auxílio do registro em resina acrílica. Em seguida, utilizou-se uma broca de 1,5 mm de diâmetro, com irrigação constante, para possibilitar a instalação dos pinos estabilizadores. (C a E) Após a fixação do guia, iniciaram-se as perfurações com a broca lança e, posteriormente, com a broca de 2 mm de diâmetro. Todas as perfurações foram orientadas por um guia de brocas correspondente ao diâmetro das fresas que o kit apresenta. (F e G) Uma vez concluídas as osteotomias, 4 implantes Titamax Ex Cone Morse (Neodent®) de 4 × 15 mm foram instalados. A instalação do implante foi orientada por um anel metálico verde preso na anilha da guia. Existem anéis correspondentes para cada diâmetro de implante dentário disponível no sistema, e a identificação é feita por meio de um sistema de cores específico. (H) O momento da colocação de cada um dos implantes deve ser finalizado com muito cuidado, pois os stops dos montadores não podem encostar sobre os anéis, o que resultaria no deslocamento do guia. Por esse motivo, em um primeiro instante, os stops chegaram próximos aos anéis, mas só puderam ser apoiados sobre eles quando todos os implantes estiveram em posição. A partir daí, os torques finais puderam ser aplicados utilizando torquímetro manual. (I a K) Os pinos estabilizadores foram removidos junto com o guia cirúrgico e minipilares cônicos foram parafusados em posição com um torque de 32 Ncm. (L a Q) Os cilindros metálicos do guia cirúrgico (multifuncional) foram removidos e foi possível, então, utilizar o guia como moldeira individual e placa de registro intermaxilar. Os cilindros temporários foram parafusados em boca e o guia posicionado com a ajuda do registro em resina acrílica. Foi feita, então, a união dos cilindros de titânio e o guia com resina acrílica pattern. (R e S) Através dos orifícios remanescentes, injetou-se silicone por adição (Elite H-D - Zhermack, Itália) para copiar a mucosa.

REABILITAÇÃO PROTÉTICA

As Figuras 10.9 e 10.10 demonstram a etapa de reabilitação protética.

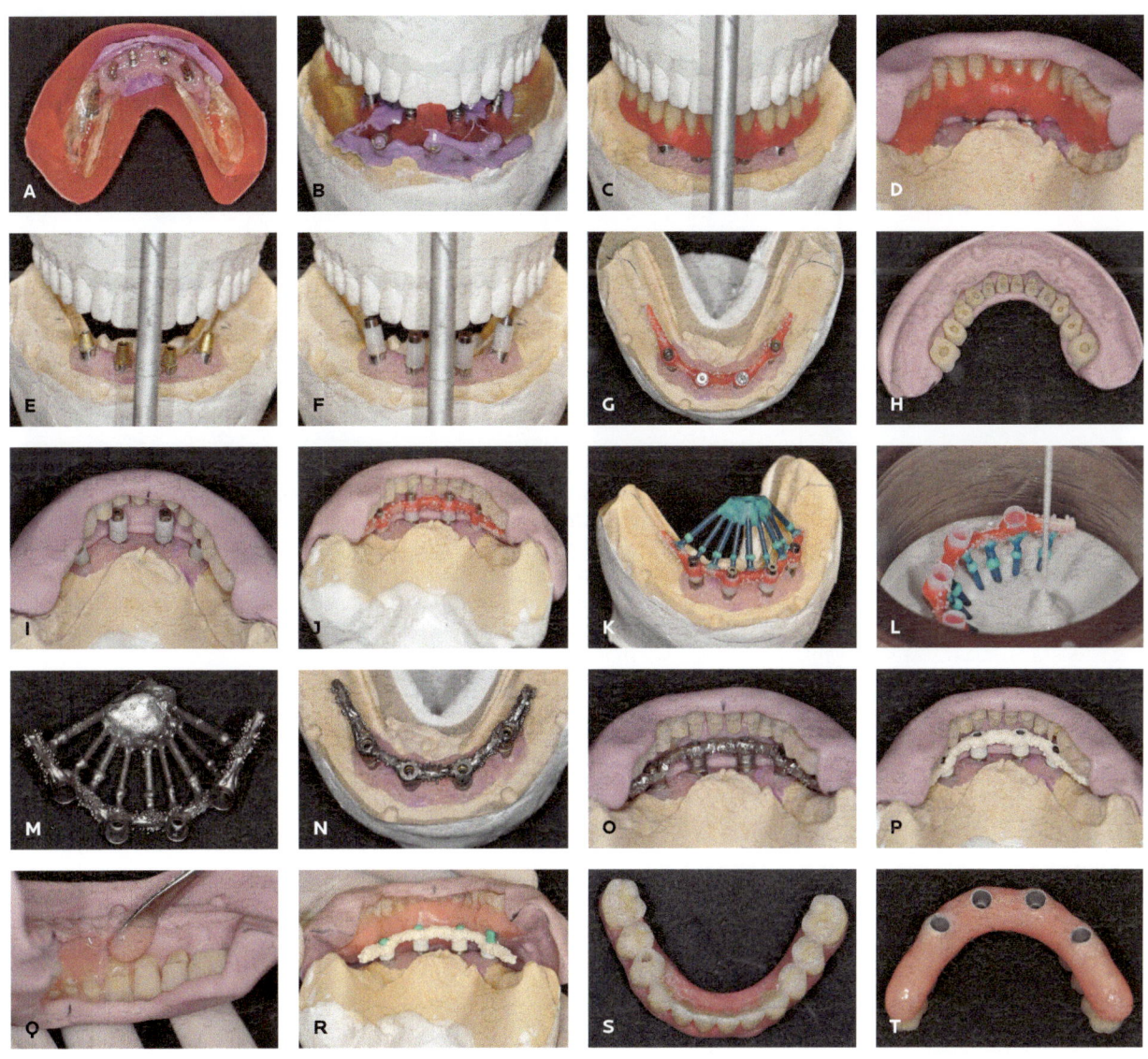

Figura 10.9 – (A e B) Com o guia em mãos, o técnico em prótese dentária confeccionou um modelo de gesso de precisão sobre a moldagem, realizada ao final da cirurgia, e esse modelo foi montado no articulador. (C e D) Dentes de estoque foram montados no modelo de trabalho articulado com o antagonista e uma muralha em silicone laboratorial (Zetalabor, Zhermack, Itália) registrou a posição dos dentes para orientar a confecção da estrutura metálica. (E a J) Os cilindros de titânio foram substituídos por cilindros de latão para possibilitar a utilização da técnica da cimentação passiva (Neodent®). Sobre os cilindros de latão foram fixados cilindros calcináveis que permitiram a confecção da matriz em resina acrílica da estrutura metálica. A matriz em resina devia unir os cilindros calcináveis e respeitar o espaço adequado para a fixação dos dentes de estoque com resina acrílica depois de fundida a estrutura. (K a O) Finalizados o enceramento e a inclusão em revestimento da matriz em resina, a estrutura foi fundida, usinada e adaptada sobre os cilindros de latão. (P a T) Os dentes fixados à muralha de silicone foram reposicionados no modelo de gesso, a estrutura metálica recebeu duas camadas de opaco e a acrilização e o acabamento da prótese foram realizadas.

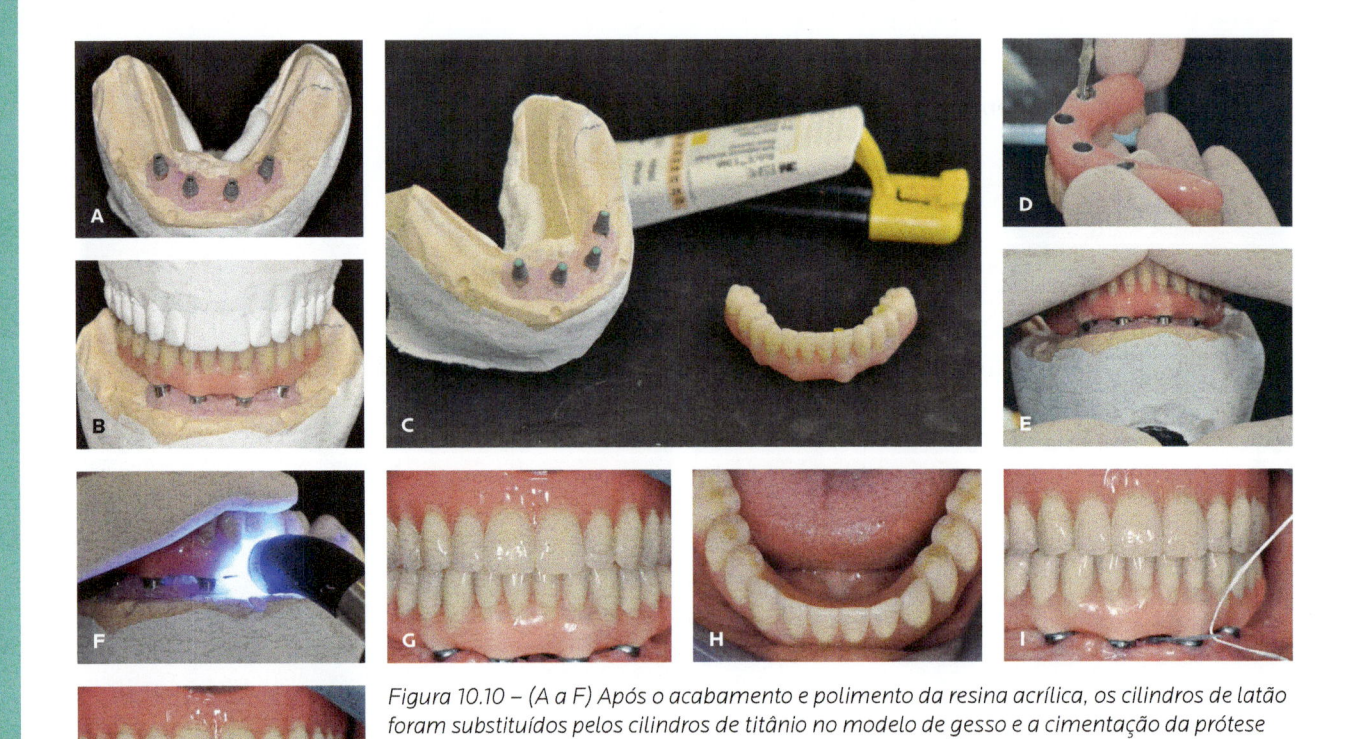

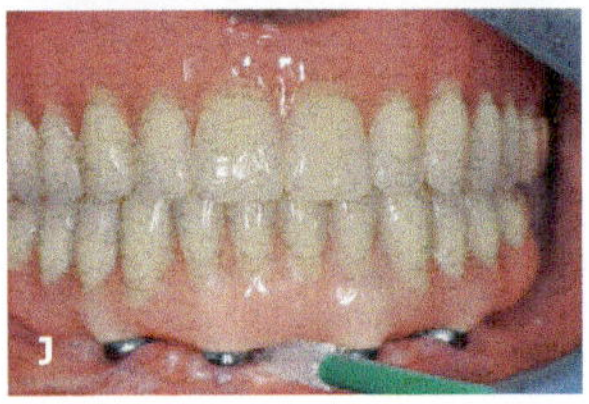

Figura 10.10 – (A a F) Após o acabamento e polimento da resina acrílica, os cilindros de latão foram substituídos pelos cilindros de titânio no modelo de gesso e a cimentação da prótese aos cilindros metálicos foi realizada com Relyx U 200 (3M – Espe). O processo de polimerização da resina de cimentação iniciou com ativação por luz e finalizou por reação química. (G a J) A prótese finalizada foi aparafusada sobre os minipilares cônicos (Neodent®), e os orifícios dos parafusos foram selados com teflon e resina composta. A paciente recebeu orientações de higiene e manutenção como rotina.

CASO CLÍNICO 10.2

No caso clínico que será apresentado, a coroa total unitária cimentada no incisivo lateral superior direito foi produzida com auxílio do sistema CAD/CAM para confecção do *coping* em zircônia, sendo desenhada e usinada pelo sistema NeoShape® (Neodent®). A Figura 10.11 ilustra este caso clínico.

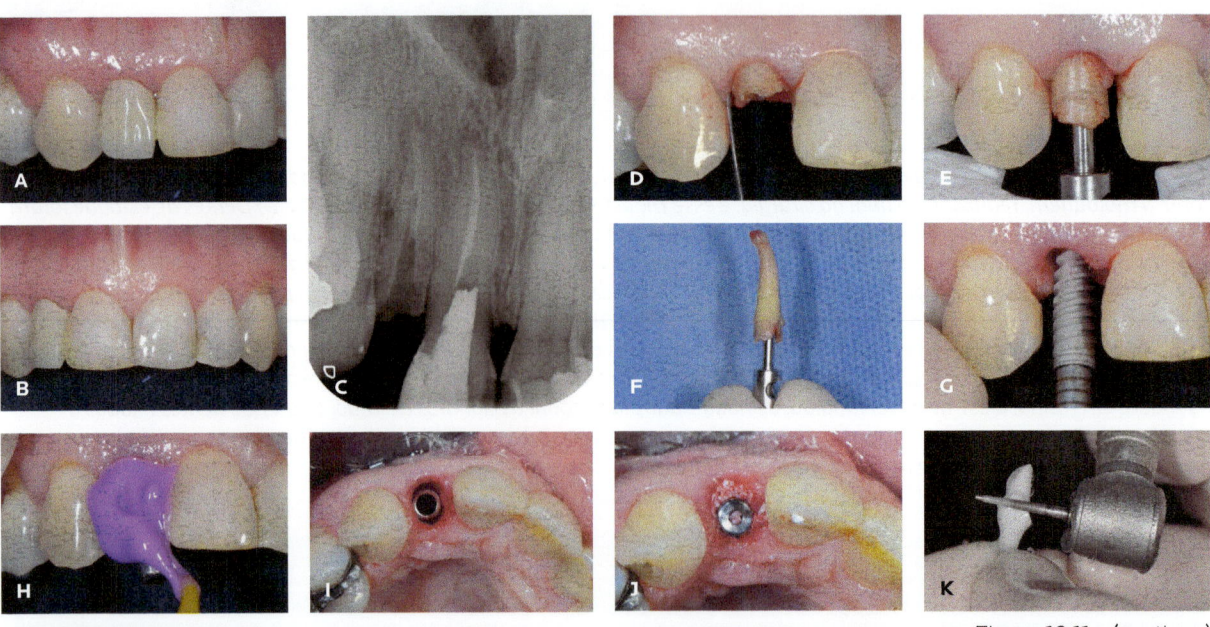

Figura 10.11 – (continua)

Noções de Prótese Sobre Implante | 147

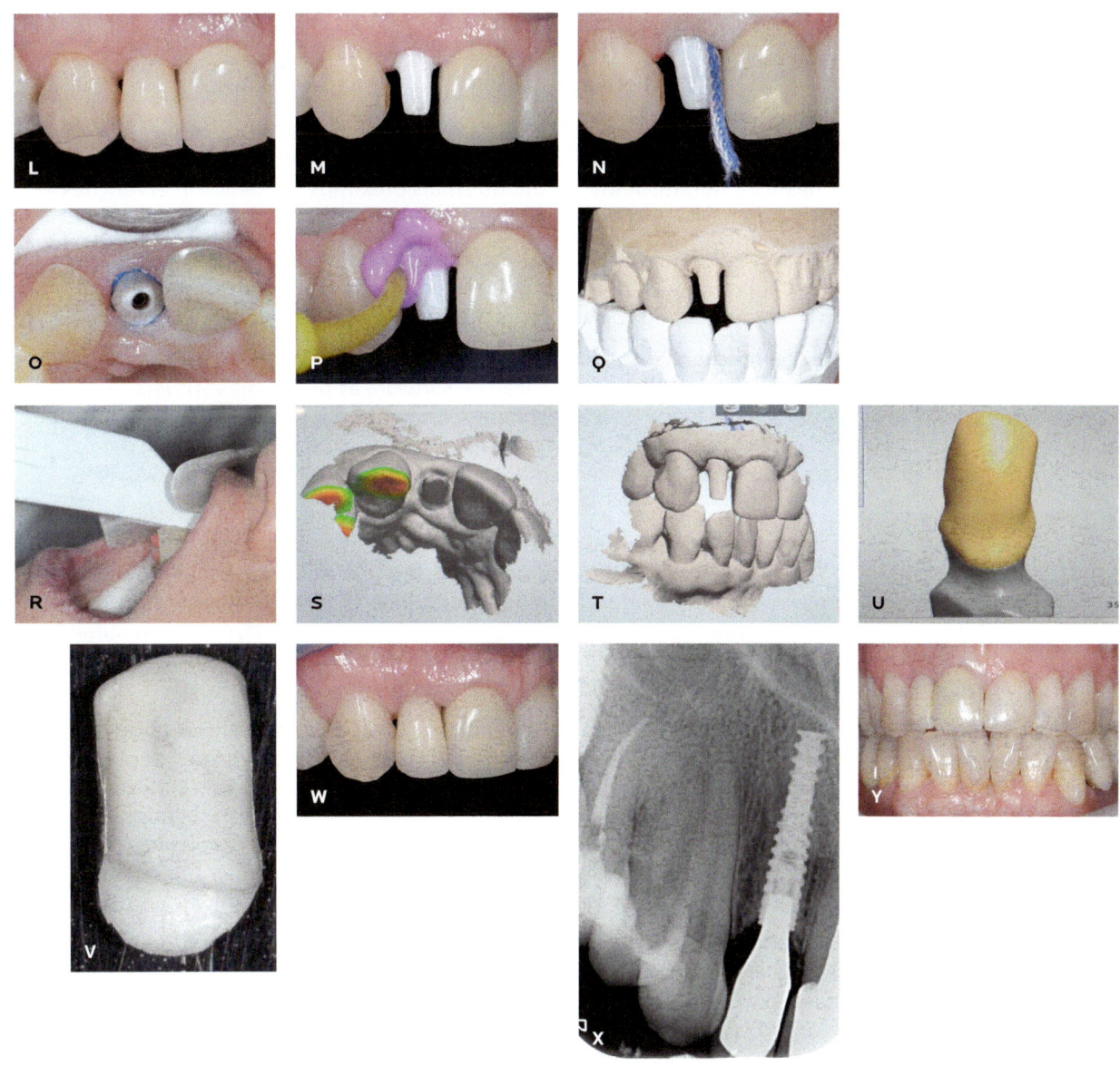

Figura 10.11 – (continuação) (A a C) A paciente de 48 anos, portadora de uma coroa total de resina com pino no incisivo lateral superior direito, buscou tratamento com dor e edema na região. Após exame clínico e radiográfico, foi indicada exodontia do elemento por extensa cárie cervical. (D a F) A exodontia foi realizada de forma minimamente traumática, utilizando periótomo e extrator. Observa-se dilaceração e lesão apical. Imediatamente, foi colocado um implante Drive (Neodent®) de 4,3 × 13 mm junto à parede óssea palatina com travamento superior a 35 Ncm. (G e H) Em seguida, foi realizada a moldagem da posição do implante com transferente de moldeira fechada e silicone por adição de consistência pesada e regular. (I e J) O espaço entre o implante e a parede óssea vestibular foi preenchido com biomaterial (Geistlich Bio-Oss) para preservação da arquitetura óssea e gengival. Nota-se o posicionamento ideal do implante. (K e L) Após a confecção do modelo de gesso, o pilar anatômico de zircônia foi personalizado e, sobre ele, foi confeccionada uma prótese provisória em resina acrílica. (M a Q) Após o período de cicatrização óssea e gengival, foi removido o provisório e realizada a moldagem do pilar de zircônia com o uso de fio retrator e silicone por adição leve e regular. (R a T) Outra opção, atualmente, é o escaneamento da região, no qual se transfere a imagem do preparo do pilar em boca para um programa gráfico 3D. Pode-se verificar a margem do pilar, as distâncias interoclusais e os espaços mesodistal e vestibulolingual. (U a W) O coping de zircônia foi desenhado no software Dental Shape (NeoShape®) e fabricado na central de usinagem da Neodent®. A porcelana foi aplicada sobre o coping de zircônia, buscando harmonia estética e função adequada. (X e Y) Nota-se na radiografia final a precisa adaptação da reabilitação protética cimentada sobre o pilar de zircônia.

CONSIDERAÇÕES FINAIS

As inovações tecnológicas na odontologia têm garantido não só maior facilidade ao clínico em seu dia a dia como também maior segurança ao paciente. Ao oferecer uma melhor previsibilidade no planejamento e na execução de diferentes técnicas, geram, ainda, resultados mais próximos do ideal e intervenções menos invasivas de uma forma geral.

Dentre todas as inovações, pesquisas e novas tecnologias disponíveis hoje aos cirurgiões-dentistas e pacientes, foram destacados, neste capítulo, o planejamento virtual e a cirurgia guiada, processos que agregam benefícios aos dois públicos quando corretamente aplicados e realizados.

A tecnologia virtual CAD-CAM permite, entre outras possibilidades, um planejamento que minimiza as chances de erro ao inserir previamente em sua programação de *software* as principais variáveis a serem consideradas pelo cirurgião-dentista. A etapa de planejamento, fundamental para o sucesso de qualquer tratamento, adquire relevância e foco, e possibilita ao cirurgião-dentista a cuidadosa avaliação das condições presentes, simulando alternativas e antecipando problemas que podem ser evitados.[30]

De forma sistêmica e integrada, informações clínicas se transformam em imagens em um ambiente virtual e interativo. Os guias cirúrgicos e as estruturas metálicas das próteses podem, então, ser elaboradas com maior precisão e adaptabilidade por meio da estereolitografia e da usinagem guiada. Assim, a transferência do planejamento virtual para o ambiente clínico se dá de forma segura, também pela renovação da etapa de fundição tradicional, com a substituição do processo da cera perdida pela usinagem industrial das infraestruturas protéticas, gerando vantagens nos aspectos mecânicos e biológicos.

Nas reabilitações unitárias e parciais, a contribuição da cirurgia guiada não é tão evidente quanto no caso das reabilitações totais. Porém, pode garantir maior precisão ao processo de colocação dos implantes em comparação à cirurgia tradicional. As vantagens da cirurgia guiada são inúmeras, as mais importantes relacionadas com menor tempo de tratamento, maior segurança e previsibilidade de resultados e maior conforto ao paciente. As desvantagens se relacionam, basicamente, com os valores envolvidos, pois o custo do guia cirúrgico encarece o tratamento para o paciente, embora seu retorno mais rápido para atividades profissionais e pessoais deva ser considerado nesta equação.

Embora ainda seja uma técnica inacessível para muitos, a implantodontia vem se popularizando e ajudando a minimizar problemas decorrentes da perda dos dentes, como o comprometimento da qualidade de vida e da saúde do paciente. Em um país como o Brasil, em que os investimentos na saúde da população, tanto em prevenção como em tratamento, ainda estão longe do ideal, os profissionais da saúde convivem com realidades tão distintas quanto aquelas que compõem a nossa sociedade, com suas desigualdades e mazelas. Porém, esta situação desfavorável não deve impedir que tratamentos de ponta sejam conhecidos, dominados e divulgados. Nós, profissionais de saúde, sabemos que esta contínua atualização e busca pelo aperfeiçoamento é parte do nosso ofício e motivação, e parte do compromisso com esta mesma sociedade que se mostra tão heterogênea em suas necessidades.

A busca contínua pela excelência se traduz em uma maior satisfação dos pacientes, que poderão contar com um trabalho de reabilitação mais duradouro, confiável e satisfatório. Assim, tecnologia, rigor científico, inovação e pesquisa podem cumprir com aquela que deveria ser a finalidade última de todo esforço humano, promovendo felicidade e saúde e beneficiando o maior número possível de pessoas.

Referências

Capítulo 1: Planejamento multidisciplinar

1. Albrektsson T. A multicenter report of osseointegrated oral implants. J Prosthet Dent. 1988;60(1):75-84.
2. Brånemark PI, Hansson BO, Adell R, Breine U, Lindström J, Hallén O, et al. Osseointegrated implants in the treatment of the edentulous jaw. Experience from a 10-year period. Scand J Plast Reconstr Surg Suppl. 1977;16:1-132.
3. Orentlicher G, Abboud, M. Guided surgery for implant therapy. Dent Clin North Am. 2011;55(4):715-44.
4. Salama H, Salama MA, Li TF, Garber DA, Adar P. Treatment planning 2000: an esthetically oriented revision of the original implant protocol. J Esthet Dent. 1997;9(2):55-67.
5. Smith RA, Berger R, Dodson TB. Risk factors associated with dental implants in healthy and medically compromised patients. Int J Oral Maxillofac Implants. 1992;7(3):367-72.
6. Etienne D, Sanz M, Aroca S, Barbieri B, Ohayoun JP. Identification of risk patients in oral implantology. Part 2. J Parodontol Implant Orale. 1998;3:273-97.
7. Bain CA, Moy PK. The association between the failure of dental implants and cigarette smoking. Int J Oral Maxillofac Implants. 1993;8(6):609-15.
8. Farzad P, Andersson L, Nyberg J. Dental implant treatment in diabetic patients. Implant Dent. 2002;11(3):262-7.
9. Renouard F, Rangert B. Fatores de risco em implantodontia. São Paulo: Quintessence; 2001
10. Carvalho PSP. Gerenciando riscos e complicações em implantodontia. São Paulo: Santos; 2006.
11. Cibirka RM, Razzoog M, Lang BR. Critical evaluation of patient responses to dental implant therapy. J Prosthet Dent. 1997;78(6):574-81.
12. Neisser MP, Pelogia F. A imagem como meio de comunicação. In: Bottino MA, Faria R, Valandro LF. Percepção: estética em próteses livres de metal em dentes naturais e implantes. São Paulo: Artes Médicas; 2009. p 735-66.
13. Miyashita E, Teixeira ML, Chaves Jr E. Como identificar e controlar o trauma oclusal. In: Mendes WB, Miyashita E, Oliveira GG, organizadores. Reabilitação oral: previsibilidade e longevidade. Nova Odessa: Napoleão; 2011. p. 249-93.
14. Comandulli F, Dinato JC, Dutra V, Susin C. Correlação entre a radiografia panorâmica e tomografia computadorizada na avaliação das alturas ósseas no planejamento em implantodontia. Cienc Odontol Bras. 2005;8(2):54-9.
15. Bottino MA, Faria R, Buso L. Estética em implantodontia: recursos protéticos atuais. In: Baldacci Filho R, Macedo MCS. Atualização clínica em odontologia. São Paulo: Artes Médicas; 2007. p.77-132.
16. Bottino MA, Faria R. Planejando estética e função: tratamento multidisciplinar. In: Mendes WB, Miyashita E, Oliveira GG, organizadores. Reabilitação oral: previsibilidade e longevidade. Nova Odessa: Napoleão; 2011. p. 131-49.
17. Garib DG, Raymundo Jr R, Raymundo MV, Raymundo DV, Ferreira SNR. Tomografia computadorizada de feixe cônico (cone beam): entendendo este novo método de diagnóstico por imagem com promissora aplicabilidade na Ortodontia. Dental Press Ortodon Ortop Facial. 2007;12(2)139-56.
18. Massayoshi J, Mitsuda S, Oliveira RA. Tecnologia digital na odontologia. In: Fonseca AS. Odontologia estética: a arte da perfeição. São Paulo: Artes Médicas; 2008. p. 653-85.
19. Sykaras N, Woody RD. Conversion of an implant radiographic template into a surgical template. J Prosthodont. 2001;10(2):108-12.
20. Bottino MA, Giugni LR, Faria R. Implante unitário no setor anterior: fase protética. In: Todescan FF, Bechelli A, Romanelli H, organizadores. Implantodontia contemporânea: cirurgia e prótese. São Paulo: Artes Médicas; 2005. p. 103-32.
21. Bottino MA, Faria R, Buso L. Estética em implantes na região anterior. In: Rossetti P, organizador. Coletânea ImplantNews: prótese sobreimplantes. São Paulo: VM Comunicações; 2010. p. 72-84.
22. Palacci P. Esthetic implant dentistry soft and hard tissue management. Chicago: Quintessence; 2001.
23. Saadoun AP, Legall M, Touati B. Selection and ideal tridimensional implant position for soft tissue aesthetics. Pract Periodont Aesthet Dent. 1999;11(9):1063-72.
24. Dinato J C, Ulzefer JrE, Brum R. Estética imediata realizada com auxílio de prototipagem rápida e cirurgia sem retalho. ImplantNews. 2004;1(1):35-42.
25. Tarnow DP, Magne AW, Fletcher P. The effect from the distance from the contact point to the crest of bone on the presence or absence of interproximal dental papilla. J Periodontol. 1992;63(12): 995-6.

26. Tarnow DP, Cho SC, Wallace SS. Effect of interdental distance on crestal bone loss around implants. J Periodontol. 2000;71(4):546-9.
27. Serrano-Sánchez P, Calvo-Guirado JL, Manzanera-Pastor E, Lorrio-Castro C, Bretones-López P, Pérez-Llanes JA. The influence of platform switching in dental implants. A literature review. Med Oral Patol Oral Cir Bucal. 2011;16(3):e400-5.
28. Canullo L, Pace F, Coelho P, Sciubba E, Vozza I. The influence of platform switching on the biomechanical aspects of the implant-abutment system. A three dimensional finite element study. Med Oral Patol Oral Cir Bucal. 2011;16(6):852-6.
29. Maeda Y, Miura J, Taki I, Sogo M. Biomechanical analysis on platform switching: is there any biomechanical rationale? Clin Oral Implants Res. 2007;18(5):581-4.
30. Faria R, Todescan FF, Bottino MA. Aspectos Estéticos na implantodontia. In: Sallum AW, Cicareli AJ, Querido MRM, Bastos FVR, organizadores. Periodontologia e implantodontia. Nova Odessa: Napoleão; 2010. p. 230-47.
31. Weisgold AS, Arnoux JP, Lu J. Single-tooth anterior implant: a world of caution. Part I. J Esthet Dent. 1997: 9(5):225-33.
32. Neves JB. Estética em implantodontia: uma abordagem dos tecidos moles e duros. São Paulo: Quintessence; 2006.
33. Saadoun AP. The key to peri-implant esthetics: hard- and soft-tissue management. Dent Implantol Update. 1997;8(6):41-6.
34. Bottino MA, Faria R, Valandro LF. Percepção: estética em próteses livres de metal em dentes naturais e implantes. São Paulo: Artes Médicas; 2009.
35. Bottino MA, Faria R, Anami LC, Lima JMC. Conceitos atuais em restaurações provisórias imediatas sobre implantes. In: Romão Jr W, Battaglini CAO, organizadores. Reabilitação estética: novas tendências. Nova Odessa: Napoleão; 2012. p. 194-231.
36. Touati B, Guez G, Saadoun AP. Aesthetic soft tissue integration and optimized emergence profile: Provisionalization and customized impression coping. Pract Periodont Aesthet Dent. 1999;11(3):305-14.
37. Rangert B, Sullivan R. Biomechanical principles: preventing prosthetic overload induced by bending. Nobelpharma News. 1993;7(3):4-5.
38. Jemt T, Lekholm U. Oral implant treatment in posterior partially edentulous jaws: a 5-year follow-up report. Int J Oral Maxillofac Implants. 1993;8(6):635-40.
39. Jensen O. The sinus bone graft. Chicago: Quintessence; 1999.
40. Balshi TJ, Wolfinger GJ. Immediate loading of Brånemark implants in edentulous mandibles: a preliminary report. Implant Dent 1997; 6:83-8.

Capítulo 2: Distâncias Biológicas e a Integridade Marginal
1. Marsh PD, Devine DA. How is the development of dental biofilms influenced by the host? J Clin Periodontol. 2011;38 Suppl 11:28-35.
2. Passanezi E, Sant'Ana ACP, Rezende MLR, Greghi SLA, Janson WA. Distâncias biológicas: princípios para a reconstrução periodontal, estética e protética. São Paulo: Artes Médicas; 2011.
3. Indriolo A, Greco S, Ravelli P, Fagiuoli S. What can we learn about biofilm/host interactions from the study of inflammatory bowel disease. J Clin Periodontol. 2011;38 Suppl 11:36-43.
4. Van der Velden V, Kuzmanova D, Chapple ILC. Micronutrial approaches to periodontal therapy. J Clin Periodontol. 2011;38 Suppl 11:142-58.
5. Hermann JS, Buser D, Schenk RK, Schoolfield JD, Cochran DL. Biologic width around one- and two- piece titanium implants. Clin Oral Implant Res. 2001;12(6):559-71.
6. Gargiulo AW, Wentz FM, Orban B. Dimensions and relations of the dentogingival junction and humans. J Periodontol. 1961;32:261-67.
7. Goldman HM, Cohen DW. Periodontal therapy. 5th ed. St. Louis: C.V. Mosby; 1973. p. 715-8.
8. Cochran DL, Hermann JS, Schenk RK, Higginbottom FL, Buser D. Biologic width around titanium implants: a histometric analysis of the implant-gingival junction around unloaded and loaded nonsubmerged implants in the canine mandible. J Periodontol. 1997;68(2):186-98.
9. Hermann JS, Buser D, Schenk RK, Higginbottom FL, Cochran DL. Biologic width around titanium implants: a physiologically formed and stable dimension over time. Clin Oral Implants Res. 2000;11(1):1-11.
10. Abrahamsson I, Berglundh T, Lindhe J. The mucosal barrier following abutment dis/reconnection: an experimental study in dogs. J Clin Periodontol. 1997;24(8):568-72.
11. Tarnow DP, Cho SC, Wallace SS. The effect of inter-implant distance on the height of inter-implant bone crest. J Periodontol. 2000;71(4):546-9.
12. Small PN, Tarnow DP. Gingival recession around implants: a 1-year longitudinal prospective study. Int J Oral Maxillofac Implants. 2000;15(4):527-32.
13. Olsson M, Lindhe J, Marinello CP. On the relationship between crown form and clinical features of the gingiva in adolescents. J Clin Periodontol. 1993;20(8):570-7.
14. Novaes AB Jr, de Oliveira RR, Muglia VA, Papalexiou V, Taba M. The effects of interimplant distances on papilla formation and crestal resorption in implants with a morse cone connection and a platform switch: a histomorphometric study in dogs. J Periodontol. 2006;77(11):1839-49.
15. Hermann JS, Cochran DL, Nummikoski PV, Buser D. Crestal bone changes around titanium implants: a radiographic evaluation of unloaded non-submerged and submerged implants in the canine mandible. J Periodontol. 1997;68(11):1117-30.
16. Mombelli A, Décaillet F. The characteristics of biofilms in peri-implant disease. J Clin Periodontol. 2011;38 Suppl 11:203-13.
17. Listgarten MA, Lang NP, Schroeder HE, Schroeder A. Periodontal tissue and their counterparts around endosseous implants. Clin Oral Implants Res. 1991;2(3):1-19.
18. Cook DR, Mealey BL, Verrett RG, Mills MP, Noujeim ME, Lasho DJ, et al. Relationship between clinical periodontal biotype and labial plate thickness: an in vivo study. Int J Periodontics Restorative Dent. 2011;31(4):345-54.
19. Kois JC. The restorative-periodontal interface: Biological parameters. Periodontol 2000. 1996;11:29-38.
20. Araújo CRP. Estudo da precisão e fidelidade da técnica radiográfica convencional na avaliação do comportamento ósseo marginal em implantes cone morse e hexágono externo inseridos imediata e tardiamente à extração e submetidos à carga imediata em cães [tese]. Bauru: Faculdade de Odontologia de Bauru; 2011.
21. Aimetti M, Romano F, Griga FB, Godio L. Clinical and histologic healing of human extraction sockets filled with calcium sulfate. Int J Oral Maxillofac Implants. 2009;24(5):902-9.
22. Barone A, Aldini NN, Fini M, Giardino R, Calvo Guirado JL, Covani U. Xenograft versus extraction alone for ridge

preservation after tooth removal: a clinical and histomorphometric study. J Periodontol. 2008;79(8):1370-7.

23. Camargo PM, Lekovic V, Weinlaender M, Klokkevold PR, Kenney EB, Dimitrijevic B, et al. Influence of bioactive glass on changes in alveolar process dimensions after exodontia. Oral Surg Oral Med Oral Pathol Oral Radiol Endod. 2000;90(5):581-6.

24. Weisgold A. Contours of the full crown restoration. Alpha Omegan. 1977;70(3):77-89.

25. Grunder U, Gracis S, Capelli M. Influence of the 3D bone-to-implant relationship on esthetics. Int J Periodontics Restorative Dent. 2005;25(2):113-9.

Capítulo 3: Diagnóstico por imagens em implantodontia

1. Tyndall DA, Price JB, Tetradis S, Ganz SD, Hildebolt C, Scarfe WC. Positionstatement of the American Academy of Oral and Maxillofacial Radiology on selectioncriteria for the use of radiology in dentalimplantology with emphasis on conebeam computed tomography. Oral Surg Oral Med Oral Pathol Oral Radiol. 2012;113(6):817-26.

2. Balshi TJ, Wolfinger GJ, Balshi SF 2nd. Analysis of 356pterygomaxillaryimplants in edentulousarches for fixedprosthesisanchorage. Int J Oral MaxillofacImplants.1999;14(3):398-406.

3. Rizzolo RC, Madeira CM. Anatomia facial com fundamentos da anatomia geral. 3. ed. São Paulo: Sarvier; 2009.

4. Graves SL. The pterygoid plate implant: a solution for restoring the posterior maxilla. Int J PeriodonticsRestorative Dent. 1994;14(6):512-23.

5. Georgescu CE, Mihai A, Didilescu AC, Moraru R, Nimigean V, NimigeanVR, et al. Cone beam computed tomography as a method of quantitative and qualitative analysis of alveolar crest in the frontal mandibular area. Rom J Morphol Embryol. 2010;51(4):713-7.

6. Esposito M, Ekestubbe A, Gröndahl K. Radiological evaluation of marginal bone loss at tooth surfaces facing single Bränemark implantes. Clin Oral Implants Res. 1993;4(3):151-7.

7. White SC, Praroah MJ. Oral radiology: principles and interpretation. 6th ed. St Louis: Mosby; 2009.

8. Misch CE. Density of bone: effect on surgical approach, and healing. In: Misch CE, editor. Contemporary implant dentistry. St Louis: Mosby; 1999. p. 371-84.

9. Monsour PA, Dudhia R. Implant radiography and radiology. Aust Dent J. 2008;53 Suppl 1:S11-25.

10. Miles DA, Van Dis ML. Implant radiology. Dent Clin North Am. 1993;37(4):645-68.

11. Reiskin AB. Implant imaging.Status, controversies, and new developments. Dent Clin North Am. 1998;42(1):47-56.

12. Cavalcanti MGP. Diagnóstico por imagem da face. São Paulo: Santos; 2008.

13. Naitoh M, Katsumata A, Kubota Y, Hayashi M, Ariji E. Relationship between cancellous bone density and mandibular canal depiction. Implant Dent. 2009;18(2):112-8.

14. Kuribayashi A, Watanabe H, Imaizumi A, Tantanapornkul W, Katakami K, Kurabayashi T. Bifid mandibular canals: cone beam computed tomography evaluation. Dentomaxillofac Radiol. 2010;39(4):235-9.

15. Fanuscu MI, Chang TL. Three-dimensional morphometric analysis of human cadaver bone: microstructural data from maxilla and mandible. Clin Oral Implants Res. 2004;15(2):213-8.

16. Norton MR, Gamble C. Bone classification: an objective scale of bone density using the computerized tomography scan. Clin Oral Implants Res. 2001;12(1):79-84.

17. Brånemark PI, Zarb G, Albrektsson T, editors. Tissue-integrated prostheses: osseointegration in clinical denstistry. Chicago: Quintessence; 1985.

18. Ziegler CM, Woertche R, Brief J, Hassfeld S. Clinicalindications for digital volume tomography in oral and maxillofacial surgery. Dentomaxillofac Radiol. 2002;31(2):126-30.

19. Tantanapornkul W, Okouchi K, Fujiwara Y, Yamashiro M, Maruoka Y, Ohbayashi N, et al. A comparative study of cone-beam computed tomography and conventional panoramic radiography in assessing the topographic relationship between the mandibular canal and impacted third molars. Oral Surg Oral Med Oral Pathol Oral Radiol Endod. 2007;103(2):253-9.

20. Angelopoulos C, Thomas SL, Hechler S, Parissis N, Hlavacek M. Comparison between digital panoramic radiography and cone-beam computed tomography for the identification of the mandibular canal as part of presurgical dental implant assessment. J Oral Maxillofac Surg. 2008;66(10):2130-5.

21. Kamburoğlu K, Kiliç C, Ozen T, Yüksel SP. Measurements of mandibular canal region obtained by cone-beam computed tomography: a cadaveric study. Oral Surg Oral Med Oral Pathol Oral Radiol Endod. 2009;107(2):e34-42.

22. Liang X, Lambrichts I, Sun Y, Denis K, Hassan B, Li L, et al. A comparative evaluation of Cone Beam Computed Tomography (CBCT) and Multi-SliceCT (MSCT). Part II: on 3D model accuracy. Eur J Radiol. 2010;75(2):270-4.

23. Wadu SG, Penhall B, Townsend GC. Morphological variability of the human inferior alveolar nerve. Clin Anat. 1997;10(2):82-7.

24. Haktanir A, Ilgaz K, Turhan-Haktanir N. Evaluation of mental foramina in adult living crania with MDCT. Surg Radiol Anat. 2010;32(4):351-6.

25. Jakobsen J, Jørgensen JB, Kjaer I. Tooth and bone development in a Danish medieval mandible with unilateral absence of the mandibular canal. Am J Phys Anthropol. 1991;85(1):15-23.

26. Manikandhan R, Mathew PC, Naveenkumar J, Anantanarayanan P. A rare variation in the course of the inferior alveolar nerve. Int J Oral MaxillofacSurg. 2010;39(2):185-7.

27. Mardinger O, Chaushu G, Arensburg B, Taicher S, Kaffe I. Anterior loop of the mental canal: an anatomical-radiologic study. Implant Dent. 2000;9(2):120-5.

28. Jacobs R, Mraiwa N, Van Steenberghe D, Sanderink G, Quirynen M. Appearance of the mandibular incisive canal on panoramic radiographs. Surg Radiol Anat. 2004;26(4):329-33.

29. Pjetursson BE, Tan WC, Zwahlen M, Lang NP. A systematic review of the success of sinus floor elevation and survival of implants inserted in combination with sinus floor elevation. J Clin Periodontol. 2008;35(8 Suppl):216-40.

30. Solar P, Geyerhofer U, Traxler H, Windisch A, Ulm C, Watzek G. Blood supply to the maxillary sinus relevant to sinus floor elevation procedures. Clin Oral Implants Res. 1999;10(1):34-44.

31. Ekfeldt A, Christiansson U, Eriksson T, Lindén U, Lundqvist S, Rundcrantz T, et al. A retrospective analysis of factors associated with multiple implant failures in maxillae. Clin Oral Implants Res. 2001;12(5):462-7.

32. Menezes DF, Sarmento V, Lamberti P. A aplicação da prototipagem rápida em Implantodontia. Innov Implant J. 2008;3(6):39-44.

33. Souza MA, Centeno TM. Pedrini H. Integrando reconstrução 3D de imagens tomográficas e prototipagem rápida para

fabricação de modelos médicos. Rev Bras Eng Biomed. 2003;19(2):103-115.

34. Gröndahl K, Lekholm U. The predictive value of radiographic diagnosis of implant instability. Int J Oral Maxillofac Implants. 1997;12(1):59-64.

35. Whaites E. Essential of dental radiography and radiology. 2nd ed. London: Churchill Livingstone; 1996. p. 151-66, 241-8.

36. Chilvarquer I. Radiologia na implantodontia osseointegrada. In: Freitas A, De Rosa JE, Souza IF. Radiologia odontológica. 2. ed. São Paulo: Artes Médicas; 1998. p. 631-49.

37. Brägger U. Use of radiographs in evaluating success, stability and failure in implant dentistry. Periodontol 2000. 1998;17:77-88.

Capítulo 4: O papel da oclusão na implantodontia

1. Carlsonn GE. Dental occlusion: modern concepts and their application in
implant prosthodontics. Odontology. 2009;97(1):8-17.

2. American Academy of Periodontology. Glossary of periodontal terms. 4th ed. Chicago: AAP; 2001.

3. Bernhardt O, Gesch D, Look JO, Hodges JS, Schwahn C, Mack F, et al. The influence of dynamic occlusal interferences on probing depth and attachment level: results of the Study of Health in Pomerania (SHIP). J Periodontol. 2006;77(3):506-16.

4. Jin LJ, Cao CF. Clinical diagnosis of trauma from occlusion and its relation with severity of periodontitis. J Clin Periodontol. 1992;19:92-7.

5. Lindhe J, Svanberg G. Influence of trauma from occlusion on progression of experimental periodontitis in the beagle dog. J Clin Periodontol. 1974;1(1):3-14.

6. Nunn ME, Harrel SK. The effect of occlusal discrepancies on periodontitis. I. Relationship of initial occlusal discrepancies to initial clinical parameters. J Periodontol. 2001;72(4):485-94.

7. Polson AM, Meitner SW, Zander HA. Trauma and progression of marginal periodontitis in squirrel monkeys. IV Reversibility of bone loss due to trauma alone and trauma superimposed upon periodontitis. J Periodontal Res. 1976;11(5):290-8.

8. Foz AM, Artese HP, Horliana AC, Pannuti CM, Romito GA. Occlusal adjustment associated with periodontal therapy: a systematic review. J Dent. 2012;40(12):1025-35.

9. Kim Y, Oh TJ, Misch CE, Wang H-L. Occlusal considerations in implant therapy: clinical guidelines with biomechanical rationale. Clin Oral Implants Res. 2005;16(1):26-35.

10. Laney WR, editor. Glossary of oral and maxillofacial implants. Berlin: Quintessence; 2007.

11. Bränemark PI. Osseo integrated implants in the treatment of the edentulous jaw. Experience from a 10-year period. Scand J Plast Reconstr Surg. 1977;11:Suppl 16:1-132.

12. Isidor F. Loss of osseo integration caused by occlusal load of oral implants. A clinical and radiographic study in monkeys. Clin Oral Implants Res. 1996;7(2):143-52.

13. Isidor F. Histological evaluation of peri-implant bone at implants subjected to occlusal overload or plaque accumulation. Clin Oral Implants Res. 1997;8(1):1-9.

14. Hobkirk JA, Wiskott HW. Biomechanical aspects of oral implants. Consensus report of Working Group 1. Clin Oral Implants Res. 2006;17 Suppl 2:52-4.

15. Chambrone L, Chambrone LA, Lima LA. Effects of occlusal overload on peri-implant tissue health: a systematic review of animal-model studies. J Periodontol. 2010;81(10):1367-78.

16. Brägger U, Aeschlimann S, Bürgin W, Hämmerle CH, Lang NP. Biological and technical complications and failures with fixed partial dentures (FPD) on implants and teeth after four to five years of function. Clin Oral Implants Res. 2001;12(1):26-34.

17. Miyata T, Kobayashi Y, Araki H, Ohto T, Shin K. The influence of controlled occlusal overload on peri-implant tissue. Part 3: a histologic study in monkeys. Int J Oral Maxillofac Implants. 2000;15(3):425-31.

18. Miyata T, Kobayashi Y, Araki H, Ohto T, Shin K. The influence of controlled occlusal overload on peri-implant tissue. Part 4: a histologic study in monkeys. Int J Oral Maxillofac Implants. 2002;17(3):384-90.

19. Albrektsson T. Direct bone anchorage of dental implants. J Prosthet Dent. 1983;50(2):255-61.

20. Buser D, Nydegger T, Oxland T, Cochran DL, Schenk RK, Hirt HP, et al. Interface shear strength of titanium implants with a sandblasted and acid-etched surface: A bio-mechanical study in the maxilla of miniature pigs. J Biomed Mater Res. 1999;45(2):75-83.

21. Buser D, Mericske-Stern R, Dula K, Lang NP. Clinical experience with one-stage, non-submerged dental implants. Adv Dent Res. 1999;13:153-61.

22. Morton D. Consensus statements and recommended clinical procedures regarding loading protocols for endosseous dental implants. In: Wismeijer D, Buser D, Belser U. ITI treatment guide. Loading protocols in implant dentistry: partially dentate patients. Chicago: Quintessence; 2008. p. 5-10.

23. Davies JE. Understanding peri-implant endosseous healing. J Dent Educ. 2003;67(8):932-49.

24. Pilliar RM. Overview of surface variability of metallic endosseous dental implants: textured and porous surface-structured designs. Implant Dent. 1998;7(4):305-14.

25. Deporter D. Dental implant design and optimal treatment outcomes. Int J Periodontics Restorative Dent. 2009;29(6):625-33.

26. Klokkevold PR, Johnson P, Dadgostari S, Caputo A, Davies JE, Nishimura RD. Early endosseous integration enhanced by dual acid etching of titanium: A torque removal study in the rabbit. Clin Oral Implants Res. 2001;12(4):350-7.

27. Del Fabbro M, Testori T, Francetti L, Taschieri S, Weinstein R. Systematic review of survival rates for immediately loaded dental implants. Int J Periodontics Restorative Dent. 2006;26(3):249-63.

28. Gapski R, Wang HL, Mascarenhas P, Lang NP. Critical review of immediate implant loading. Clin Oral Implants Res. 2003;14(5):515-27.

29. Cooper L, Felton DA, Kugelberg CF, Ellner S, Chaffee N, Molina AL, et al. A multicenter 12-month evaluation of single-tooth implants restored 3 weeks after one-stage surgery. Int J Oral Maxillofac Implants. 2001;16(2):182-92.

30. Esposito M, Grusovin MG, Willings M, Coulthard P, Worthington HV. The effectiveness of immediate, early, and conventional loading of dental implants: a Cochrane systematic review of randomized controlled clinical trials. Int J Oral Maxillofac Implants. 2007;22(6):893-904.

31. Suarez F, Chan HL, Monje A, Galindo-Moreno P, Wang HL. Effect of the timing of restoration on implant marginal bone loss: a systematic review. J Periodontol. 2013;84(2):159-69.

32. Frost HM. Perspectives: bone's mechanical usage windows. Bone Miner. 1992;19(3):257-71.

33. Rubin J, Rubin C, Jacobs CR. Molecular pathways mediating mechanical signaling in bone. Gene. 2006;367:1-16.

34. Galli F, Capelli M, Zuffetti F, Testori T, Esposito M. Immediate non-occlusal vs. early loading of dental implants in

partially edentulous patients: a multicentre randomized clinical trial. Peri-implant bone and soft-tissue levels. Clin Oral Implants Res. 2008;19(6):546-52.

35. Schincaglia GP, Marzola R, Giovanni GF, Chiara CS, Scotti R. Replacement of mandibular molars with single-unit restorations supported by wide-body implants: immediate versus delayed loading. A randomized controlled study. Int J Oral Maxillofac Implants. 2008;23(3):474-80.

36. Attard NJ, Zarb GA. Immediate and early implant loading protocols: a literature review of clinical studies. J Prosthet Dent. 2005;94(3):242-58.

37. Cannizzaro G, Leone M. Restoration of partially edentulous patients using dental implants with a microtextured surface: a prospective comparison of delayed and immediate full occlusal loading. Int J Oral Maxillofac Implants. 2003;18(4):512-22.

38. De Bruyn H, Kisch J, Collaert B, Linden U, Nilner K, Dvarsater L. Fixed mandibular restorations on three early-loaded regular platform Branemark implants. Clin Implant Dent Relat Res. 2001;3(4):176-84.

39. Alsabeeha N, Atieh M, Payne AG. Loading protocols for mandibular implant overdentures: a systematic review with meta-analysis. Clin Implant Dent Relat Res. 2010;12 Suppl 1:e28-38.

40. Gallucci GO. Guidelines for selecting the appropriate loading protocol. In: Wismeijer D, Casentini P, Gallucci G, Chiapasco M. ITI treatment guide. loading protocols in implant dentistry: edentulous patients. Chicago: Quintessence; 2010. p. 59-63.

41. Drago C, del Castillo R, Peterson T. Immediate occlusal loading in edentulous jaws, CT-guided surgery and fixed provisional prosthesis: a maxillary arch clinical report. J Prosthodont. 2011;20(3):209-17.

42. Adrianssens P, Herman M. Immediate implant function in the anterior maxilla: a surgical technique to enhance primary stability for Branemark MKIII and MKIV implants. A randomized, prospective clinical study at the 1-year follow-up. Appl Osseoint Res. 2001;2:17-21.

43. Gallucci GO, Morton D, Weber HP. Loading protocols for dental implants in edentulous patients. Int J Oral Maxillofac Implants. 2009;24 Suppl:132-46.

44. Schwartz-Arad D, Laviv A, Levin L. Survival of immediately provisionalized dental implants placed immediately into fresh extraction sockets. J Periodontol. 2007;78(2):219-23.

45. Atieh MA, Payne AG, Duncan WJ, de Silva RK, Cullinan MP. Immediate placement or immediate restoration/loading of single implants for molar tooth replacement: a systematic review and meta-analysis. Int J Oral Maxillofac Implants. 2010;25(2):401-15.

46. De Rouck T, Collys K, Cosyn J. Single-tooth replacement in the anterior maxilla by means of immediate implantation and provisionalization: a review. Int J Oral Maxillofac Implants. 2008;23(5):897-904.

47. Atieh MA, Payne AG, Duncan WJ, Cullinan MP. Immediate restoration/loading of immediately placed single implants: is it an effective bimodal approach? Clin Oral Implants Res. 2009;20(7):645-59.

48. Kan JY, Rungcharassaeng K, Lozada JL, Zimmerman G. Facial gingival tissue stability following immediate placement and provisionalization of maxillary anterior single implants: a 2- to 8-year follow-up. Int J Oral Maxillofac Implants. 2011;26(1):179-87.

49. Bornstein MM, Lussi A, Schmid B, Belser UC, Buser D. Early loading of nonsubmerged titanium implants with a sandblasted and acid-etched (SLA) surface: 3-year results of a prospective study in partially edentulous patients. Int J Oral Maxillofac Implants. 2003;18(5):659-66.

50. Quinlan P, Nummikoski P, Schenk R, Cagna D, Mellonig J, Higginbottom F, et al. Immediate and early loading of SLA ITI single-tooth implants: an in vivo study. Int J Oral Maxillofac Implants. 2005;20(3):360-70.

51. Morton D, Bornstein MM, Wittneben JG, Martin WC, Ruskin JD, Hart CN, et al. Early loading after 21 days of healing of nonsubmerged titanium implants with a chemically modified sandblasted and acid-etched surface: two-year results of a prospective two-center study. Clin Implant Dent Relat Res. 2010;12(1):9-17.

52. Isidor F. Influence of forces on peri-implant bone. Clin Oral Implants Res. 2006;17 Suppl 2:8-18.

53. Piattelli A, Ruggeri A, Franchi M, Romasco N, Trisi P. An histologic and histomorphometric study of bone reactions to unloaded and loaded non-submerged single implants in monkeys: a pilot study. J Oral Implantol. 1993;19(4):314-20.

54. Albrektsson T, Zarb G, Worthington P, Eriksson RA. The longterm efficacy of currently used dental implants. A review and proposed criteria for success. Int J Oral Maxillofac Implants. 1986;1(1):11-25.

55. Shin YK, Han CH, Heo SJ, Kim S, Chun HJ. Radiographic evaluation of marginal bone level around implants with different neck designs after 1 year. Int J Oral Maxillofac Implants. 2006;21(5):789-94.

56. Lazzara RJ, Porter SS. Platform switching: a new concept in implant dentistry for controlling postrestorative crestal bone levels. Int J Periodontics Restorative Dent. 2006;26(1):9-17.

57. Canullo L, Pace F, Coelho P, Sciubba E, Vozza I. The influence of platform switching on the biomechanical aspects of the implant-abutment system. A three dimensional finite element study. Med Oral Patol Oral Cir Bucal. 2011;16(6):e852-6.

58. Schulte W. Implants and the periodontium. Int Dent J. 1995;45(1):16-26.

59. Hämmerle CH, Wagner D, Brägger U, Lussi A, Karayiannis A, Joss A, et al. Threshold of tactile sensitivity perceived with dental endosseous implants and natural teeth. Clin Oral Implants Res. 1995;6(2):83-90.

60. Rangert BR, Sullivan RM, Jemt TM. Load factor control for implants in the posterior partially edentulous segment. Int J Oral Maxillofac Implants. 1997;12(3):360-70.

61. Lundgren D, Laurell L. Biomechanical aspects of fixed bridgework supported by natural teeth and endosseous implants. Periodontol 2000. 1994;4:23-40.

62. Fu JH, Hsu YT, Wang HL. Identifying occlusal overload and how to deal with it to avoid marginal bone loss around implants. Eur J Oral Implantol. 2012;5 Suppl:S91-103.

63. Salvi GE, Brägger U. Mechanical and technical risks in implant therapy. Int J Oral Maxillofac Implants. 2009;24 Suppl:69-85.

64. Shotwell JL, Billy EJ, Wang HL, Oh TJ. Implant surgical guide fabrication for partially edentulous patients. J Prosthet Dent. 2005;93(3):294-7.

65. Goodacre CJ, Bernal G, Rungcharassaeng K, Kan JY. Clinical complications with implants and implant prostheses. J Prosthet Dent. 2003;90(2):121-32.

66. Guan H, van Staden R, Loo YC, Johnson N, Ivanovski S, Meredith N. Evaluation of multiple implant-bone parameters

on stress characteristics in the mandible under traumatic loading conditions. Int J Oral Maxillofac Implants. 2010;25(3):461-72.
67. Oh TJ, Yoon JK, Misch CE, Wang HL. The causes of early implant bone loss: myth or science? J Periodontol. 2002;73(3):322-33.
68. Kinsel RP, Lin D. Retrospective analysis of porcelain failures of metal ceramic crowns and fixed partial dentures supported by 729 implants in 152 patients: patient-specific and implant-specific predictors of ceramic failure. J Prosthet Dent. 2009;101(6):388-94.
69. Van Steenberghe D, Naert I, Jacobs R, Quirynen M. Influence of inflammatory reactions vs. occlusal loading on peri-implant marginal bone level. Adv Dent Res. 1999;13:130-5.
70. Baba K, Igarashi Y, Nishiyama A, John MT, Akagawa Y, Ikebe K, et al. Patterns of missing occlusal units and oral health-related quality of life in SDA patients. J Oral Rehabil. 2008;35(8):621-8.
71. Walton T. Occlusion and fixed prosthodontics. In: Klineberg I, Jagger R, editors. Occlusion and clinical practice: an evidence based approach. Edinburgh: Wright; 2004. p. 103-17.
72. Tangerud T, Carlsson GE. Jaw registration and occlusal morphology. In: Karlsson S, Nilner K, Dahl BL, editor. A textbook of fixed prosthodontics. The Scandinavian approach. Stockholm: Gothia; 2000. p. 209-30.

Capítulo 5: Próteses Temporárias

1. Pegoraro LF. Coroas provisórias. In: Pegoraro LF. Prótese fixa. São Paulo: Artes Médicas; 2001. p. 111-48.
2. Fradeani M, Barducci G. Esthetic rehabilitation in fixed prosthodontics: prosthetic treatment. Chicago: Quintessence; 2008.
3. Chronopoulos V, Kourtis S, Katsikeris N, Nagy W. Tooth- and tissue-supported provisional restorations for the treatment of patients with extended edentulous spans. J Esthet Restor Dent. 2009;21(1):7-17.
4. Fransischone CE, Carvalho R. Restaurações provisórias em osseointegração. In: Francischone CE, Nary Filho H, Matos DAD, Lira HG, Neves JB, Vasconcelos LW, et al. Osseointegração e o tratamento multidisciplinar. São Paulo: Quintessence; 2006. p. 7-33.
5. Reshad M, Cascione D, Kim T. Anterior provisional restorations used to determine form, function, and esthetics for complex restorative situations, using all-ceramic restorative systems. J Esthet Restor Dent. 2010;22(1):7-16.
6. Ozdemir E, Lin WS, Erkut S. Management of interproximal soft tissue with a resin-bonded prosthesis after immediate implant placement: a clinical report. J Prosthet Dent. 2012;107(1):7-10.
7. de Almeida EO, Filho HG, Goiatto MC. The use of transitional implants to support provisional prostheses during the healing phase: a literature review. Quintessence Int. 2011;42(1):19-24.
8. Valentini P, Abensur D, Albertini JF, Rocchesani M. Immediate provisionalization of single extraction-site implants in the esthetic zone: a clinical evaluation. Int J Periodontics Restorative Dent. 2010;30(1):41-51.
9. Lang LA, Turkyilmaz I, Edgin WA, Verrett R, Garcia LT. Immediate restoration of single tapered implants with nonoccluding provisional crowns: a 5-year clinical prospective study. Clin Implant Dent Relat Res. 2012. [Epub ahead of print].
10. Mijiritsky E, Mardinger O, Mazor Z, Chaushu G. Immediate provisionalization of single-tooth implants in fresh-extraction sites at the maxillary esthetic zone: up to 6 years of follow-up. Implant Dent. 2009;18(4):326-33.
11. Lewis MB, Klineberg I. Prosthodontic considerations designed to optimize outcomes for single-tooth implants. A review of the literature. Aust Dent J. 2011;56(2):181-92.
12. Chu SJ, Salama MA, Salama H, Garber DA, Saito H, Sarnachiaro GO, et al. The dual-zone therapeutic concept of managing immediate implant placement and provisional restoration in anterior extraction sockets. Compend Contin Educ Dent. 2012;33(7):524-32, 534.
13. Son MK, Jang HS. Gingival recontouring by provisional implant restoration for optimal emergence profile: report of two cases. J Periodontal Implant Sci. 2011;41(6):302-8.
14. Lenssen O, Barbier L, De Clercq C. Immediate functional loading of provisional implants in the reconstructed atrophic maxilla: preliminary results of a prospective study after 6 months of loading with a provisional bridge. Int J Oral Maxillofac Surg. 2011;40(9):907-15.
15. Becker CM, Wilson TG Jr, Jensen OT. Minimum criteria for immediate provisionalization of single-tooth dental implants in extraction sites: a 1-year retrospective study of 100 consecutive cases. J Oral Maxillofac Surg. 2011;69(2):491-7.
16. Randow K, Ericsson I, Nilner K, Petersson A, Glantz PO. Immediate functional loading of Branemark dental implants. An 18-month clinical follow-up study. Clin Oral Implants Res. 1999;10(1):8-15.
17. Schnitman PA, Wohrle PS, Rubenstein JE. Immediate fixed interim prostheses supported by two-stage threaded implants: methodology and results. J Oral Implantol. 1990;16(2):96-105.
18. Tsai BY. A method for obtaining peri-implant soft-tissue contours by using screw-retained provisional restorations as impression copings: a clinical report. J Oral Implantol. 2011;37(5):605-9.

Capítulo 6: Reabilitação Unitária Anterior e Posterior

1. Misch CE. Prosthetic options in implant dentistry. Int J Oral Implantol. 1991;7(2):17-21.
2. Amler MH. The time sequence of tissue regeneration in human extraction wounds. Oral Surg Oral Med Oral Pathol. 1969;27(3):309-18.
3. Schropp L, Wenzel A, Kostopoulos L, Karring T. Bone healing and soft tissue contour changes following single-tooth extraction: a clinical and radiographic 12-month prospective study. Int J Periodontics Restorative Dent. 2003;23(4):313-23.
4. Iasella JM, Greenwell H, Miller RL, Hill M, Drisko C, Bohra AA, et al. Ridge preservation with freeze-dried bone allograft and a collagen membrane compared to extraction alone for implant site development: a clinical and histologic study in humans. J Periodontol. 2003;74(7):990-99.
5. Lekovic V, Kenney EB, Weinlaender M, Han T, Klokkevold P, Nedic M, et al. A bone regenerative approach to alveolar ridge maintenance following tooth extraction. Report of 10 cases. J Periodontol. 1997;68(6):563-70.
6. Lazzara RJ. Immediate implant placement into extraction sites: surgical and restorative advantages. Int J Periodontics Restorative Dent. 1989;9(5):332-43.
7. Gelb DA. Immediate implant surgery: three-year retrospective evaluation of 50 consecutive cases. Int J Oral Maxillofac Implants. 1993;8(4):388-99.
8. Kan JY, Rungcharassaeng K, Lozada J. Immediate implant placement and provisionalization of maxillary anterior single implants. Int J Oral and Maxillofac Implants. 2003;18(1):31-9.
9. Bengazi F, Wennström JL, Lekholm U. Recession of the soft tissue margin at oral implants. A 2-year longitudinal prospective study. Clin Oral Implants Res. 1996;7(4):303-10.

10. Small PN, Tarnow DP. Gingival recession around implants: a 1-year longitudinal prospective study. Int J Oral and Maxillofac Implants. 2000;15(4):527-32.

11. Dinato JC, Brum R, Ulzefer E. O tratamento protético em implantes osseointegrados. In: Bottino MA. Livro do ando da clínica odontológica brasileira. São Paulo: Artes Médicas; 2004.

12. Laney WR. Glossary of oral and maxillofac implants. Berlim: Quintessence; 2007.

13. Saadoun AP, LeGall M, Touati B. Selection and ideal tridimensional implant position for soft tissue aesthetics. Pract Periodontics Aesthet Dent. 1999;11(9):1063-72

14. Balshi TJ, Hernandez RE, Pryszlak MC, Rangert B. A comparative study of one implant versus two replacing a single molar. Int J Oral Maxillofac Implants. 1996;11(3):372-8.

15. Palacci P, Ericsson I, Engstrand P. Implant placement. In: Palacci P, Ericsson I, Engstrand P, editors. Optimal implant positioning and soft tissue management for the Branemark system. Chicago: Quintenssence; 1995. p. 35-39.

16. Renouard F, Rangert B. Risk factors in implant dentistry. Chicago: Quintessence; 1999.

17. Becker W, Becker B. Replacement of maxillary and mandibular molars with single endosseous implant restorations: a retrospective study. J Prosthet Dent.1995;74(1):51-5.

18. Davarpanah M, Martinez H, Kebir M, Etienne D, Tecucianu JF. Wide-diameter implants: new concepts. Int J Periodontics Restorative Dent. 2001;21(2):149-59.

19. Griffin TJ, Cheung WS. The use of short, wide implants in posterior areas with reduced bone height: a retrospective investigation. J Prosthet Dent. 2004;92(2):139-44.

20. Schwartz-Arad D, Samet N, Samet N. Single-tooth replacement of missing molars: A retrospective study of 78 implants. J Periodontol. 1999;70(4):449-54.

21. Fugazzotto PA, Beagle JR, Ganeles J, Jaffin R, Vlassis J, Kumar A. Success and failure rates of 9mm or shorter implants in the replacement of missing maxillary molars when restored with individual crowns: preliminary results 0 to 84 months in function. A retrospective study. J Periodontol. 2004;75(2):327-32.

22. Balshi T. First molar replacement with an osseointegrated implant. Quintessence Int. 1990;21(1):61-5.

23. Saadoun AP, Sullivan DY, Krischek M, Le Gall M. Single tooth-implant management for success. Pract Periodontics Aesthet Dent. 1994;6(3):73-80.

24. Bahat O, Handelsman M. Use of wide implants and double implants in the posterior jaw: a clinical report. Int J Oral Maxillofac Implants. 1996;11(3):379-86.

25. Engelman M. Clinical decision making and treatment planning in osseointegration. Chicago: Quintessence; 1996.

26. Groisman M, Ferreira HM, Frossard WM, de Menezes Filho LM, Harari ND. Clinical evaluation of hydroxyapatite-coated single-tooth implants: a 5-year retrospective study. Pract Proced Aesthet Dent. 2001;13(5):355-60.

27. Albrektsson T, Zarb G, Worthington P, Eriksson AR. The long-term efficacy of currently used dental implants: a review and proposed criteria of success. Int J Oral Maxillofac Implants. 1986;1(1):11-25.

28. Dinato JC, Brum R, Reinheimer M. Carga imediata sobre implantes osseointegrados. In: Gonçalves AR, Oliveira LF, organizadores. Odontologia integrada: atualização multidisciplinar para o clínico e o especialista. Rio de Janeiro: Medsi; 2003. p. 325-45.

29. Buser D, Schenk RK, Steinemann S, Fiorellini JP, Fox CH, Stich H. Influence of surface characteristics on bone integration of titanium implants. A histomorphometric study in miniature pigs. J Biomed Mater Res. 1991;25(7):889-902.

30. Gottfredsen K, Berglundh T, Lindhe J. Anchorage of titanium implants with different surface characteristics: An experimental study in rabbits. Clin Implant Dent Relat Res. 2000;2(3):120-8.

31. Sennerby L, Miyamoto I. Insertion and RFA analysis of TiUnite and SLA implants. A study in rabbits. Appl Osseointegration Res. 1:31-3.

32. Misch CE. Contemporary implant dentistry. St. Louis: Mosby; 1999.

33. Gapski R, Wang HL, Mascarenhas P, Lang NP. Critical review of immediate implant loading. Clin Oral Implants Res. 2003;14(5):515-27.

34. Trisi P, Perfetti G, Baldoni E, Berardi D, Colagiovanni M, Scogna G. Implant micromotion is related to peak insertion torque and bone density. Clin Oral Implants Res. 2009;20(5):467-71.

35. Lioubavina-Hack N, Lang NP, Karring T. Significance of primary stability for osseointegration of dental implants. Clin Oral Implants Res. 2006;17(3):244-50.

36. Esposito M, Grusovin MG, Achille H, Coulthard P, Worthington HV. Interventions for replacing missing teeth: different times for loading dental implants. Cochrane Database Syst Rev. 2009;(1):CD003878.

37. Mesa F, Muñoz R, Noguerol B, de Dios Luna J, Galindo P, O'Valle F. Multivariate study of factors influencing primary dental implant stability. Clin Oral Implants Res. 2008;19(2):196-200.

38. Rozé J, Babu S, Saffarzadeh A, Gayet-Delacroix M, Hoornaert A, Layrolle P. Correlating implant stability to bone structure. Clin Oral Implants Res. 2009;20(10):1140-5.

39. Chang M, Wennström JL, Odman P, Andersson B. Implant supported single-tooth replacements compared to contralateral natural teeth. Crown and soft tissue dimensions. Clin Oral Implants Res. 1999;10(3):185-94.

40. Hermann JS, Buser D, Schenk RK, Schoolfield JD, Cochran DL. Biologic width around one- and two-piece titanium implants. A histometric evaluation of unloaded nonsubmersed and submergerd implants in the canine mandible. Clin Oral Implants Res. 2001;12(6):559-71.

41. Rams TE, Roberts TW, Tatum H Jr, Keyes PH. The subgingival microbial flora associated with human dental implants. J Prosthet Dent. 1984;51(4):529-34.

42. Hall JA, Payne AG, Purton DG, Torr B, Duncan WJ, De Silva RK. Immediately restored, single-tappered implants in the anterior maxilla: prosthodontics and aesthetic outcomes after 1 year. Clin Implant Dent Relat Res. 2007;9(1):34-45.

43. Degidi M, Nardi D, Piatelli A. Immediate versus one-stage restoration of small-diameter implants for a single missing maxillary lateral incisor: a 3-year randomized clinical trial. J Periodontol. 2009;80(9):1393-8.

44. den Hartog L, Slater JJ, Vissink A, Meijer HJ, Raghoebar GM. Treatment outcome of immediate, early and conventional single-tooth implants in the aesthetic zone: a systematic review to survival, bone level, soft tissue, aesthetics and patient satisfaction. J Clin Periodontol. 2008;35(12):1073-86.

45. Choquet V, Hermans M, Adriaenssens P, Daelemans P, Tarnow DP, Malevez C. Clinical and radiographic evaluation of the papilla level adjacent to single-tooth dental implants. A retrospective study in the maxillary anterior region. J Periodontol. 2001;72(10):1364-71.

46. Block MS, Mercante DE, Lirette D, Mohamed W, Ryser M, Castellon P. Prospective evaluation of immediate and delayed provisional single tooth restorations. J Oral Maxillofac Surg. 2009;67(11 Suppl):89-107.

47. De Rouck T, Collys K, Wyn I, Cosyn J. Instant provisionalization of immediate single-tooth implants is essential to optimize esthetic treatment outcome. Clin Oral Implants Res. 2009;20(6):566-70.

48. den Hartog L, Raghoebar GM, Stellingsma K, Vissink A, Meijer HJ. Immediate loading of single implants in the esthetic zone: a randomized clinical trial. J Clin Periodontol. 2011;38(2):186-94.

49. Tabassum A, Meijer GJ, Wolke JG, Jansen JA. Influence of surgical technique and surface roughness on the primary stability of an implant in artificial bone with different cortical thickness: a laboratory study. Clin Oral Implants Res. 2010;21(2):213-20.

50. O'Sullivan D, Sennerby L, Jagger D, Meredith N. A comparison of two methods of enhancing implant primary stability. Clin Implant Dent Relat Res. 2004;6(1):48-57.

51. Knox R, Caudill R, Meffert R. Histologic evaluation of dental endosseous implants placed in surgically created extraction defects. Int J Periodontics Restorative Dent. 1991;11(5):364-75.

52. Paolantonio M, Dolci M, Scarano A, d'Archivio D, di Placido G, Tumini V, Piattelli A. Immediate implantation in fresh extraction sockets. A controlled clinical and histological study in man. J Periodontol. 2001;72(11):1560-71.

53. Araújo MG, Wennstrom JL, Lindhe J. Modeling of the buccal and lingual bone walls of fresh extraction sites following implant installation. Clinical Oral Impl Res 2006;17(6):606-14.

54. Araújo MG, Sukekava F, Wennström JL, Lindhe J. Tissue modeling following implant placement in fresh extraction sockets. Clinical Oral Impl Res. 2006;17(6):615-24.

55. Novaes Jr AB, Barros RRM, Papalexiou V, Almeida ALG. Buccal bone loss after immediate implantation can be reduced by the flapless approach. J Osseointegr. 2011;3(3):45-55.

56. Brägger U, Häfeli U, Huber B, Hämmerle CH, Lang NP. Evaluation of postsurgical crestal bone levels adjacent to non-submerged dental implants. Clin Oral Implants Res. 1998;9(4):218-224.

57. Yaffe A, Fine N, Binderman I. Regional accelerated phenomenon in the mandible following mucoperiosteal flap surgery. J Periodontol. 1994;65(1):79-83.

58. Kim JI, Choi BH, Li J, Xuan F, Jeong SM. Blood vessels of the peri-implant mucosa: a comparison between flap and flapless procedures. Oral Surg Oral Med Oral Pathol Oral Radiol Endod. 2009;107(4):508-512.

Capítulo 7: Reabilitação múltipla anterior e posterior

1. Brånemark PI, Hansson BO, Adell R, Breine U, Lindström J, Hallén O, et al. Osseointegrated implants in the treatment of the edentulous jaw. Experience from a 10-year period. Scand J Plast Reconstr Surg Suppl. 1977;16:1-132.

2. Adell R, Eriksson B, Lekhol U, Branemark PI, Jemt T. A long-term follow-up study of osseointegrated implants in the treatment of totally edentulous jaws. Int J Oral Maxillofac Implants. 1990;5(4):347-59.

3. Albrektsson T. A multicenter report of osseointegrated oral implants. J Prosthet Dent. 1988;60(1):75-84

4. Albrektsson T, Brånemark PI, Hansson HA, Lindström J. Osseointegrated titanium implants: requirements for ensuring a long-lasting direct bone-to-implant anchorage in man. Acta Orthop Scand. 1981;52(2):155-70.

5. Zarb GA, Schimitt A. The longitudinal clinical effectiveness of osseointegrated dental implants The Toronto Study. Part II: prosthetic results. J Prosthet Dent. 1990;64(1):53-61.

6. Zarb GA, Schimitt A. The longitudinal clinical effectiveness of osseointegrated dental implants. The Toronto Study. Part I. Surgical results. J Prosthet Dent. 1990;63(4):451-7.

7. Zétola A. Reconstrução da mandíbula posterior atrófica. In: Dinato JC, Polido WD. Implantes osseointegrados: cirurgia e prótese. São Paulo: Artes Medicas; 2001. p. 373-96.

8. Lindh T, Gunne J, Tilleberg A, Molin M. A meta-analysis of implants in partial edentulism. Clin Oral Implants Res. 1998;9(2):80-90.

9. Lekholm U, Gunne J, Henry P, Higuchi K, Lindén U, Bergström C, et al. Survival of the Branemark implant in partially edentulous jaws: a 10-year prospective multicenter study. Int J Oral Maxillofac Implants. 1999;14(5):639-45.

10. Naert I, Koutsikakis G, Duyck J, Quiryen M, Jacobs R, Van Stennberghe D. Biologic outcome of implant-supported restorations in the treatment of partial edentulism. Part I: a longitudinal clinical evaluation. Clin Oral Implants Res. 2002;13(4):381-9.

11. Buser D, Merickse-Stern R, Bernard JP, Behnecke A, Behneke N, Hirt HP, et al. Long-term evaluation of non-submerged ITI implants. Part I: 8-year life table analysis of prospective multicenter study with 2359 implants. Clin Oral Implants Res. 1997;8(3):161-72.

12. Fugazzotto PA, Vlassis J, Butler B. ITI implants us in private practice. Clinical results with 5526 implants followed up to 72+ months in function. Int J Oral Maxillofac Implants. 2004;19(3):408-12.

13. Rangert B, Sullivan R. Biomechanical principles preventing prosthetic overload induced by bending. Nobelpharma News. 1993;7:4-5.

14. Robinson PP. Observation on the recovery of sensation following inferior alveolar nerve injuries. Br J Oral Maxillofac Surg. 1988;26(3):177-89.

15. Lekholm U, Ericsson I, Adell R, Slots J. The condition of the soft tissues at tooth and fixture abutments supporting fixed bridges. A microbiological and histological study. J ClinPeriodontol. 1986;13(6):558-62.

16. Nunes LS, Bornstein MM, Sendi P, Buser D. Anatomical characteristics and dimensions of edentulous sites in the posterior maxilla of patients referred for implant therapy. A radiographic analysis using limited cone-beam computed tomography (CBCT). Int J Periodontics Restorative Dent. 2013;33(3):337-45.

17. Buser D, Matin W, Belser UC. Optimizing esthetics for implant restorations in the anterior maxilla: Anatomic and surgical consideration. Int J Oral Maxillofac Implants. 2004;19 Suppl:43-61.

18. Esposito M, Ekkestube A, Grondahl K. Radiological evaluation of marginal bone loss at tooth surfaces facing single Branemark implants. Clin Oral Implants Res. 1993;4(3):151-7.

19. Belser UC, Schmid B, Higginbottom F, Buser D. Outcome analysis of implant restorations located in anterior maxilla: a review of the recent literature. Int J Oral Maxillofac Implants. 2004;19 Suppl:30-42.

20. Kan JY, Rungcharassaeng K, Umezu K, Kois JC. Dimensions of peri-implant mucosa: An evaluation of maxillary anterior single implants in humans. J Periodontol. 2003;74(4):557-62.

21. Grutter L, Belser UC. Implant loading protocols for the partially edentulous esthetic zone. Int J Oral Maxillofac Implants. 2009;24 Suppl:169-79.

22. Lekholm U, van Steenberghe D, Herman I, Bolender C, Folmer T, Gunne J, et al. Osseointegrated implants in the treatment of partially edentulous jaws: a prospective 5-year multicenter study. Int J Oral Maxillofac Implants. 1994;9(6):627-35.

23. Chiapasco M, Zaniboni M, Rimondini L. Dental implants placed in grafted maxillary sinuses: a retrospective analysis of clinical outcome according to the initial clinical situation and a proposal of defect classification. Clin Oral Implants Res. 2008;19(4):416-28.

24. Quirynen M, Listgarten MA. Distribution of bacterial morphotypes around natural teeth and titanium implants ad modum Branemark. Clin Oral Imp Res. 1990;1(1):8-12.

25. Lee JH, Frias V, Lee KW, Wright RF. Effect of implant size and shape on implant success rates: A literature review. J Prosth Dent. 2004;94(4):377-81.

26. Maló P, de Araújo Nobre M, Rangert B. Short implants placed one-stage in maxillae and mandibles: a retrospective clinical study with 1 to 9 years of follow-up. Clin Implant Dent Relat Res. 2007;9(1):15-21.

27. Misch CE, Steingnga J, Barboza E, Misch-Dietsh F, Cianciola LJ, Kazor C. Short dental implants in posterior partial edentulism: a multicenter retrospective 6-year case series study. J Periodontol. 2006;77(8):1340-7.

28. Neves FD, Fones D, Bernardes SR, Prado CJ, Neto AJ. Short implants: an analysis of longitudinal studies. Int J Oral Maxillofac Implants. 2006;21(1):86-93.

29. Srinivasan M, Vazquez L, Rieder P, Moraguez O, Bernard JP, Belser UC. Efficacy and Predictability of short dental implants (<8mm): a critical appraisal of the recent literature. Int J Oral Maxillofac Implants. 2012;27(6):1429-37.

30. Ulm C, Solar P, Blahout R, Matejka M, Gruber H. Reduction of the compact and cancellous bone substances of the edentulous mandible caused by resorption. Oral Surg Oral Med Oral Pathol. 1992;74(2):131-6.

31. Boyne PJ, James RA. Grafting of the maxillary sinus floor with autogenous marrow and bone. J Oral Surg. 1980;38(8):613-6.

32. Aghaloo TL, Moy PK. Which hard tissue augmentation techniques are the most successful in furnishing bony support for implant placement? Int J Oral Maxillofac Implants. 2007;22 Suppl:49-70.

33. van Steenberghe D, Quirynen M, Calberson L, Demanet M. A prospective evaluation of the fate of 697 consecutive intraoral fixtures ad modum Brånemark in the rehabilitation of edentulism. J Head Neck Pathol. 1987;6:53-8.

34. Ulm CW, Kneissel M, Hahn M, Solar P, Matejka M, Donath K. Characteristics of the cancellous bone of edentulous mandibles. Clin Oral Implants Res. 1997;8(2):125-30.

35. Saulacić N, Somosa Martín M, de Los Angeles Leon Camacho M, García García A. Complications in alveolar distraction osteogenesis: a clinical investigation. J Oral Maxillofac Surg. 2007;65(2):267-74.

36. Rosenquist B. Implant placement in combination with nerve transposition: Experiences with the first 100 cases. J Oral Maxillofac Implants. 1994;9(5):522-31.

37. Rosenquist B. Implant placement posterior to the mental foramen with transposition of the inferior alveolar nerve. Int J Oral Maxillofac Implants. 1992;7(1):45-50.

38. Miloro M, Repaski M. Low-level laser effect on neurosensory recovery after sagittal ramus osteotomy. Oral Surg Oral Med oral Pathol oral Radiol Endod. 2000;89(1):12-8.

39. Chiapasco M, Romeo E, Casentini P, Rimondini L. Alveolar distraction osteogenesis vs. vertical guided bone regeneration for the correction of vertically deficient edentulous ridges: a 1-3 year prospective study on humans. Clin Oral Implants Res. 2004;15(1): 82-95.

Capítulo 8: Reabilitação Total Fixa

1. Brasil. Ministério da Saúde. Divisão Nacional de Saúde Bucal. Levantamento epidemiológico em saúde bucal: Brasil, zona urbana, 1986. Brasília: MS; 1988.

2. Brasil. Ministério da Saúde. Coordenação nacional de saúde bucal. Projeto SB Brasil 2003: condições de saúde bucal da população brasileira 2002-2003. Brasília: MS; 2003.

3. Brasil. Ministério do Planejamento, Orçamento e Gestão. Instituto Brasileiro de Geografia e Estatística. Departamento de população e indicadores sociais. Perfil dos idosos responsáveis pelos domicílios no Brasil 2000. Rio de Janeiro: IBGE; 2002.

4. Pucca Jr GA. Saúde bucal do idoso: aspectos sociais e preventivos. In: Papaléo Neto M. Gerontologia. Atheneu: São Paulo; 1999. p. 297-310.

5. Nary Filho H, Padovan LEM. Fixação zigomática: uma alternativa para reabilitação em maxilas atróficas. São Paulo: Santos; 2008.

6. De Leo C, Geremia T, Lacroix C, Lacroix F. Carga imediata em implantes osseointegrados inclinados: aumentando a superfície de ancoragem: relato de dois casos. Rev Odonto Ciênc. 2002;17(38):231-8.

7. Maló P, Rangert B, Nobre M. "All-on-four" immediate function concept with Brånemark System® implants for completely edentulous mandibles. A retrospective clinical study. Clin Implant Dent Relat Res. 2003;5(Suppl 1):2-9.

8. Krekmanov L, Kahn M, Rangert B, Lindstrom H. Tilting of posterior mandibular and maxillary implants for improved prosthesis support. Int J Oral Maxillofac Implants. 2000;15(3):405-14.

9. Aparício C, Perales P, Rangert B. Tilted implants as an alternative to maxillary sinus grafting: a clinical, radiologic, and periotest study. Clin Implant Dent Relat Res. 2001;(1):39-49.

10. Maló P, Rangert B, Nobre M. "All-on-Four" immediate-function concept with Branemark System R implants for completely edentulous maxillae: a 1 year retrospective clinical study. Clin Implant Dent Relat Res. 2005;7(Suppl 1): 88-94.

11. Bidez MW, Misch CE. Clinical biomechanics. In: Misch CE. Contemporary implant dentistry. 2nd ed. St Louis: Mosby; 1999. p. 279-307.

12. Dinato JC. Análise da adaptação de prótese sobre implantes através do MEV em três momentos após confecção individual dos retentores pelo sistema procera, soldados a laser e com a cerâmica aplicada (estudo in vitro) [tese]. Florianópolis: Universidade Federal de Santa Catarina; 2002.

13. Dinato JC, Wulff LCZ, Bianchini MA. Adaptação passiva: ficção ou realidade? In: Dinato JC, Polido WD. Implantes osseointegrados: cirurgia e prótese. São Paulo: Artes Médicas; 2001. p. 283-313.

14. Bezerra FJB, Vasconcelos LW, Azoubel E. Técnica de implantes inclinados para tratamento da maxila edêntula. Innovations J. 2002; 6(1):31-5.

15. Nunes LSS, Bornstein MM, Sendi P, Buser D. Anatomical characteristics and dimensions of edentulous sites in the posterior maxilla of patients referred for implant therapy. A

radiographic analysis using limited cone-beam computed tomography (CBCT). Int J Periodont Res Dent. 2013;33(3):337-45.

16. Boyne PJ, James RA. Grafting of the maxillary floor with autogenous marrow and bone. J Oral Surg. 1980;38(8):613-6.

17. Aghaloo TL, Moy PK. Which hard tissue augmentation techniques are the most successful in furnishing bony support for implant placement? Int J Oral Maxillofac Implants. 2007;22 Suppl:49-70.

18. Eggli PS, Müller W, Schenk RK. Porous hydroxyapatite and tricalcium phosphate cylinders with two different pore size ranges implanted in the cancellous bone of rabbits. A comparative histomorphometric and histologic study of bone ingrowth and implant substitution. Clin Orthop Relat Res. 1988;(232):127-38.

19. Nunes LSS, De Oliveira RV, Holgado LA, Nary Filho H, Ribeiro DA, Matsumoto MA. Immunoexpression of Cbfa-1/Runx2 in sinus lift procedures using bone substitutes in rabbits. Clin Oral Implants Res. 2010;21(6):584-90.

20. Nary Filho H, Francischone CE, Sartori IAM. Considerações sobre o uso da fixação zigomática no tratamento de maxilas atróficas. In: Gomes LA, organizador. Implantes osseointegrados: técnica e arte. São Paulo: Santos; 2002. p. 143-55.

21. Öhrnell LO. Surgical aspects. Zygomatic fixture: talk of the times. NobelBiocare. 1999;4(2):8.

22. Ahlgren F, Storksen K, Tornes K. A study of 25 zygomatic dental implants with 11 to 49 months´ follow up after loading. Int J Oral Maxillofac Implants. 2006;21(3):421-5.

23. Bedrossian E, Rangert B, Stumpel L, Indresano T. Immediate function with the zygomatic implant: a graftless solution for the patient with mild to advanced atrophy of the maxilla. Int J Oral Maxillofac Implants. 2006;21(6):937-42.

24. Farzad P, Andersson L, Gunnarsson S, Johansson B. Rehabilitation of severely resorbed maxillae with zygomatic implants: an evaluation of implant stability, tissue conditions, and patients' opinion before and after treatment. Int J Oral Maxillofac Implants. 2006;21(3):399-404.

25. Peñarrocha M, Uribe R, Garcia B, Marti E. Zygomatic implants using the sinus slot technique: clinical report of a patient series. Int J Oral Maxillofac Implants. 2005;20(5):788-92.

26. Nakai H, Okazaki Y, Ueda M. Clinical application of zygomatic implants for rehabilitation of the severely resorbed maxilla: a clinical report. Int J Oral Maxillofac Implants. 2003;18(4):566-70.

27. Al-Nawas B, Wegener J, Bender C, Wagner W. Some soft tissue parameters of the zygomatic implant. J Clin Periodontol. 2004;31(7):497-500.

28. Nary Filho H, Matsumoto MA. Complicações associadas ao emprego das fixações zigomáticas. In: Carvalho PSP. Gerenciando os riscos e complicações em implantodontia. São Paulo: Santos; 2007. p. 59-71.

29. Brånemark PI, Hansson BO, Adell R, Breine U, Lindström J, Hallén O, et al. Osseointegrated implants in thetreatment of the edentulous jaw. Experience from a 10-year period. Scand J Plast Reconstr Surg Suppl. 1977;16:1-132.

30. Ledermann P. Bar-prosthetic management of the edentulous mandible by means of plasma-coated implantation with titanium screws. Dtsch Zahnarztl Z. 1979;34(12):907-11.

31. Ledermann PD. A surface-treated titanium screw implant after 7 years of use. Quintessenz. 1984;35(11):2031-41.

32. Tarnow DP, Emtiaz S, Classi A. Immediate loading of threaded implants at stage 1 surgery in edentulous arches: ten consecutive case reports with 1- to 5-year data. Int J Oral Maxillofac Implants. 1997;12(3):319-24.

33. Aalam AA, Nowzari H, Krivitsky A. Functional restoration of implants on the day of surgical placement in the fully edentulous mandible: a case series. Clin Implant Dent Relat Res. 2005;7(1):10-6.

34. Balshi SF, Wolfinger GJ, Balshi TJ. A prospective study of immediate functional loading, following the Teeth in a Day protocol: a case series of 55 consecutive edentulous maxillas. Clin Implant Dent Relat Res. 2005;7(1):24-31.

35. Brånemark PI, Engstrand P, Ohrnell LO, Gröndahl K, Nilsson P, et al. Brånemark Novum: a new treatment concept for rehabilitation of the edentulous mandible. Preliminary results from a prospective clinical follow-up study. Clin Implant Dent Relat Res. 1999;1(1):2-16.

36. Chiapasco M, Abati S, Romeo E, Vogel G. Implant-retained mandibular overdentures with Brånemark System MKII implants: a prospective comparative study between delayed and immediate loading. Int J Oral Maxillofac Implants. 2001;16(4):537-46.

37. Chiapasco M, Gatti C. Implant-retained mandibular overdentures with immediate loading: a 3- to 8-year prospective study on 328 implants. Clin Implant Dent Relat Res. 2003;5(1):29-38.

38. Chow J, Hui E, Liu J, Li D, Wat P, Li W, et al. The Hong Kong Bridge Protocol. Immediate loading of mandibular Brånemark fixtures using a fixed provisional prosthesis: preliminary results. Clin Implant Dent Relat Res. 2001;3(3):166-74.

39. De Bruyn H, Collaert B. Early loading of machined-surface Brånemark implants in completely edentulous mandibles: healed bone versus fresh extraction sites. Clin Implant Dent Relat Res. 2002;4(3):136-42.

40. Engquist B, Astrand P, Anzén B, Dahlgren S, Engquist E, Feldmann H, et al. Simplified methods of implant treatment in the edentulous lower jaw. Part II: early loading. Clin Implant Dent Relat Res. 2004;6(2):90-100.

41. Hatano N. The Maxis New. A novel one-day technique for fixed individualized implant-supported prosthesis in the edentulous mandible using Branemark System implants. Appl Osseointegration Res. 2001;2:40-3.

42. Hatano N, Yamaguchi M, Suwa T, Watanabe K. A modified method of immediate loading using BrÅnemark implants in edentulous mandibles. Odontology. 2003;91(1):37-42.

43. Henry PJ, van Steenberghe D, Blombäck U, Polizzi G, Rosenberg R, Urgell JP, et al. Prospective multicenter study on immediate rehabilitation of edentulous lower jaws according to the Brånemark Novum protocol. Clin Implant Dent Relat Res. 2003;5(3):137-42.

44. Horiuchi K, Uchida H, Yamamoto K, Sugimura M. Immediate loading of Brånemark system implants following placement in edentulous patients: a clinical report. Int J Oral Maxillofac Implants. 2000;15(6):824-30.

45. Olsson M, Urde G, Andersen JB, Sennerby L. Early loading of maxillary fixed cross-arch dental prostheses supported by six or eight oxidized titanium implants: results after 1 year of loading, case series. Clin Implant Dent Relat Res. 2003;5 Suppl 1:81-7.

46. Östman PO, Hellman M, Sennerby L. Direct implant loading in the edentulous maxilla using a bone density-adapted surgical protocol and primary implant stability criteria for inclusion. Clin Implant Dent Relat Res. 2005;7 Suppl 1:S60-9.

47. Schnitman PA, Wohrle PS, Rubenstein JE. Immediate fixed interim prostheses supported by two-stage threaded implants: methodology and results. J Oral Implantol. 1990;16(2):96-105.

48. van Steenberghe D, Naert I, Andersson M, Brajnovic I, Cleynenbreugel JV, Suetens P. A custom template and definitive prosthesis allowing immediate implant loading in the maxilla: a clinical report. Int J Oral Maxillofac Implants. 2002;17(5):663-70.

49. van Steenberghe D, Molly L, Jacobs R, Vandekerckhove B, Quirynen M, Naert I. The immediate rehabilitation by means of a ready-made final fixed prosthesis in the edentulous mandible: a 1-year follow-up study on 50 consecutive patients. Clin Oral Implants Res. 2004;15(3):360-5.

50. van Steenberghe D, Glauser R, Blomback U, Andersson M, Schutyser, Pettersson A, et al. A computed tomographic scan-derived customized surgical template and fixed prosthesis for flapless surgery and immediate loading of implants in fully edentulous maxillae: A prospective multicenter study. Clin Implant Dent Relat Res. 2005;7 Suppl 1:S111-20.

51. Wolfinger GJ, Balshi TJ, Rangert B. Immediate functional loading of Brånemark system implants in edentulous mandibles: clinical report of the results of developmental and simplified protocols. Int J Oral Maxillofac Implants. 2003;18(2):250-7.

52. Becker W, Becker BE, Israelson H, Lucchini JP, Handelsman M, Ammons W, et al. One-step surgical placement of Branemark implants: a prospective multicenter clinical study. Int J Oral Maxillofac Implants. 1997;12(4):454-62.

53. Smith RA, Berger R, Dodson TB. Risk factors associated with dental implants in healthy and medically compromised patients. Int J Oral Maxillofac Implants. 1992;7(3):367-72.

Capítulo 9: Sobredentaduras

1. Telles D, Coelho AB, Hollweg H, Castelucci L, Telles RM, Lourenço EJV. Sistemas de retenção para sobredentaduras. In: Telles D. Prótese total-convencional e sobre implantes. São Paulo: Santos; 2009. p. 365- 427.

2. Rezende BA. Overdentures. In: Rezende BA. Atlas de prótese: sistemas de encaixe. São Paulo: Artes Médicas; 2003.

3. Vedovatto E, Chilvarquer I. "Overdenture" (sobredentadura): como e quando? In: Dinato JC, PolidoW. Implantes osseointegrados: cirurgia e prótese. São Paulo: Artes Medicas; 2004.

4. van Waas MA, Denissen HW, de Koomen HA, de Lange GL, van Oort RP, Wismeyer D, et al. Dutch Consensus on guidelines for superstructures on endosseous implants in the edentulous mandible. J Oral Implantol. 1991;17(4):390-2.

5. Misch CE. Implantes dentários contemporâneos. 2. ed. São Paulo: Santos; 2000.

6. Spiekerman H, Donath K, Hassell T, Jovanovic S, Ernstjurgen R. Implantologia. Porto Alegre: Artmed; 2000.

7. Quirynen M, Naert I, van Steenberghe D, Teerlinck J, Dekeyser C, Theuniers G. Periodontal aspects of osseointegrated fixtures supporting an overdenture: a 4-year retrospective study. J Clin Periodontol. 1991;18(10):719-28.

8. Bonachela WC, Rosseti PHO. Overdentures: das raízes aos implantes osseointegrados: planejamentos, tendências e inovações. São Paulo: Santos; 2002.

9. Philips K, Wong KM. Space requirements for implantretained bar-and-clip overdentures. Compend Contin Educ Dent. 2001;22(6):516-8, 520, 522.

10. Stoker GT, Wismeijer D, Van Waas MA. An eight-year follow-up to a randomized clinical trial of aftercare and cost-analysis with three types of mandibular implant-retained overdentures. J Dent Res. 2007;86(3):276-80.

11. Burns DR, Unger JW, Coffey JP, Waldrop TC, Elswick RK Jr. Randomized, prospective, clinical evaluation of prosthdontic modalities for mandibular implant overdenture treatment. J Prosthet Dent. 2011;106(1):12-22.

12. Slot W, Raghoebar GM, Vissink A, Meijer HJA. Maxillary overdentures supported by four or six implants in the anterior region: 1-year results from a randomized controlled trial. J Clin Periodontol. 2013;40(3):303-10.

13. Damghani S, Masri R, Driscoll CF, Romberg E. The effect of number and distribution of unsplinted maxillary implants on the load transfer in implant-retained maxillary overdentures: an in vitro study. J Prosthet Dent. 2012;107(6):358-65.

14. Cakarer S, Can T, Yaltirik M, Keskin C. Complications associated with the ball, bar and Locator attachments for implants-supported overdentures. Med Oral Patol Oral Cir Bucal. 2011;16(7):e953-9.

15. Menicucci G, Lorenzetti M, Pera P, Preti G. Mandibular implant-retained overdenture: finite element analysis of two anchorage systems. Int J Oral Maxillofac Implants. 1998;13(3):369-76.

16. Gonçalves F, Zanetti RV, Amorim VCP, Gasparini JLB, Zanetti AL. Overdentures: carga precoce e magnetos, relato de casos clínico. Rev PCL. 2003;5(23):44-50.

17. Walmsley AD. Magnetic retention in prosthetic dentistry. Dent Update. 2002;29(9):428-33.

18. Ceruti P, Bryant SR, Lee JH, MacEntee MI. Magnet-retained implant-supported overdentures: review and 1-year clinical report. J Can Dent Assoc. 2010;76:a52.

19. Hiroshi I. Clinical analysis on the reliability of the magnetic attachment over an 8 year period. In: Ai M, Shiau YY, editors. New magnetic applications in clinical dentistry. Tokyo: Quintessence International; 2004. p. 93-6.

20. De Pol RB. Estudo in vitro da eficácia retentiva do sistema magneto Dyna [dissertação] Canoas: Universidade Luterana do Brasil; 2005.

Capitulo 10: Implantodontia Virtual

1. Brånemark PI, Hansson BO, Adell R, Breine U, Lindström J, Hallén O, et al. Osseointegrated implants in the treatment of the edentulous jaw. Experience from a 10-year period. Scand J Plast Reconstr Surg Suppl. 1977;16:1-132.

2. Loubele M, Van Assche N, Carpentier K, Maes F, Jacobs R, van Steenberghe D, et al. Comparative localized linear accuracy of small-field cone-beam CT and multislice CT for alveolar bone measurements. Oral Surg Oral Med Oral Pathol Oral Radiol Endod. 2008;105(4):512-8.

3. Kupeyan H, Shaffner M, Armstrong J. Definitive CAD/CAM-guided prosthesis for immediate loading of bone-grafted maxilla: a case report. Clin Oral Implant Related Res. 2006;8(3):161-7.

4. Marchack CB. An immediately loaded CAD/CAM-guided definitive prosthesis: a clinical report. J Prosthet Dent. 2005;93(1):8-12.

5. Parel SM, Triplett RG. Interactive imaging for implant planning, placement, and prosthesis construction. J Oral Maxillofac Surg. 2004;62(9 Suppl 2):41-7.

6. Pettersson A, Kero T, Gillot L, Cannas B, Fäldt J, Söderberg R, et al. Accuracy of CAD/CAM-guided surgical template

implant surgery on human cadavers: part I. J Prosthet Dent. 2010;103(6):334-42.

7. Hammerle CHF, Stone P, Jung RE, Kapos T, Brodala N. Consensus statements and recommended clinical procedures regarding computer-assisted implant dentistry. Int J Oral Maxillofac Implants. 2009;24 Suppl:126-31.

8. Dinato JC, Nunes LS. Tratamento protético sobre implante no desdentado total na atualidade. Implant News. 2006;3(5):12-20.

9. Sudbrink SD. Computer-guided implant placement with immediate provisionalization: a case report. J Oral Maxillofac Surg. 2005;63(6):771-4.

10. van Steenberghe D, Glauser R, Blomback U, Andersson M, Schutyser, Pettersson A, et al. A computed tomographic scan-derived customized surgical template and fixed prosthesis for flapless surgery and immediate loading of implants in fully edentulous maxillae: A prospective multicenter study. Clin Implant Dent Relat Res. 2005;7 Suppl 1:S111-20.

11. Fortin T, Bosson JL, Isidori M, Blanchet E. Effect of flapless surgery on pain experienced in implant placement using an image-guided system. Int J Oral Maxillofac Implants. 2006;21(2):298-304.

12. Di Giacomo GAP, Cury PR, Araujo NS, Sendyk WR, Sendyk CL. Clinical application of stereolithographic surgical guides for implant placement: preliminary results. J Periodontol. 2005;76(4):503-7.

13. Komiyama A, Klinge B, Hultin M. Treatment outcome of immediately loaded implants installed in edentulous jaws following computer-assisted virtual treatment planning and flapless surgery. Clin Oral Implants Res. 2008;19(7):677-85.

14. Casap N, Tarazi E, Wexler A, Sonnenfeld U, Lustman J. Intraoperative computadorized navigation for flapless implant surgery and immediate loading in the edentulous mandible. Int J Oral Maxillofac Implants. 2005;20(1):92-8.

15. Balshi SF, Wolfinger GJ, Balshi TJ. Surgical planning and prosthesis construction using computer technology and medical imaging form immediate loading of implants in the pterygomaxillary region. Int J Periodontics Restorative Dent. 2006;26(3):239-47.

16. Chiu W, Luk W, Cheung L. Three dimensional accuracy of implant placement in a computer-assisted navigation system. Int J Oral Maxillofac Implants. 2006;21(3):465-70.

17. Jung RE, Schneider D, Ganeles J, Wismeijer D, Zwalen M, Hammerle CHF, et al. Computer technology applications in surgical implant dentistry: a systematic review. Int J Oral Maxillofac Implants. 2009;24 Suppl:92-109.

18. Schneider D, Marquardt P, Zwahlen M, Jung RE. A systematic review on the accuracy and the clinical outcome of computer-guided template-based implant dentistry. Clin Oral Implants Res. 2009;20 Suppl 4:73-86.

19. Maes F, Collignon A, Vandermeulen D, Marchal G, Suetens P. Multimodality image registration by maximization of mutual information. IEEE Trans Med Imaging. 1997;16(2):187-98.

20. Nickenig H-J, Eitner S. Reliability of implant placement after virtual planning of implant positions using cone beam CT data and surgical (guide) templates. J Craniomaxillofac Surg. 2007;35 (4-5):207-11.

21. Sarment DP, Sukovic P, Clinthorne N. Accuracy of implant placement with a stereolithographic surgical guide. Int J Oral Maxillofac Implants. 2003;18(4):571-7.

22. Komiyama A, Pettersson A, Hultin M, Nasstrom K, Klinge B. Virtually planned and template-guided implant surgery: an experimental model matching approach. Clin Oral Implants Res. 2011;22(3):308-13.

23. Casap N, Wexler A, Persky N, Schneider A, Lustmann J. Navigation surgery for dental implants: assessment of accuracy of the image guided implantology system. J Oral Maxillofac Surg. 2004;62(Suppl 2):116-9.

24. Gilot L, Noharet R, Cannas B. Guided surgery and presurgical posthesis: preliminary results of 33 fully edentulous maxillae treated in accordance with the NobeGuide® protocol. Clinical Implant Relat Res. 2010;12(Suppl 1):104-13.

25. van Steenberghe D, Naert I, Andersson M, Brajnovic I, Cleynenbreugel JV, Suetens P. A custom template and definitive prosthesis allowing immediate implant loading in the maxilla: a clinical report. Int J Oral Maxillofac Implants. 2002;17(5):663-70.

26. Ersoy AE, Turkyilmaz I, Orzan O, McGlumphy EA. Reliability of implant placement with stereolithographic surgical guides generated from computed tomography: clinical data from 94 implants. J Periodontol. 2008;79(8):1339-45.

27. Nikzad S, Azari A. Custom-made radiographic template, computed tomography, and computer-assisted flapless surgery for treatment planning in partial edentulous patients: a prospective 12-month study. J Oral Maxillofac Surg. 2010;68(6):1353-9.

28. Van Assche N, Van Steenberghe D, Quirynen M, Jacobs R. Accuracy assessment of computer-assisted flapless implant placement in partial edentulism. J Clin Periodontol. 2010;37(4):398-403

29. Valente F, Schiroli G, Sbrenna A. Accuracy of computer-aided oral implant surgery: a clinical and radiographic study. Int J Oral Maxillofac Implants. 2009;24(2):234-42.

30. Suplemento Especial: PróteseNews. CAD/CAM. ImplantNews. 2013;10(2).